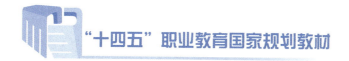

全国高等医药院校护理系列教材

传染病护理

总主编 翁素贞
主 审 张文宏 卢洪洲
主 编 蒋 红 鲍美娟
副主编 黄 莺 张 林 侯黎莉
编 者（按姓氏笔画排序）

丁君蓉	上海市肺科医院	仝 婕	复旦大学附属华山医院
刘 军	复旦大学附属华山医院	朱咏梅	第二军医大学附属长海医院
阮 隽	上海交通大学医学院附属瑞金医院	劳越仙	上海市黄浦区中心医院
张 林	上海市公共卫生临床中心	张祎博	上海交通大学医学院附属瑞金医院
李卫红	上海交通大学医学院附属瑞金医院	杨晓莉	复旦大学附属华山医院
沈 英	复旦大学附属金山医院	沈 蕾	上海市公共卫生临床中心
陆玲庆	上海市公共卫生临床中心	陆 艳	上海市公共卫生临床中心
陈 怡	第二军医大学附属长海医院	陈 瑜	复旦大学护理学院
周 蕾	复旦大学附属华山医院	查丽俊	上海市公共卫生临床中心
侯黎莉	上海市肺科医院	徐文琪	上海市普陀区中心医院
钱春英	上海市第五人民医院	黄亚菊	上海市肺科医院
黄 莺	复旦大学附属华山医院	黄 蓓	上海市肺科医院
程 洁	上海市肺科医院	董 宁	上海市公共卫生临床中心
蒋 红	复旦大学附属华山医院	鲍美娟	上海市公共卫生临床中心
廖 威	第二军医大学附属长海医院	蔡 虹	复旦大学附属华东医院

復旦大學 出版社

内容提要

本教材根据最新的教学改革要求和理念，结合我国护理教育发展的特点，依据相关教学大纲和执业考试大纲的要求编写而成，内容系统、全面，详略得当；吸纳国内外传染病护理领域的新理论和实践经验，注重实用性，立足为传染病临床护理实践服务。全书共分为10章，内容包括总论、细菌性疾病患者的护理、病毒性疾病患者的护理、真菌性疾病患者的护理、立克次体病患者的护理、螺旋体病患者的护理、寄生虫病患者的护理、特殊传染病人群的护理、新发传染病及其他感染性疾病患者的护理。为引导学生自主学习，每种疾病均附有案例导入、知识链接，每个章节后面有用于学习效果评价的思考题。本教材结构新颖、内容丰富、临床实用性强，可以作为护理专业本科、专科教材，也可供护理专业教师、临床护理人员学习参考。

全国高等医药院校护理系列教材
编写委员会名单

总主编 翁素贞

编　委（按姓氏笔画排序）

叶文琴　叶志霞　刘晓虹　刘薇群　孙建琴
张雅丽　姜安丽　施　雁　席淑华　席淑新
徐筱萍　栾玉泉　曹新妹　章雅青　黄　群
程　云　蒋　红　楼建华

秘　书 庹　焱

序 foreword

　　护理学属于医学的重要分支,在人类健康发展的历史长河中,医学因它的存在而生动,生命因它的奉献而灿然。幸福人生是一种超然的状态,在人们通往健康的大道上,每天都在演绎着心灵的故事,无论是个人还是家庭,患者还是健康者,均有可能接触到医学护理,通过这一"生命驿站"将健康之光代代延续。无疑,护士(师)在任何时代都是最有医学使命和文化责任的崇高职业,之所谓:赠人玫瑰,手有余香。南丁格尔——在我们的精神世界是最为圣洁的使者,她创造了历史的永恒!

　　随着人类疾病谱改变、社会结构转型及人口老龄化发展趋势,公众对护理服务的需求和护理质量提出新的要求,亟需医药院校培养更多的具有国际化视野、适应我国国情特点的技能型护理人才,护理的职业教育前景广阔。近年来,党中央、国务院陆续出台了《国家职业教育改革实施方案》(简称"职教20条")、《中国教育现代化2035》《关于加快推进教育现代化实施方案(2018—2022年)》等纲领性文件,持续推进基于产教深度融合、校企合作人才培养模式下的教师、教材、教法"三教"改革。同时按照党的二十大要求,实现了职业教育和高等教育协同创新的统筹;推进了职普融通、产教融合、科教融汇,优化职业教育类型定位。从"层次"到"类型"的重大突破,为职业教育的发展指明了道路和方向,标志着职业教育进入新的发展阶段。为了进一步贯彻、落实《国家中长期教育改革和发展规划纲要(2010—2020年)》关于"大力发展职业教育"的精神,编撰一套符合我国护理职业教育特点、紧密与临床实践结合、权威而有新意的护理学教材显得尤为重要。

　　我们汇集了上海市护理界临床、教学方面的资深专家,并整合全国医药高等职业学校护理专业方面的优质资源,策划、编写了本系列护理教材。在编写过程中,我们特别强调结合临床护理的实际需要,忠实体现以"任务引领型课程"为主体的理念与编写思路,以确保教材的编写质量。全套教材包括主教材、实训指导、习题三大部分。其中主教材又分为基础课程、核心课程、专业方向课程、人文素养课程4个版块,并配套课件、操作视频和教学资源网络平台。

本系列教材针对护理职业教育的实际情况,突出以下特点:内容设计上,以理论知识"必须和够用"为原则,着重于对学生解决实际问题能力的培养,在技能方面体现其最新技术和方法,以保持教材的科学性与前沿性;体例编排上,突出能力培养特点,以"案例导入"为特色,引入启发式教学方法,便于激发学生的学习兴趣;版面设计上,采用目前国际流行的教材版式,风格清新,特色鲜明,版面活泼。此外,以模块结构组成教材,既可以适应职业教育大众化、技能教育大众化的新要求,又能达到"可教学可自学,可深学可浅学,可专修可免修"的教学目的,方便教师教、学生学,同时可以使职业教育学分制具有实际意义。

衷心希望本系列教材能得到护理学科广大师生的认同和喜爱。教材中难免存在疏漏和错误,恳请各院校师生和护理界同仁不吝指正,以便在修订过程中日臻完善。

上海市护理学会理事长
2022 年 11 月

前 言 preface

　　传染病是指能够在正常人群中引起流行的感染性疾病,具有传染性强、传播途径复杂、流行面广等特点。新中国成立后,党中央及各级政府的重视、人们卫生意识的增强及生活水平的提高,使许多传染病得到了有效的控制。但是,随着艾滋病、病毒性肝炎的流行及传染性非典型肺炎、埃博拉出血热及新型冠状病毒肺炎(COVID‑19)等新型传染病的出现,人类与传染病的抗争远未结束。传染病护理是传染病防治工作的重要组成部分。随着传染病学科与护理学科的发展和医疗模式的转变,传染病护理教育也随之不断发展和进步。

　　本教材根据最新的护理专业教学改革要求和理念,结合我国护理教育发展的特点,根据相关教学大纲和执业考试大纲的要求编写而成,内容系统、全面,详略得当;吸纳国内外传染病护理领域的新理论和实践经验,注重实用性,立足为传染病临床护理实践服务。

　　全书共分10章,内容包括总论、各种常见传染病患者的护理、特殊传染病人群的护理、新发传染病及常见感染性疾病患者的护理。为引导学生自主学习,每种疾病附有案例导入、知识链接,每个章节后面有用于学习效果评价的思考题。

　　本教材的编写得到了上海市护理学会的指导,并在上海市护理学会传染病专业委员会专家成员的大力支持下组成了强大的编写队伍。在教材编写过程中,编者参考了国内外有关教材、书籍、报刊、文献资料等的观点,在此谨向被引用内容的相关作者表示诚挚的感谢！

  本教材适用于护理专业学生，也可以作为护理学教师、临床护理人员的参考书。由于编写时间仓促、水平有限，教材中难免存在疏漏和不足，恳请读者批评、指正。

蒋　红　鲍美娟

2022 年 11 月

目 录 contents

第一章　总论　　001
项目一　概述　　001
项目二　感染与免疫　　003
项目三　传染病的特征　　006
项目四　传染病的流行病学　　015
项目五　传染病的预防　　016
项目六　消毒与隔离　　018
项目七　传染病患者评估与常见症状和体征的护理　　023
项目八　医院感染及医院感染监测　　028
项目九　医务人员职业暴露和预防　　030
项目十　医疗废物管理　　032

第二章　细菌性疾病患者的护理　　034
项目一　结核病　　034
项目二　伤寒　　040
项目三　细菌性痢疾　　045
项目四　流行性脑脊髓膜炎　　051
项目五　猩红热　　059
项目六　百日咳　　064
项目七　白喉　　071
项目八　鼠疫　　076
项目九　霍乱　　081
项目十　炭疽　　088
项目十一　细菌性食物中毒　　092

第三章　病毒性疾病患者的护理　　095
项目一　流行性感冒　　095
项目二　病毒性肝炎　　101
项目三　获得性免疫缺陷综合征　　112
项目四　流行性乙型脑炎　　117

项目五 水痘和带状疱疹	122
项目六 狂犬病	127
项目七 流行性腮腺炎	133
项目八 传染性单核细胞增多症	138
项目九 麻疹	143
项目十 脊髓灰质炎	148
项目十一 克雅病	153

第四章 真菌性疾病患者的护理 160

项目一 念珠菌病	160
项目二 肺孢子菌病	164
项目三 隐球菌病	169
项目四 曲霉病	172

第五章 立克次体病患者的护理 179

| 项目一 流行性斑疹伤寒 | 180 |
| 项目二 地方性斑疹伤寒 | 186 |

第六章 螺旋体病患者的护理 189

| 项目一 钩端螺旋体病 | 190 |
| 项目二 莱姆病 | 194 |

第七章 寄生虫病患者的护理 197

项目一 疟疾	197
项目二 阿米巴病	203
项目三 蛔虫病	209
项目四 脑囊虫病	214

第八章 特殊传染病人群的护理 220

项目一 妊娠合并病毒性肝炎	220
项目二 妊娠合并艾滋病	229
项目三 婴幼儿合并肺结核	235

第九章 新发传染病患者的护理 241

项目一 人禽流行性感冒	241
项目二 传染性非典型肺炎	247
项目三 发热伴血小板减少综合征	255

项目四	西尼罗热	259
项目五	中东呼吸综合征	265

第十章　感染性疾病患者的护理　　270

项目一　感染性心内膜炎　　270
项目二　感染性休克　　277
项目三　中枢神经系统感染　　284

主要参考文献　　289

第一章 总论

> **学习目标**
> 1. 识记传染病的概念及4个基本特征。
> 2. 识记感染过程中5种表现的特点。
> 3. 识记锐器伤的处置和医疗废物的分类处置。
> 4. 理解传染病的流行现状。
> 5. 理解感染过程中病原体的致病作用、机体免疫应答的作用。
> 6. 理解传染病病程发展的阶段性。
> 7. 学会运用护理程序对常见传染病患者进行正确评估、制订护理计划并实施及评价。

传染病流行的隐蔽性和突发性给人类健康带来极大危害。新中国成立后,由于党和政府十分重视传染病的防治,传染病的发病和流行得到了控制。然而随着时间的推移出现了新的传染病病种,进入21世纪,传染病的防治工作仍是世界各国卫生防病工作的重点,其中医护人员在防控传染病的过程中担负着重要使命。传染病护理是传染病防治工作的重要组成部分。由于多数传染病具有起病急、变化快、并发症多等特点,同时具有传染性,传染病医院(科)是传染病患者集中的场所,这就要求护理人员不但要掌握常见传染病患者护理的理论知识和技术操作方法,工作中具有高度责任感和同情心,做到严密、细致地观察病情,及时发现病情变化,迅速、准确配合抢救工作,还要实施严格的消毒隔离制度和管理方法,履行疫情报告职责。传染病护理还包括积极开展社区宣传教育,使群众掌握传染病的防治知识,最终实现消灭传染病的目的。

项目一 概 述

一、传染病的概念

传染病(communicable disease)是指由病原微生物和寄生虫感染人体后产生的具有传染性的疾病。在人类外界环境的无数微生物中,有一些能侵袭人体,对人体造成损害,这些微生物称为病原微生物或病原体。常见的病原微生物包括病毒、细菌、真菌、立克次体、螺旋体、支原体、衣原体和朊病毒蛋白等。由原虫和蠕虫感染人体后引起的疾病称为寄生虫病(parasitosis)。传染病和寄生虫病均属于感染性疾病(infectious disease)，但其不同点在于感染性疾病不一定都有传染性。

二、传染病的流行现状

人类自有文字记载，就有与传染病作斗争的记录。其中比较有代表性的是，雅典的修昔底德记录了2 400多年前，瘟疫几乎摧毁了全雅典。1566年，人们记录了疯狗所致的狂犬病。1817~1923年的近百年中，共发生了6次世界性霍乱大流行。我国古代称传染病为疫、疫疾、瘟疫、温病等。在半封建半殖民地的旧中国，广大人民缺医少药，以致鼠疫、霍乱、天花等烈性传染病频频流行，疟疾、血吸虫病等广泛存在。新中国成立以后，随着我国广大人民群众的物质生活条件不断改善、文化素质不断提高和卫生知识的普及，国家贯彻预防为主的卫生工作方针，尤其是儿童计划免疫的实行，以及实施控制急性传染病为主，降低发病和死亡、防止流行和暴发的正确战略，数年间就控制了鼠疫、霍乱、麻风等疾病的流行。麻疹、脊髓灰质炎、白喉、百日咳等传染病得到有效的控制，挽救了数千万儿童的生命。

传染病的危险似乎已渐渐远离，然而人类与之的斗争是无止境的。在过去的40年间，全球新发现的病原体及相关传染病已近40种，使人们付出了惨痛的代价。据世界卫生组织(WHO)报告，全球平均每年有1 700多万人死于各类传染病，占全球死亡总人数的32.7%。

一些强毒性病毒所致的疾病暴发，引起了公众的恐慌。例如，1976年曾在非洲发生了大规模的埃博拉出血热，并于2013年12月在几内亚再次暴发并蔓延。WHO 2014年9月3日报告，此次疫情造成超过1 900人死亡，并有进一步扩散的趋势。2002~2003年在中国和亚洲及全球29个国家、地区出现严重急性呼吸综合征(传染性非典型肺炎，简称非典，SARS)暴发流行。截至2013年8月7日WHO报告此次疫情导致发病8 422例，死亡916例，病死率为10.9%。

此外，由于种种原因，诸如农村人口流向城市、生存环境恶化、性生活紊乱、滥用毒品及抗菌药物等，致使一部分已被控制的古老传染病的发病率又明显上升。我国是世界上22个结核病高负担国家之一，结核病患者数量居世界第2位。甲、乙、丙、丁、戊5型病毒性肝炎在我国均有病例报道，其中乙型肝炎(简称乙肝)患者占绝大部分。近年来，随着乙型肝炎疫苗的推广普及，全国人群乙型肝炎病毒表面抗原携带率从1992年的9.75%降至2006年的7.18%，但肝硬化、慢性重型肝炎仍居2009年全国28种传染病报告中的病死率首位。在我国流行的寄生虫病病种较多，常见的有血吸虫病、疟疾、猪囊虫病、旋毛虫病、弓形体病等。

尽管人类与传染病的斗争不会停止，但人类应始终不渝地把防止传染病的再现及新传染病的出现作为永远的目标，这需要广大医务人员、医学科研工作者和广大人民群众的共同努力。

> **学习效果评价·思考题**
> 1. 传染病与感染性疾病的概念是什么？
> 2. 感染过程中病原体的致病作用包括哪几方面？

（蒋　红　鲍美娟）

项目二　感 染 与 免 疫

一、感染的概念

在漫长的进化过程中，有些寄生物与人体宿主之间达到了互相适应、互不损害对方的共生状态(commensalism)。例如，肠道中的大肠埃希菌和某些真菌。但大多数病原体与人体宿主之间是不适应的，因而引起双方之间的斗争。感染(infection)是病原体侵入机体后，与人体之间相互作用、相互斗争的过程。构成感染过程必须具备3个因素，即病原体、人体及其所处的环境，其中感染发生、发展的结局主要取决于人体的免疫防御功能。

二、感染过程中病原体的致病作用

病原体的致病作用包括以下几个方面。

1. **侵袭力**(invasiveness)　侵袭力是指病原体侵入机体并在机体内扩散的能力。影响侵袭力的因素包括：荚膜、黏附素和侵袭物质等。有些细菌的表面成分(如伤寒沙门菌的 Vi 抗原)有抑制吞噬作用的能力，从而促进病原体的扩散。

2. **毒力**(virulence)　毒力由毒素和其他毒力因子组成，毒素包括外毒素和内毒素。大多数外毒素是在菌细胞内合成后分泌至胞外，对宿主致病，主要由革兰阳性菌(如破伤风杆菌、白喉棒状杆菌、金黄色葡萄球菌)和部分革兰阴性菌(如痢疾志贺菌、铜绿假单胞菌)产生。内毒素是革兰阴性菌细胞壁中的脂多糖，在菌细胞破裂后才释放出来的。其他毒力因子包括：穿透能力(如钩虫丝状蚴)、侵袭能力(如痢疾志贺菌)、溶组织能力(如溶组织内阿米巴原虫)等。

3. **数量**　感染的发生，除病原体必须具有一定的毒力外，还需要有足够的数量。数量的多少与病原体的种类、传播途径及人体免疫状况等各种因素有关。一般情况下，在同一种传染病中，入侵病原体的数量与致病能力成正比。

4. **变异性**　病原体的变异是生物遗传进化的基本因素之一，其中病毒的变异是最强的。例如,人类甲型流感病毒与禽流感病毒发生基因重排,可产生人类甲型流感病毒的变异。细菌遗传性变异可能出现毒力的增强,也可能出现毒力的减弱。一般来说,在人工培养多次传代的环境下,可使病原体的致病力减弱,如卡介苗、炭疽减毒活疫苗等。

三、感染过程中机体免疫应答的作用

免疫系统是机体的卫士,它的主要功能是特异性/非特异性地排除侵入机体的异物(包括各种病原体)。免疫应答可以是保护机体免受病原体入侵、破坏的保护性免疫应答,也可以是促进病理生理过程及组织损伤的变态反应。病原体侵入机体后是否发病,取决于病原体的致病能力和机体免疫应答的综合作用。

1. 非特异性免疫(nonspecific immunity)　在抗感染过程中,首先发挥作用的是非特异性免疫,它是人体对多种抗原物质或某种病原体的免疫反应,并非针对某一种病原体。这种免疫能力是天生具有的,即在种系发育过程中形成,经遗传获得的,故又称为先天性免疫。非特异性免疫主要靠免疫屏障、吞噬细胞及体液中的抗微生物物质3方面的功能来发挥作用。

(1) 屏障作用:外部屏障包括皮肤、黏膜及其分泌物。健康完整的皮肤与黏膜(呼吸道、消化道、泌尿生殖道等)可通过机械阻挡、分泌化学物质和表面正常菌群的生物拮抗等机制构成第一道非特异性屏障。内部屏障有血脑屏障、胎盘屏障等。

(2) 吞噬作用:吞噬细胞在人体防御功能中是一支强大的力量。当病原体突破皮肤或黏膜屏障进入组织、体液或血流中,就会遇到吞噬细胞的吞噬作用。血液中的单核细胞和各种组织、器官中的巨噬细胞统称为单核-巨噬细胞系统,它们具有非特异性吞噬功能,可清除体液中的颗粒状病原体。

(3) 体液作用:正常体液及组织中含有多种抗微生物物质,包括补体、溶菌酶和各种细胞因子,如白细胞介素1~6、肿瘤坏死因子等,可直接或通过免疫调节作用清除病原体。

2. 特异性免疫(specific immunity)　特异性免疫是个体在生活过程中,因受到病原体感染或接种疫苗后获得的免疫。这种免疫一般仅针对所感染的病原体或该疫苗所能预防的疾病,又称为获得性免疫,包括由B细胞介导的体液免疫和由T细胞介导的细胞免疫。

四、感染过程的各种表现

病原体通过各种途径进入人体,就开始了感染过程。病原体是否被清除或定居下来,进而引起组织损伤、炎症过程和各种病理改变,主要取决于病原体的致病力和机体的免疫状态,也和来自外界的干预(如药物等)有关。感染过程的表现如下。

1. 病原体被清除　又称一过性感染。当病原体侵入人体后,由于人体外部和内部的防御作用,病原体在侵袭部位或在体内即被消灭,或被鼻咽、气管黏膜,甚至肠道、肾脏排出体外。人体不产生病理变化,也不引起任何临床表现。

2. 隐性感染(covert infection)　又称亚临床感染(subclinical infection),是指病原体侵袭人体后,仅引起机体发生特异性免疫应答。人体的损害较轻,不出现或仅出现不

明显的临床表现,只有通过免疫学检查才能发现。大多数传染病以隐性感染最常见。隐性感染后可获得对该传染病的特异性免疫力,病原体被清除。少数转变为病原携带状态,成为病原携带者。

3. **显性感染**(overt infection) 又称临床感染(clinical infection),是指病原体侵袭人体后,不但引起机体发生免疫应答,而且通过病原体的致病作用或机体的变态反应,引起一系列的病理生理性和组织破坏性变化,在临床上出现某种传染病所特有的症状与体征。在大多数传染病中,显性感染只占全部受感染者的一小部分,但少数传染病(如麻疹、天花)以显性感染多见。由于病原体致病力与人体抗病能力的差异,显性感染后的结局各异。多数感染者机体内的病原体可被完全清除,机体获得特异性免疫力,不易再受感染;也有部分感染者由于病后免疫不牢固,可再次发生感染;还有小部分感染者可成为病原携带者。

4. **病原携带状态**(carrier state) 病原携带状态是指病原体侵入人体后,可以停留在入侵部位,或侵入较远的脏器,继续生长、繁殖,而人体不出现任何疾病表现的状态,但能携带并排出病原体成为传染病流行的重要传染源。根据携带病原体种类的不同可分为带病毒者、带菌者及带虫者等。按其发生于显性感染临床症状出现之前或之后,分别称为潜伏期病原携带者和恢复期病原携带者;若发生于隐性感染之后,则称为无症状病原携带者。携带病原体持续时间短于3个月的称为急性病原携带者;长于3个月的称为慢性病原携带者。

5. **潜伏性感染**(latent infection) 又称潜在性感染,是指病原体感染人体后,寄生在机体某个部位,由于机体免疫功能足以将病原体局限化而不引起显性感染,但又不足以将病原体清除时,病原体便可长期潜伏起来,等机体免疫功能下降时,可导致机体发病。常见的潜伏性感染有单纯疱疹、水痘、结核病、疟疾等。潜伏性感染期间,病原体一般不排出体外,这是与病原携带状态不同之处。

感染过程中所出现的以上5种表现,并非代表不同的阶段,而仅指在一定条件下及在一定时间内所出现的一种表现。这5种表现是不断变化,不断发展的。

学习效果评价·思考题

1. 感染过程中机体免疫应答的作用包括哪几方面?
2. 5种感染过程的表现各有什么特点?

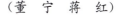

项目三 传染病的特征

案例导入

患者,贺某(姐),女,12岁。因"无明显诱因出现发热、咽痛1周"入院。查体:体温40.4℃,脉搏108次/分,呼吸40次/分。实验室检查:白细胞计数(WBC)5.8×10^9/L,中性粒细胞(N)62%,淋巴细胞(L)38%。腹痛、腹泻,大便呈黑褐色稀便,精神差。曾在某镇中心卫生院拟诊为"重症肺炎",予抗感染等住院治疗。入院第2天死亡。

患者,贺某(弟),男,9岁。因"反复发热、咳嗽1周"入院。查体:体温39℃,脉搏108次/分,呼吸24次/分。实验室检查:白细胞计数4.6×10^9/L,中性粒细胞48%,淋巴细胞44%;支原体抗体IgM阴性。以头孢拉定、阿奇霉素、鱼腥草抗感染,补液等治疗,体温仍持续在39℃以上。胸片检查示右肺尖区、左锁骨下区片状模糊阴影,双下肺少许斑点影。

两患者为姐弟关系,患者家中所养的鸡、鸭在两患者发病前出现死亡。两患者所居住自然村的鸡、鸭也有陆续零星死亡现象,10月上旬达到发病死亡高峰。患者家为一两层楼房,独居,卫生条件一般,饮用水为压把井水,离住房约5 m。病死的鸡、鸭均腌制熏烤并多次食用。病死鸡、鸭的加工、处理全部由其父母负责,两患者没有参与,只是食用了煮熟后的鸡、鸭。患者在国庆放假期间(即患者家死亡鸡、鸭时期)一直在家生活。

请问:鉴于上述情况,护士应该开展哪些工作?根据疾病特征,分析贺家姐弟的护理诊断是什么?分析可能的感染来源是什么?如何做好预防控制?

分析提示

患者入院后,护士应全面收集其相关资料,包括病史、身体症状、生命体征、实验室检查结果等,运用护理程序进行评估、计划、实施、评价,对症护理,减轻不适,促进患者康复。

一、概述

传染病是指由病毒、细菌、衣原体、立克次体、螺旋体、真菌和寄生虫感染人体后产生的有传染性的疾病。在人类历史上的大部分时期内,传染病严重危害人群的健康,始终是各类疾病中发病率和病死率最高的疾病。新中国成立以后,在以"预防为主"的卫生工作方针指引下,许多传染病被消灭或得到控制。然而,仍有许多传染病,如病毒性肝炎、流行性出血热、感染性腹泻等广泛存在;一些被消灭的传染病有死灰复燃的可能;新发现的传染病不断传入我国。

知识链接

新发传染病(emerging infectious disease，EID)是指近30年在人群中新认识到的或新发现的能造成地域性或国际性公共卫生问题的传染病。EID具有以下流行特点：①传染性强，传播方式复杂；②流行范围广，影响因素多；③病死率高，危害大；④与动物关系密切；⑤病原体多样，防治困难等。1958~2010年全球新发病毒传染病汇总见表1-1。

表1-1 1958~2010年全球新发病毒传染病汇总

病原体	核酸类型	所致疾病	自然界动物宿主	发现年份
猴癌病毒	双链DNA	猴癌	松鼠等	1958
鸠宁病毒	单链RNA	阿根廷出血热	啮齿类动物	1958
马秋博病毒	单链RNA	玻利维亚出血热	啮齿类动物	1963
马尔堡病毒	单链RNA	马尔堡出血热	不明确，可能为猴子或蝙蝠等	1967
甲型H2N3流感病毒	单链RNA	香港流感大流行	禽类、猪等	1968
拉沙病毒	单链RNA	拉沙热	啮齿类动物	1969
轮状病毒	双链RNA	婴幼儿腹泻	人类	1973
细小病毒B19	单链DNA	传染性红斑和急性关节病	狗、狼、狐狸等	1975
埃博拉病毒	双链RNA	埃博拉出血热	不明确，可能为蝙蝠	1976
汉坦病毒	单链RNA	肾综合征出血热	啮齿类动物	1977
人类T细胞白血病病毒Ⅰ型	单链RNA	成人T细胞白血病	人类	1980
人类免疫缺陷病毒(HIV)	单链RNA	获得性免疫缺陷综合征(艾滋病，AIDS)	灵长类动物	1981
人类T细胞白血病病毒Ⅱ型	单链RNA	毛细胞白血病	人类	1982
人疱疹病毒6型	双链DNA	婴幼儿急疹	人类	1988
戊型肝炎病毒	单链RNA	肠道外传播非甲非乙型肝炎	人、畜类	1989
A型流感病毒(H5N1)	单链RNA	流感	人、畜、禽类	1997
西尼罗河样病毒	单链RNA	脑炎	鸟、马、蚊子等	1999

(续表)

病原体	核酸类型	所致疾病	自然界动物宿主	发现年份
SARS 病毒	单链 RNA	传染性非典型肺炎	哺乳动物、鸟类	2003
EV71 病毒	单股正链 RNA	手足口病	人类	2008
A 型流感病毒(H1N1)	单链 RNA	甲型 H1N1 流感	人、畜、禽类	2009
布尼亚病毒科病毒	负链 RNA	发热伴血小板减少综合征	脊椎动物、节肢动物	2010

二、病原学

传染病常见的病原体有病毒、细菌、衣原体、立克次体、支原体、螺旋体、真菌、原虫、蠕虫等,其中,由原虫和蠕虫感染人体后引起的疾病又称寄生虫病。

1. 病毒

(1) 乙型肝炎病毒:属嗜肝 DNA 病毒科。电镜下可见 3 种颗粒:①直径 22 nm 的小球形颗粒;②管状颗粒,长 100~700 nm,宽约 22 nm;③直径为 42 nm 的大球形颗粒。在体外抵抗力很强,紫外线照射、加热 60 ℃ 4 h 及一般浓度的化学消毒剂(如苯酚、硫柳汞等)均不能使之灭活,在干燥或冰冻环境下能生存数月到数年;加热 60 ℃持续 10 h,煮沸(100 ℃)20 min,高压蒸汽 122 ℃ 10 min 或过氧乙酸(0.5%)7.5 min 以上则可以灭活。

(2) HIV:属反转录病毒科慢病毒属,呈球形,直径 90~130 nm,核心呈中空锥形,由 2 条相同的单链 RNA 链、反转录酶和蛋白质组成。核心之外为病毒衣壳,呈 20 面体立体对称,含有核衣壳蛋白质。最外层为包膜,包膜上的糖蛋白有刺突状结构,是 HIV 与宿主细胞受体结合位点和主要的中和位点。对热敏感,在 56 ℃下经 30 min 可灭活;50%乙醇或乙醚、0.2%次氯酸钠、0.1%含氯石灰(家用漂白粉)、0.3%过氧化氢(双氧水)、0.5%甲酚(来苏尔)处理 5 min 即可灭活;对紫外线不敏感。

2. 细菌

(1) 伤寒沙门菌:革兰染色阴性,呈短杆状,周有鞭毛,能活动,不产生芽胞,无荚膜。在自然界中生活力较强,在水中可存活 2~3 周,在粪便中能维持 1~2 个月,在牛奶中不仅能生存,且可繁殖。对阳光、热、干燥抵抗力差,阳光直射数小时后死亡,加热至 60 ℃或煮沸后即可杀灭,对一般化学消毒剂敏感,消毒饮水余氯达 0.2~0.4 mg/L 时迅速死亡。

(2) 霍乱弧菌:革兰阴性弧菌,无芽胞、无荚膜,单鞭毛,运动性强。产生的外毒素(肠毒素)和内毒素为致病的主要原因。该菌耐低温、耐碱、不耐酸,在正常胃酸中仅能存活 4 min,对热及干燥、直射阳光敏感,55 ℃湿热 15 min、100 ℃ 1~2 min 可杀死。在河水中能存活 2 周以上。在鲜肉、贝类食物、水果、蔬菜上能存活 1~2 周,用 0.5%漂白粉澄清液或 0.1%高锰酸钾处理蔬菜、水果 30 min,可达到消毒的目的。

3. 立克次体　大小为(0.3～0.6)μm×(0.8～2.0)μm,呈多形性,在不同的发育阶段和不同的宿主内可出现球形、哑铃形、长杆状或丝状等不同形态。普氏立克次体常散在于胞质中,恙虫病立克次体多在核旁成堆排列,而斑点热立克次体则在胞质或核内均可见到。除贝纳柯克斯体外,其他种类对热、消毒剂抵抗力较弱。一般在56℃数分钟内即可被灭活,在0.5%苯酚(石炭酸)、0.5%甲酚及75%乙醇(酒精)中数分钟即可杀死。对氯霉素和四环素等抗生素敏感,对磺胺类药物不敏感。对低温及干燥的抵抗力较强,−20℃或冷冻干燥可保存半年以上,在干燥虱粪中能保留传染性1.5年以上。

4. 钩端螺旋体　菌体细长,6～20 μm,螺旋紧密,一端或两端有钩,扭转运动,穿透能力强,革兰染色阴性,镀银染色呈黑色或褐灰色,微嗜氧,自然界中生活力强,对日光、干燥、酸碱、消毒剂均敏感。

5. 原虫　疟原虫分间日疟、三日疟、恶性疟和卵形疟4种,生活史基本相同。发育过程分两个阶段,即在人体内进行无性增殖、开始有性增殖和在蚊体内进行有性增殖与孢子增殖。疟原虫在人体内的发育增殖分为两个时期,即寄生于肝细胞内的红细胞外期和寄生于红细胞内的红细胞内期。

6. 蠕虫　血吸虫为小型个体,雄虫长12～24 mm,宽0.50～0.55 mm,体表基本光滑或仅有极小的棘,睾丸7个,排为1行;雌虫有卵巢1个,长圆形,子宫颈长,其中含有50个以上的虫卵。体呈紫色,属于扁形动物。成虫寄生于人或其他哺乳动物的肠系膜静脉中,雌、雄虫经常抱在一起。雌虫产卵于肠壁,随粪便排出体外,在水中孵出毛蚴,如遇钉螺则侵入其体中。毛蚴在钉螺体内经过无性生殖,产生大量的尾蚴。尾蚴自螺体内逸出后,借尾部摆动,遇到人或易感染的动物而从皮肤钻入,引发感染。

三、流行病学

1. 传染源(source of infection)　是指体内有病原体生存、繁殖并能排出病原体的人或动物。

2. 传播途径(route of transmission)　是指病原体从传染源排出后,侵入新的易感宿主前,在外界环境中所经历的全过程。包括空气传播、食物传播、经水传播、接触传播、土壤传播、媒介节肢动物传播等。

3. 人群易感性　是指人群作为一个整体对传染病的易感程度。易感性大小取决于易感者在人群中所占的比例。

四、诊断要点

1. 流行病学资料　①传染源接触史;②不洁饮食、饮水史;③当地有该病发生或流行。
2. 临床特点
(1) 病程发展的阶段性:传染病的病程从发生、发展至恢复具有一定的阶段性,一般分为潜伏期、前驱期、发病期、恢复期4期,尤以急性传染病最明显。
(2) 临床类型:根据传染病临床过程的长短可分为急性、亚急性、慢性;根据病情轻重可分为轻型、中型、重型、暴发型;根据临床特征可分为典型和非典型,典型相当于中型或普通型,非典型则可轻可重。临床分型对治疗、隔离、护理等具有指导意义。

(3) 特殊临床表现:不同传染病的临床表现各异,但在病原体及其各种代谢产物的作用下,可表现出一些共同的症状和体征,如发热、皮疹、全身不适、头痛、关节痛等中毒症状,严重者可有意识障碍,呼吸、循环衰竭等表现。单核-巨噬细胞系统可出现充血、增生等反应,临床表现为肝、脾、淋巴结肿大。

3. 实验室检查及其他

(1) 常规检查:包括血常规、尿常规、粪常规。血常规以白细胞计数和分类用途最广。白细胞计数增多常见于细菌感染,但沙门菌感染引起的食物中毒除外。中性粒细胞百分比增多,而白细胞计数不增高,提示感染严重。

(2) 病原学检查:通过肉眼或显微镜检出病原体,最好在使用抗生素前,取新鲜标本,必要时可连续多次送检。

(3) 免疫学检查:应用已知抗原或抗体检测血清或体液中相应抗体或抗原,以判断患者是否患有相应的传染病及其免疫功能状态,可用于调查该病的流行情况和人群免疫水平。包括特异性抗体检测、特异性抗原检测、皮肤试验、免疫球蛋白检测、T细胞亚群检测等。

(4) 其他:如X线、超声波、CT、脑电图、内镜、活组织检查,以及药物诊断性治疗等。

> **知识链接**
>
> **传染病发热和出疹时间**
>
> **口诀:**一水二猩三天四麻五斑六伤
>
> **解释:**水痘在发热当天出疹,猩红热在2d左右出疹,天花3d左右出疹,麻疹要4d左右出疹,斑疹伤寒和伤寒出疹更晚。
>
> (1) 水痘:低热,无感冒症状,出疹时间在1d以内。皮疹特点:先躯干,后头皮、颜面、四肢。无其他特点,无并发症(图1-1)。
>
> (2) 猩红热:高热,无感冒症状,出疹时间在发热后1d左右。皮疹特点是:开始颈胸,后遍及全身,呈鸡皮样,潮红。其他特点表现有杨梅舌、口周有苍白圈、扁桃腺增大,并发症为心肌炎、肾炎(图1-2)。

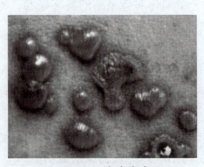 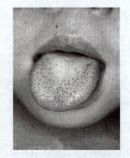

图1-1 水痘疱疹　　图1-2 猩红热(杨梅舌)

(3)天花:潜伏期一般为12 d。发病急。体温骤升至39~40℃。有烦躁、头痛、咽痛、四肢酸痛、寒战、呕吐、便稀等症状;神志清楚,偶发性谵妄、惊厥及衰竭表现,经2~4 d皮疹出全。开始为红色斑疹,后变为丘疹,2~3 d后丘疹变为疱疹,以后疱疹转为脓疱疹。脓疱疹形成后2~3 d,逐渐干缩结成厚痂,约1个月后痂皮开始脱落,遗留下瘢痕,俗称"麻斑"(图1-3)。

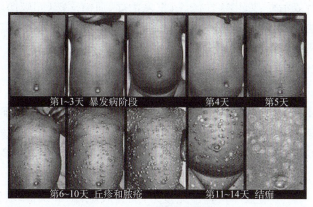

图1-3 天花出疹演变

(4)麻疹:高热、感冒症状明显、出疹时间在发热3~5 d。皮疹特点:先耳后、颈部,再躯干、四肢,3 d出齐。其他特点有口腔黏膜症,并发症有肺炎、喉炎、心肌炎、中耳炎(图1-4)。

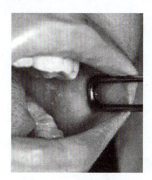

图1-4 麻疹黏膜斑

(5)斑疹伤寒:潜伏期为5~21 d,多为10~12 d。表现有起病急,寒战、高热、剧烈头痛,肌肉疼痛及压痛,尤以腓肠肌明显,颜面潮红、眼球结膜充血,精神神经症状有失眠、耳鸣、谵妄、狂躁,甚至昏迷。可有脉搏增快或中毒性心肌炎。多于病期第5天全身出现充血性斑疹或斑丘疹,以后可变为出血性,并有脾大(图1-5)。

(6)伤寒:玫瑰疹要在病程7~12 d才出现(图1-6)。

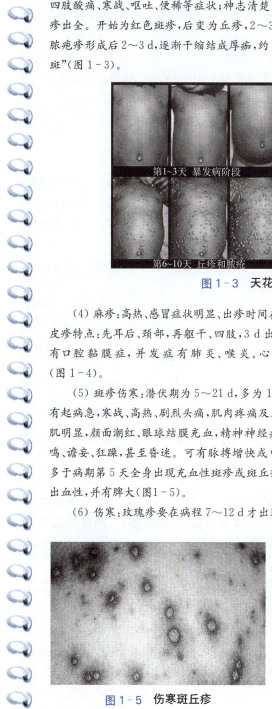

图1-5 伤寒斑丘疹

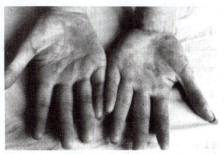

图1-6 伤寒玫瑰疹

五、治疗方法

1. **治疗原则**　治疗、护理与隔离、消毒并重,一般治疗、对症治疗与特效治疗并重。
2. **治疗方法**
(1) 一般治疗:包括隔离、护理、饮食等。
(2) 病原或特效治疗:如化学疗法、抗生素治疗、血清疗法(如破伤风抗毒素治疗)。
(3) 对症疗法:降温、给氧、解痉止痛、抗惊厥、补液、纠正酸中毒等。
(4) 中医中药及针灸疗法。

六、预防

1. **管理传染源**　这是预防传染病的最有效方式。对患者尽量做到"五早":早发现、早诊断、早报告、早隔离、早治疗。对接触者做好检疫,可采取医学观察、留验或卫生处置,紧急情况也可药物预防。对病原携带者,应早期发现,必要时调整岗位、隔离治疗。
2. **切断传播途径**　根据各种传染病的传播途径采取相应措施。
3. **保护易感人群**　增强非特异性免疫力,加强锻炼、调节饮食;增强特异性免疫力,包括主动免疫和被动免疫;药物预防。

七、预后

不同传染病的预后各不相同,一般与患者的年龄、体质、病情严重程度、是否及早发现和及时治疗有关。

八、护理评估

在全面收集患者主、客观资料的基础上,传染病患者护理评估的重点内容应包括下列几个方面。

1. **病史**
(1) 患病及治疗经过:应了解患者患病起始时间,有无明显起因,主要症状及特点,有无诱发因素及缓解症状的方法,有无伴随症状及并发症;既往检查、治疗经过及效果;目前主要不适及用药;一般情况,如饮食、睡眠、体重、排便习惯有无改变等。应着重注意传染病所特有的基本特征,如潜伏期长短、有无毒血症状等。
(2) 生活史、流行病学史和家族史:包括患者的年龄、性别、出生地、成长经过、职业、旅居地区、发病季节、生活及卫生习惯、饮食习惯,有无特殊饮食喜好或禁忌,病原接触史、家庭或集体发病情况、既往传染病史、预防接种史等。
(3) 心理-社会资料:①评估患者对所患传染病的认识程度、心理状态、有无顾虑等;②了解患者对住院及隔离治疗的认识;③了解患病对患者的学习、日常生活、工作、家庭、经济等各方面的影响;④观察患者是否有因不良情绪造成的生理反应,评估其应对能力;⑤评估患者的社会支持系统。
2. **身体评估**
(1) 一般情况:包括评估生命体征及有无发热、神志改变和营养失调等。

(2) 各系统检查：包括检查心、肺、肝、脾、中枢神经系统等。

3. 实验室及其他检查

(1) 常规检查：包括血常规、尿常规及粪便常规。

(2) 病原学检查：包括肉眼和显微镜下检查。

(3) 免疫学检查：①特异性抗体检测；②特异性抗原检测；③其他，如皮肤试验（如血吸虫病）、免疫球蛋白检测、T细胞亚群检测（如艾滋病）。

(4) 其他检查：如 X 线、超声波、CT、脑电图、内镜、活组织检查等。

九、常见护理诊断/合作性问题

1. **体温过高** 与感染、频繁抽搐、体温调节中枢受损有关。
2. **皮肤完整性受损** 皮疹与病原体和（或）其代谢产物引起皮肤（黏膜）损伤有关。
3. **营养失调：低于机体需要量** 与摄入不足、消耗增多有关。
4. **腹泻** 与肠内病原菌感染、肠蠕动功能失调有关。
5. **急性意识障碍** 与脑组织受损有关。
6. **低效性呼吸型态** 与中枢神经系统受损、呼吸肌痉挛有关。
7. **组织灌注量改变** 与内毒素致微循环障碍有关。
8. **有传播感染的可能** 与病原体排出有关。
9. **潜在并发症** 与脑实质损害、脑疝、呼吸道阻塞等有关。

十、护理目标

(1) 患者和家属了解传染病的相关知识，能配合治疗和护理。

(2) 患者的各类症状和体征得到控制或减轻。

(3) 受损的组织逐渐恢复正常。

十一、护理措施

(1) 病室保持清洁、整齐、安静、舒适、无烟。

(2) 严格执行隔离制度。

1) 一般隔离：病区分清洁区、污染区、半污染区，患者在医护人员指导下，应在指定区域活动，不得随意进入清洁区。工作人员必须戴口罩、帽子。进行各项诊疗护理时，应根据不同病种分别穿、系隔离衣，带消毒毛巾，保持适当床距。患者食具定期消毒。

2) 呼吸道传染病隔离：应按不同病种分室收治。无须穿隔离衣。

3) 肠道传染病隔离：当不同肠道传染病患者收治于同一病室时，采用床边隔离，对患者进行隔离宣教。工作人员进行诊疗护理时应按不同病种分别穿、系隔离衣，消毒双手。分泌物及排泄物均应进行消毒处理。

4) 血液传播传染病隔离：严格执行一人一针，避免患者血液及分泌物侵入接触者的黏膜及破损的皮肤，对接触艾滋病患者尤须严格执行。

5) 动物源性传染病隔离：如狂犬病患者置单独病室。医护人员进行诊疗护理时，必须穿隔离衣、裤、鞋,戴手套和防护镜。患者分泌物、污染品一律焚毁,医疗器械严格执行消毒。对流行性出血热患者护理无须穿隔离衣。

6）昆虫媒介传染病隔离：病室置纱门窗,灭蚊蝇,无须穿隔离衣。

7）其他传染病隔离：如破伤风无须穿隔离衣,患者使用后的换药器械煮沸消毒0.5 h以上,高压蒸汽灭菌120℃ 30 min,伤口敷料焚毁。为患者诊疗护理后应消毒双手,避免发生交叉感染。

(3) 消毒制度,参照各种物品消毒灭菌严格执行。

(4) 传报制度,严格执行传染病报告制度。

(5) 向患者详细介绍有关消毒隔离制度、作息制度、探视制度和活动范围。

(6) 患者入院按不同病种安置病室,测体温、脉搏、呼吸1~2次/天,体温＞39℃或危重患者每4小时测量1次或视病情随时测量。每天记录大便次数1次。

(7) 急性期患者卧床休息,高热及有并发症者绝对卧床休息,恢复期及轻症者可适当活动,烦躁、谵妄及有精神症状者,加床栏或适当约束以防坠床。

(8) 遵医嘱给予适当饮食。对呕吐、腹泻者,鼓励多饮水及补充电解质。

(9) 密切观察患者的意识、瞳孔、体温、脉搏、呼吸、血压,如有突然改变或出现惊厥、面色苍白、发绀、严重呕吐或腹泻、大出血等应做好相应的护理与抢救。

(10) 病情危重或长期卧床者,做好口腔护理、会阴部护理、皮肤护理,定期协助翻身、擦背,保持床单位清洁干燥,预防肺炎及压疮。

(11) 熟悉各种传染病的并发症,密切观察先兆症状,做好相应护理。

(12) 做好患者的心理护理,消除顾虑与急躁情绪,使患者安心休养,积极配合治疗。

(13) 观察所用药物的不良反应及过敏反应。

(14) 做好卫生宣教,按不同病种,向患者宣教消毒隔离及防病知识。出院前对患者使用多的物品进行消毒。出院时沐浴更衣。

十二、护理评价

通过治疗和护理,患者是否：①了解传染病的相关知识,积极配合；②各类症状和体征得到控制或减轻；③受损的组织恢复正常。

> **学习效果评价·思考题**
>
> 1. 传染病的临床特点有哪些？
> 2. 如何运用护理程序对常见传染病患者进行正确评估、制订护理计划并实施及评价？
> 3. 如何对传染病患者进行个性化的健康指导？

(沈　英　鲍美娟)

项目四　传染病的流行病学

一、流行过程的基本条件

传染病的流行过程是指传染病在人群中发生、发展和转归的过程。构成流行过程的3个基本条件是传染源、传播途径和人群易感性。这3个条件相互联系，同时存在。

1. **传染源**　传染源是指病原体已在体内生长繁殖并将其排出体外的人或动物。

（1）患者：患者是重要的传染源，可通过排泄物或呕吐物而促使病原体的播散。不同临床类型的患者作为传染源在传染中的流行病学意义各异。其中轻型患者数量多、症状不典型而不易被发现；慢性患者可长期污染环境。

（2）病后病原携带者：①恢复期病原携带者，指发病后病情已基本恢复而进入恢复期，但仍继续排出病原体；②慢性病原携带者，指病原体携带、排出时间超过3个月者，如伤寒及乙型肝炎。

（3）健康病原携带者：是指无病史和临床症状而排出病原体的人，大多是隐性感染后，由于数量多且无症状而不易被发现，故成为非常重要的传染源。可见于乙肝、伤寒、流行性脑脊髓膜炎等。

（4）受感染的动物：有些动物间的传染病可传染给人，如狂犬病、鼠疫等，称为动物源性传染病，又称人畜（包括家畜及野生动物）共患病或自然疫源性疾病。即受感染的动物为传染源传染给人，如埃博拉病毒。

2. **传播途径**　传播途径是指病原体由传染源排出后，到达另一个易感者所经过的途径，由外界环境中的各种因素所组成。

（1）空气、飞沫、尘埃：主要见于以呼吸道为进入门户的传染病，如流行性脑脊髓膜炎、麻疹、SARS等。当患者讲话、咳嗽、打喷嚏时，可从鼻咽部排出含有病原体的飞沫到周围空气中飘浮。坠落地上的飞沫和痰液，外层干燥后形成蛋白膜而随尘埃飞扬于空气中，易感者通过呼吸道吸入而感染。

（2）水、食物：主要见于以消化道为进入门户的传染病。易感者因进食被病原体污染的水源、食物而感染，或进食患病动物的肉、乳、蛋类等受到感染。另外，某些传染病还可通过与疫水接触，病原体经皮肤或黏膜侵入人体导致感染，如钩端螺旋体病、血吸虫病等。

（3）手、用具、玩具：又称日常接触传播，传染源的分泌物和排泄物通过污染日常生活用具（如餐具、洗漱用品、玩具）等传播疾病，可传播消化道传染病（如痢疾）和呼吸道传染病（如白喉）。

（4）媒介昆虫：分为生物性传播和机械性传播。前者通过吸血节肢动物（如蚊子、跳蚤等）在患病动物和人之间叮咬、吸吮血液而传播疾病，如蚊子传播乙型脑炎（简称乙脑）、虱子传播斑疹伤寒；后者是指昆虫媒介通过机械携带病原体，污染食物、水源，使易感者感染，如苍蝇、蟑螂传播伤寒、痢疾等。

（5）血液、血制品、体液：见于乙型肝炎和丙型病毒性肝炎（丙型肝炎）、艾滋病等。

（6）土壤：当病原体的芽胞（如破伤风、炭疽）或幼虫（如钩虫）、虫卵（如蛔虫）污染土壤时，土壤成为这些传染病的传播途径。

3. 人群易感性　人群易感性是指人体对某种传染病免疫力低下或缺乏，不能抵御某种病原体的入侵而染病。某种传染病的易感人群占总体人群的比例越高，则这种传染病越易于发生和传播，该病流行的可能性越大。普遍推行人工自动免疫，可把人群易感性降到最低，使流行不再发生。

二、影响流行过程的因素

1. 自然因素　自然因素包括地理因素与气候因素。大部分虫媒传染病和某些自然疫源性传染病，有较严格的地区和季节性。与水网地区、气候温和、雨量充沛、草木丛生适宜于储存宿主，节肢动物的生存繁衍、活动有关。寒冷季节易发生呼吸道传染病，夏秋季节易发生消化道传染病。

2. 社会因素　社会因素主要是指人民的生活水平、社会卫生保健事业的发展，以及疾病的预防与普及水平等。生活水平低、工作与卫生条件差，可致机体抗病能力低下，无疑增加感染的机会，亦是构成传染病流行的条件之一。我国自新中国成立以来消灭和杜绝了烈性传染病及部分寄生虫病的流行，并使呼吸道传染病的发病率降低，这显然与优越的社会主义制度息息相关。

学习效果评价·思考题

1. 传染病流行过程的基本条件是什么？
2. 何为动物源性传染病？请举例。

（钱春英）

项目五　传染病的预防

预防传染病的目的是为了控制和消灭传染病，以保护人民健康、保证社会安定。针对传染病流行过程的 3 个基本环节，以采取综合性防疫措施为基础，防止传染病的继续蔓延。主要预防措施如下。

一、管理传染源

1. 对传染病患者的管理 不少传染病在发病以前就已经具有传染性,当发病初期表现出传染病症状时,传染性最强。因此,对传染病患者要尽可能做到早发现、早诊断、早报告、早隔离、早治疗,防止传染病蔓延。2004年12月1日起施行的《中华人民共和国传染病防治法》规定,传染病分为甲类、乙类和丙类。

甲类(2种)包括:鼠疫、霍乱。

乙类(26种)包括:严重急性呼吸综合征(传染性非典型肺炎)、艾滋病(AIDS)、病毒性肝炎等。

丙类(11种)包括:流行性感冒、流行性腮腺炎、风疹等。

2. 对传染病接触者的管理 对接触者采取检疫措施、医学观察、药物预防、预防接种。检疫期限为最后接触之日算起,至该病最长潜伏期。

3. 对病原携带者的管理 给予必要的治疗,特别是对食品制作供销人员、炊事员、保育员做定期带菌检查,做到及时发现、及时治疗传染病和调换工作岗位。

4. 对感染动物的管理 患传染病的动物也是传染源,也要及时处理,这是预防传染病的一项重要措施。如属有经济价值的野生动物及家畜,应隔离治疗,必要时宰杀并加以消毒;对无经济价值的野生动物则设法消灭。

二、切断传播途径

根据传染病的不同传播途径,采取不同防疫措施,切断传播途径在传染病的预防中起主导作用。其主要措施包括隔离与消毒。

1. 隔离的种类

(1) 严密隔离:对传染性强、病死率高的传染病,如霍乱、鼠疫、狂犬病等,应对传染源实施严格隔离。

(2) 消化道传染病隔离:做好床边隔离,吐泻物及时消毒,加强饮食卫生及个人卫生,做好水源及粪便管理。如伤寒、痢疾、甲型肝炎(简称甲肝)等。

(3) 呼吸道传染病隔离:室内开窗通风,空气流通、空气消毒、戴口罩。如严重急性呼吸综合征、麻疹、肺结核等。

(4) 血液-体液隔离:在一个病房中只住同种病原体感染的患者,如乙型肝炎、丙型肝炎、艾滋病等。

(5) 接触隔离:对病原体经体表或感染部位排出,他人直接或间接与破损皮肤或黏膜接触感染引起的传染病。如破伤风、梅毒、淋病等。

(6) 虫媒传染病隔离:应有防虫设备,并采用药物杀虫、防虫、驱虫。如乙型脑炎、疟疾、斑疹伤寒等。

(7) 保护性隔离:在诊断、治疗、护理工作中,注意避免医源性感染。如长期大量使用免疫抑制剂者、严重烧伤者、器官移植术者等需保护性隔离。

2. 消毒 消毒工作是切断传播途径的重要措施。消毒方法有物理消毒法和化学消毒法,可根据不同的传染病选择适合的方法。

三、保护易感人群

保护易感人群包括非特异性和特异性两方面。

1. **增强非特异性免疫** 改善营养、加强体育锻炼、养成规律的生活方式、培养良好的生活习惯等。

2. **增强特异性免疫** 包括人工主动免疫和人工被动免疫。

（1）人工主动免疫：是指有计划地对易感者进行活菌（疫）苗、死菌（疫）苗、类毒素的接种,提高人群的特异性免疫力。接种后免疫力在1～4周内出现,持续数月至数年。常用的活菌（疫）苗有卡介苗、麻疹疫苗、脊髓灰质炎疫苗等；常用的死菌（疫）苗有流脑多糖菌苗、流行性乙型脑炎疫苗,以及伤寒、副伤寒联合菌苗等；常用的类毒素有白喉类毒素、破伤风类毒素等。

（2）人工被动免疫：在紧急需要时可采用人工被动免疫,如注射抗毒血清、丙种球蛋白、胎盘球蛋白等。注射后免疫力迅速出现,维持2～3周后失去效力。

学习效果评价·思考题

1. 管理传染源有哪些方法?
2. 切断传染病传播的隔离种类有哪些?
3. 我国传染病防治法将传染病分为哪几类?

（徐文琪）

项目六　消 毒 与 隔 离

一、传染病的消毒

1. **消毒的定义** 消毒（disinfection）是指用化学、物理、生物的方法杀灭或消除环境中的病原体,达到无害化。消毒是传染病防治工作中的重要环节,是切断传染病传播途径的有效措施之一。做好消毒工作能有效阻断和控制传染病的发生。

2. **消毒的种类**

（1）疫源地消毒：对有传染源存在或曾经有传染源的地点进行的消毒。目的是杀灭由传染源排到外界环境中的病原体。可分为：①随时消毒：对传染源的排泄物、分泌物及其所污染的物品及时进行消毒；②终末消毒：当患者痊愈或死亡后，对其原居住地进行的最后一次彻底的消毒。

(2) 预防性消毒：是指未发现传染源，对可能受病原体污染的场所、物品和人体所采取的消毒措施。如饮水消毒、餐具消毒、手术室和医护人员手的消毒等。

(3) 消毒方法

1) 空气：经常性开窗通风。

2) 痰及口鼻分泌物：用纸盒、纸袋盛装后丢入黄色垃圾袋内。

3) 餐(饮)具：如流动蒸汽消毒。居家隔离可选择煮沸消毒，即将餐具完全浸没水中，热水沸腾后维持≥15 min，再用清水洗净。

4) 盛排泄物或呕吐物的容器：可用 2×10^{-6} μg/L(2 000 ppm)有效氯含氯消毒剂溶液浸泡或涂擦，作用 1 h，浸泡时容器要完全浸入消毒液中。

5) 地面、墙壁、门窗：用 5×10^{-5} μg/L 有效氯含氯消毒剂溶液喷洒或擦拭，作用时间应不少于 1 h。

6) 衣服、被褥：耐热、耐湿的棉布类纺织品可煮沸消毒 30 min 或浸泡在 75℃以上的热水中 30 min。

7) 家用物品、家具、玩具：可用 5×10^{-5} μg/L 有效氯含氯消毒剂溶液浸泡、喷洒或擦洗，再用清水洗净。

8) 手与皮肤：接触患者或污染物后，应用皂液和流动水冲洗双手，用含有效碘 0.5%的聚维酮碘(碘伏)溶液涂擦，作用 1 min。也可用 75%乙醇涂擦，作用 1 min；或用经卫生部门批准的手消毒剂搓洗 1 min。

二、传染病的隔离

1. 隔离的定义及原则 隔离(isolation)是指将处于传染期内的患者、可疑传染病患者和病原携带者与其他患者分开，或将感染者置于不能传染他人的条件下。

隔离原则包括：①在标准预防的基础上，医院应根据疾病的传播途径(接触传播、飞沫传播、空气传播和其他途径传播)，结合本院的实际情况，制订相应的隔离与预防措施；②一种疾病可能有多种传播途径时，应在标准预防的基础上，采取相应传播途径的隔离与预防；③隔离病室应有隔离标志，并限制人员的出入(黄色为空气传播的隔离，粉色为飞沫传播的隔离，蓝色为接触传播的隔离)；④传染病患者或可疑传染病患者应安置在单人隔离房间；⑤受条件限制的医院，同种病原体感染的患者可安置于一室。

2. 标准预防 标准预防(standard protection)是指针对医院所有患者和医务人员采取的一组预防感染措施。包括手卫生；根据预期可能的暴露选用手套、隔离衣、口罩、护目镜或防护面罩，以及安全注射；也包括穿戴合适的防护用品后处理患者环境中污染的物品与医疗器械。

标准预防是基于患者的血液、体液、分泌物(不包括汗液)、非完整皮肤和黏膜均可能含有感染性因子的原则。

(1) 标准预防的具体措施

1) 手的清洁与消毒是切断接触传播的重要措施,手的清洁与消毒应当符合《医务人员手卫生规范》的要求(图1-7)。

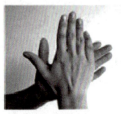
1. 掌心相对,手指合拢,相互揉搓,洗净手掌

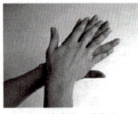
2. 手心对手背,手指交叉沿指缝相互揉搓洗净手背

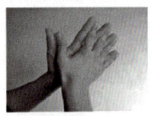
3. 掌心相对,双手交叉,相互揉搓洗净指缝

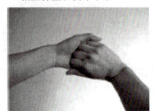
4. 双手轻合成空拳,相互搓揉洗净指背

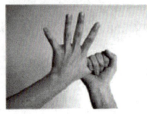
5. 一手握住另一手的大拇指旋转搓揉,洗净大拇指

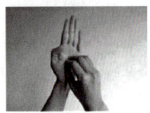
6. 将一手5指指尖并拢在另一手的掌心处搓揉,洗净指尖

图1-7 6步洗手法

2) 接触患者血液、体液、分泌物、排泄物等物质及被其污染的物品时应当戴手套。

3) 脱去手套后立即洗手。

4) 医务人员的工作服、脸部及眼睛有可能被患者血液、体液、分泌物等物质喷溅污染时,应戴外科口罩、防护眼镜或者面罩,穿隔离衣或防水围裙。

5) 处理所有的锐器时应当特别注意,防止被刺伤。

6) 对患者用后的医疗器械、器具应当采取正确的消毒灭菌措施。

(2) 常用防护用品

1) 医务人员使用的防护用品应当符合国家有关标准。

2) 常用防护用品包括:口罩(包括外科口罩和医用防护口罩)、防护眼镜或面罩、手套、隔离衣、防护服、鞋套等。

a. 外科口罩(surgical mask):医护人员在有创操作过程中使用的能阻止血液、体液和飞溅物传播的口罩。

b. 医用防护口罩(respirator):应符合GB19083-2003《医用防护口罩技术要求》,口罩可分长方形和密合型,应当配有鼻夹,具有良好的表面抗湿性,对皮肤无刺激,气流助力在空气流量85 L/min,吸气阻力不得超过35 mmH$_2$O,滤料的颗粒过滤效率应当不小于95%。也可选用符合N95或FFP2标准的防护口罩。

c. 护目镜(protective glass):防止患者的血液、体液等具有感染性物质溅入人体眼部的用品。

d. 防护面罩(防护面屏)(face shield)：防止患者的血液、体液等具有感染性物质溅入人体面部的用品。

e. 手套(gloves)：防止病原体通过医务人员的手传播疾病和污染环境的用品。

f. 隔离衣(isolation gown)：用于保护医务人员免受到患者血液、体液和其他感染性物质污染，或用于保护患者避免感染的防护用品。根据与患者接触的方式(包括接触感染性物质的情况和隔离衣阻隔血液和体液的可能性)选择是否穿隔离衣或选择其型号。

g. 防护服(disposable gown)：临床医务人员在接触甲类或甲类传染病管理的传染病患者时所穿的一次性防护用品。需符合 GB19082－2003《医用一次性防护服技术要求》，可为连体或分体式结构，应具有良好的防水、抗静电、过滤效率和无皮肤刺激性，穿脱方便，结合部严密，袖口、脚踝口应为弹性收口。

3) 应当按照《医疗机构隔离技术规范》要求，正确使用防护用品。

(3) 医务人员的防护

1) 基本防护(一级防护)：适用于在医院传染病区、发热门(急)诊从事诊疗工作的医务人员。要求：①严格遵守标准预防的原则；②严格遵守消毒、隔离的各项规章制度；③工作时应穿工作服、隔离衣、戴工作帽和外科口罩，必要时戴乳胶手套；④严格执行手卫生；⑤下班时进行个人卫生处置，并注意呼吸道与黏膜的防护。

2) 加强防护(二级防护)：适用于进入隔离留观室、隔离病房、隔离病区的医务人员；接触从患者身上采集的标本、处理其分泌物、排泄物、使用过的物品和死亡患者尸体的工作人员，转运患者的医务人员和司机。要求：①严格遵守标准预防的原则；②严格遵守消毒、隔离的各项规章制度；③进入隔离病房、隔离病区的医务人员必须戴医用防护口罩，穿工作服、隔离衣或防护服、鞋套、戴手套、工作帽。严格按照清洁区、潜在污染区和污染区的划分，正确穿戴和脱摘防护用品，并注意呼吸道、口腔、鼻腔黏膜和眼睛的卫生与保护。

3) 严密防护(三级防护)：适用于实施可引发气溶胶操作的医务人员。可引发气溶胶的操作包括气管内插管、雾化治疗、诱发痰液的检查、支气管镜、呼吸道痰液抽吸、气管切口的护理、胸腔物理治疗、鼻咽部抽吸、面罩正压通气(如 BiPAP 和 CPAP)、高频震荡通气、复苏操作、死后肺组织活检等。除二级防护外，应当加戴面罩或全面型呼吸防护器。

> **知识链接**
>
> **医务人员防护用品穿脱程序**
>
> (1) 穿戴防护用品应遵循的程序。
>
> 1) 清洁区进入潜在污染区：洗手＋戴帽子→戴医用防护口罩→穿工作衣裤→换工作鞋后→进入潜在污染区。手部皮肤破损的医务人员戴乳胶手套。
>
> 2) 潜在污染区进入污染区：穿隔离衣或防护服→戴护目镜/防护面罩→戴手套→穿鞋套→进入污染区。

3）为患者进行吸痰、气管切开、气管插管等操作,可能被患者的分泌物及体内物质喷溅的诊疗护理工作前,应戴防护面罩或全面型呼吸防护器。

(2) 脱防护用品应遵循的程序。

1) 医务人员离开污染区进入污染区前:脱手套、消毒双手→脱护目镜/防护面屏→脱隔离衣或防护服→脱鞋套→洗手和(或)手消毒→进入潜在污染区,洗手或手消毒。用后物品分别放置于专用污物容器内。

2) 从潜在污染区进入清洁区前:洗手和(或)手消毒→脱工作服→脱医用防护口罩→脱帽子→洗手和(或)手消毒后,进入清洁区。

3) 离开清洁区:沐浴、更衣→离开清洁区。

(3) 穿脱防护用品的注意事项。

1) 医用防护口罩的效能持续6~8 h,遇污染或潮湿,应及时更换。

2) 离开隔离区前应对佩戴的眼镜进行消毒。

3) 医务人员接触多个同类传染病患者时,防护服可连续应用。

4) 接触疑似患者,防护服应在每个患者之间进行更换。

5) 防护服被患者血液、体液、污物污染时,应及时更换。

6) 戴医用防护口罩或全面型呼吸防护器应进行面部密合性试验。

(4) 隔离区工作的医务人员应每天监测体温2次,体温＞37.5℃应及时就诊。

(5) 医务人员应严格执行区域划分的流程,按程序做好个人防护,方可进入病区,下班前应沐浴、更衣后,方可离开隔离区。

3. 隔离的种类

(1) 空气传播的隔离:经空气传播的疾病,如肺结核、水痘等,在标准预防的基础上,还应采用空气传播的隔离与预防。

1) 空气传播(airborne transmission):是指带有病原微生物的微粒子(≤5 μm)通过空气流动导致的疾病传播。

2) 空气传播的隔离:①无条件收治患者时,应尽快转送至有条件收治呼吸道传染病的医疗机构进行收治,并注意转运过程中医务人员的防护;②当患者病情容许时,应戴外科口罩,定期更换,并限制其活动范围;③应严格空气消毒。

(2) 飞沫传播的隔离:接触经飞沫传播的疾病,如百日咳、白喉、流行性感冒、病毒性腮腺炎、流行性脑脊髓膜炎等,在标准预防的基础上,还应采用飞沫传播的隔离预防。

1) 飞沫传播(droplet transmission):是指带有病原微生物的飞沫核(直径＞5 μm),在空气中短距离(1 m内)移动到易感人群的口、鼻黏膜或眼结膜等导致的传播。

2) 飞沫传播的隔离:①遵循隔离原则的要求对患者进行隔离与预防;②应减少转运,当需要转动时,医务人员应注意防护;③患者病情容许时,应戴外科口罩,并定期更换,应限制患者的活动范围;④患者之间、患者与探视者之间相隔距离在1 m以上,探视者应戴外科口罩;⑤加强通风,或进行空气的消毒。

(3) 接触传播的隔离:接触经接触传播疾病如肠道感染、多重耐药菌感染、皮肤感染等的患者,在标准预防的基础上,还应采用接触传播的隔离与预防。

1) 接触传播(contact transmission):是指病原体通过手、媒介物直接或间接接触导致的传播。

2) 接触传播的隔离:①应限制患者的活动范围;②应减少转运,如需要转运时,应采取有效措施,减少对其他患者、医务人员和环境表面的污染。

学习效果评价·思考题

1. 传染病消毒、隔离及标准预防的定义是什么?
2. 医护人员的手接触传染病患者后的消毒方法有哪些?
3. 穿脱防护用品有哪些注意事项?

(劳越仙 蔡 虹)

项目七 传染病患者评估与常见症状和体征的护理

一、传染病患者的护理评估

在全面收集患者主、客观资料的基础上,对患者进行护理评估的重点归纳如下。

1. 病史

(1) 患病及治疗经过:要结合传染病的基本特征和传染病流行过程中的基本特点进行评估。包括:①患病经过:了解发病的起始时间、发病特点、诱因、主要症状和体征,有无伴随症状、并发症或后遗症;②检查及治疗经过:既往检查、治疗经过及治疗效果。用药史及有无特殊的饮食医嘱;③目前病情与一般状况:患者目前的主要不适及病情变化。患病后饮食、睡眠、大小便、体重等一般状况有无变化。

(2) 心理-社会状况:①疾病知识:评估患者对疾病知识掌握情况。患者是否了解所患传染病的发生、发展、预后及传染性,有无关于所患传染病检查、诊断、治疗和预防方法的知识,遵医行为如何。②心理状况:评估发病后患者的心理反应,观察其有无焦虑、抑郁、沮丧等不良情绪,是否出现退缩、敌对、沉默、不合作等表现,是否产生孤立无助、被约束、被抛弃感。评估患者有无因严重不良情绪导致食欲缺乏、睡眠障碍、过度换气,甚至出现呼吸困难、心悸、窒息等表现。③社会支持系统:评估家庭成员对患者的关心程度,被隔离患者有无家属或朋友探视,所在社区是否能提供医疗保健服务,患者是否享有医疗保障。

(3) 生活史:①个人史:询问患者的一般情况,包括年龄、职业、居住地环境。注意发病季节,发病前有与无类似患者、动物分泌物或疫水接触史,是否有家庭或集体生活人群发病,有无疫区旅居史,既往传染病史及预防接种情况等。②生活方式:了解患者的生活、卫生习惯,如有无吸毒、性乱交等不良行为;了解平日饮食习惯及食欲,有无特殊的饮食喜好或禁忌。

2. **身体评估**

(1) 生命体征:观察患者的发热程度和热型、呼吸型态、心率和神志变化等。

(2) 营养状况:患者发病后体重是否减轻,观察皮肤色泽和弹性,有无脱水表现及判断脱水程度。

(3) 皮肤和黏膜:观察皮肤和黏膜有无皮疹、黄疸等。注意皮疹的性质、形态、分布,皮疹出现和消退的时间及顺序,是否伴有瘙痒或并发感染。全身浅表淋巴结有无肿大、压痛。

(4) 各系统检查:应对患者进行全面细致的全身检查。不同疾病检查时应有所侧重。对患有呼吸系统传染病的患者应注意呼吸频率、深度、节律,呼吸音是否正常。有败血症和感染性休克的患者应重点评估心率、血压的变化,是否有四肢冰冷、尿量减少等。对累及消化系统的传染病患者,应重点检查腹部有无压痛、反跳痛,评估疼痛的部位、性质、程度,肝及脾的大小、质地,有无压痛,有无腹水。中枢神经系统的传染病应重点评估瞳孔的大小及对光反射情况,有无脑膜刺激征、病理反射征、肢体瘫痪等。

3. **实验室及其他检查**

(1) 一般检查:包括血液、尿液和粪便常规检查。

1) 血常规检查:以白细胞计数和分类的用途最广。细菌感染时白细胞计数增多,但伤寒及副伤寒、布氏菌病往往白细胞计数升高不明显甚至减少。病毒、原虫感染时白细胞计数常减少,但肾病综合征出血热、乙型脑炎时白细胞计数升高。蠕虫感染时嗜酸性粒细胞增多。

2) 尿常规检查:尿中见红细胞、白细胞、蛋白、管型等,有助于对钩端螺旋体病和肾综合征出血热的诊断。

3) 粪便常规检查:粪便中见红细胞、白细胞、虫卵等,有助于对细菌性痢疾、感染性腹泻、蠕虫感染等消化道传染病的诊断。

(2) 血液生化检查:血清酶学检测、血清蛋白检测、血尿素氮检测等有助于对病毒性肝炎、肾综合征出血热等疾病的诊断。

(3) 病原学检查:病原体的直接检查及分离培养对明确诊断具有十分重要的意义。根据病种和病程的不同时期,取患者的血液、痰液、脑脊液、排泄物或皮疹局部穿刺进行直接检测或培养分离。为提高检测阳性率,最好在使用抗生素之前采集标本。

(4) 分子生物学检测:通过分子杂交方法或聚合酶链反应(PCR)可检出特异性的病原体核酸,如检测肝炎病毒的DNA和RNA。

(5) 免疫学检查:应用已知的抗原或抗体检测血清或体液中的相应抗体或抗原是大多数传染病的重要诊断方法,它可判断患者是否有相应的传染病及其免疫功能状态,调查疾病的流行病学情况和人群的免疫水平。

1) 特异性抗体检测：通常在传染病急性期及恢复期采双份血清检测特异性抗体，抗体由阴性转为阳性或效价升高 4 倍以上时有重要意义。特异性 IgM 型抗体的检出有助于诊断现症或近期感染。

2) 特异性抗原检测：在病原体直接分离培养不成功的情况下，病原体特异性抗原检测可提供病原体存在的直接证据，其诊断意义比抗体检测更为可靠，且早期即可出现阳性，有助于早期诊断。

(6) 其他检查：根据病情需要进行影像学检查、内镜检查及活组织检查等。

二、传染病患者常见症状和体征的护理

（一）发热

感染因素和非感染因素均可引起发热。感染性发热是传染病最常见、最突出的症状，在急性传染病中有特别重要的临床意义。传染病的发热过程可分为 3 个阶段：①体温上升期：患者在病程中体温上升的时期。若体温逐渐上升，患者可出现畏寒；若体温骤然上升至 39℃以上，患者可有寒战。②极期：体温上升至一定高度，然后持续一段较长时间的时期。③体温下降期：升高的体温缓慢或骤然下降的时期。有些传染病体温缓慢下降，数天后才降至正常；有些传染病患者体温可在 1 d 之内降至正常，此时常伴有大量出汗。

热型是传染病的重要特征之一，具有鉴别诊断的意义。常见的热型有：①稽留热：体温升高达 39℃以上，且 24 h 变化相差不超过 1℃。②弛张热：24 h 体温相差超过 1℃，但最低点未达正常水平。③间歇热：24 h 内体温波动于高热与正常体温之间。④回归热：高温持续数日后自行消退，但数日后又再出现高热。若在病程中反复多次出现发热并持续数月之久，称为波状热。⑤不规则热：体温曲线无一定规律。

【护理评估】

(1) 注意患者发病的地区、季节、接触史等流行病学特点。重点观察发热时间、起病急缓、热型、持续时间、伴随症状及热退情况。发热是否伴有皮疹、黄疸、腹泻、食欲缺乏、恶心、呕吐、头痛、肌肉酸痛，甚至出现谵妄、抽搐等。

(2) 对患者进行全面的体格检查，重点检查面色是否潮红，观察皮肤的颜色，有无伤口、焦痂、溃疡。全身浅表淋巴结及肝、脾有无肿大，其他重要脏器是否异常。

(3) 对感染性发热的患者进行血液、粪便常规检查和病原学检查。另外结合病史还可以进行脑脊液检查、影像学检查等，必要时进行活体组织病理检查。

【常见护理诊断/合作性问题】体温过高　与病原体感染引起毒血症有关。

【护理目标】患者和家属了解发热的相关知识，配合降温处理，体温逐渐恢复正常。

【护理措施】

1. 一般护理　①休息与环境：患者应注意休息，高热者绝对卧床休息，以减少耗氧量。保持环境整洁，温度、相对湿度适宜和空气清新流通。②饮食：给予高热量、高蛋白、高维生素、易消化的流质或半流质饮食。无禁忌证者保证每天 2 000 ml 液体的摄入，以补充体内丢失的液体，且有利于降温和毒素的排出。必要时遵医嘱给予静脉输液，以维

持水、电解质的平衡。

2. **严密监测病情变化** 严密监测患者的生命体征,重点观察体温的变化。实施物理或化学降温后,评价降温的效果,观察降温过程中患者有无虚脱等不适。

3. **采取有效降温措施** 通常应用物理降温方法,如冷敷头部或大动脉处,用32~35℃温水或25%~50%乙醇擦浴,冷(温)盐水灌肠等。降温时应注意:①避免持续长时间冰敷在同一部位,以防局部冻伤;②有脉搏细速、面色苍白、四肢厥冷者,禁用冷敷和乙醇擦浴;③全身发疹或有出血倾向者禁用乙醇擦浴。

4. **皮肤和口腔护理** 发热患者易并发口腔感染,应指导并协助患者在餐前、餐后、睡前漱口。病情严重或昏迷患者给予口腔护理。患者大量出汗后,应及时用温水擦浴,更换浸湿的床单、被褥和衣裤,以保持皮肤清洁干燥。

5. **用药护理** 使用退热药物时应注意剂量及患者出汗情况,避免大汗虚脱。高热惊厥者可采用冬眠或亚冬眠疗法,用药之前应注意先补足血容量,用药期间避免搬动患者,密切观察生命体征,保持呼吸道通畅。进行病因治疗,如使用抗生素等,应严格按规定用药,了解药物的作用、用法、剂量及间隔时间,并注意观察药物的疗效和不良反应。

6. **健康指导** 给患者及家属讲解发热的相关知识,介绍发热的护理方法和注意事项。鼓励患者参与自我护理,告知其出现发热症状应去医院就诊,不要自行使用退热药物,以免延误病情。

【护理评价】患者和家属能说出发热的相关知识。患者体温逐渐恢复正常,未发生并发症。

(二) 发疹

许多传染病在发热的同时还伴有发疹,称为发疹性传染病。发疹包括皮疹(外疹)和黏膜疹(内疹)两大类。疹子出现的时间、分布、顺序、形态等对发疹性传染病的诊断和鉴别诊断起重要作用。如水痘、风疹的发疹时间为发病后第1天,猩红热为第2天,麻疹为第4天,斑疹伤寒为第5天,伤寒为第6天。水痘的疹子主要集中在躯干,呈向心性分布;麻疹和猩红热的出疹顺序相似,均从颈部、耳后开始,自上而下迅速遍及全身,但麻疹首先出现特征性的黏膜斑(科氏斑);猩红热在皮肤皱褶处皮疹密集,因压迫摩擦出血而呈紫红色线状,称为"帕氏线"。

疹子的形态可分为4类:①斑丘疹:斑疹是指不凸出于皮肤表面的红色皮疹,丘疹是指凸出于皮肤表面的红色皮疹。斑疹和丘疹均为充血疹,压之褪色。两者同时存在时即为斑丘疹。②出血疹:表现为瘀点和瘀斑,压之不褪色。③疱疹:突出皮肤表面,皮疹内含有液体,疱疹液呈脓性称为脓疱。④荨麻疹:结节状突出于皮肤表面的皮疹。

【护理评估】

(1) 仔细询问疹子出现的时间、顺序、部位、形态、持续时间、进展情况,有无伴随发热、乏力、食欲缺乏等不适症状。出疹后患者的自觉症状变化情况,是否出现并发症等。

(2) 评估患者的生命体征、神志及全身情况。注意全身皮肤、黏膜有无红肿,浅表淋巴结有无肿大,心、肺、腹部检查情况有无异常。

(3) 进行血、尿、粪便常规检查,必要时进行病原学检测,注意血清学检查中抗原、抗体的检测结果。

【常见护理诊断/合作性问题】皮肤完整性受损　与皮疹或黏膜疹有关。

【护理目标】患者知晓发疹的相关因素,出疹局部能保持清洁、无破损,疹子消退。患者及家属学会有关皮肤护理的方法,不发生皮肤、黏膜破溃或感染。

【护理措施】

1. 一般护理　向患者及家属讲解导致皮疹和黏膜疹的相关知识,介绍配合治疗、护理的方法。患者应卧床休息,保持环境安静整洁。注意饮食护理,避免辛辣刺激的食物,多饮水。

2. 病情观察　观察疹子的进展情况和消退情况,疹子消退后有无脱屑、脱皮、结痂、色素沉着等变化。注意发疹与全身症状的关系。

3. 皮肤护理　保持皮肤清洁干燥,每天用温水清洗皮肤,禁用肥皂水和乙醇擦洗。保持衣被清洁、干燥、柔软、勤换洗。翻身时动作轻柔,避免拖、拉、扯、拽等动作。剪短指甲,婴幼儿可包裹手部,避免抓破皮肤。局部皮肤瘙痒较重者,可用炉甘石洗剂、5%碘苷涂搽患处。脱皮不完全时,可用消毒剪刀修剪,不可用手撕扯,以免加重损伤,导致出血、感染。患者出现皮肤大面积瘀斑、坏死时,局部用海绵垫、气垫保护,避免发生破溃和继发感染。若发生破溃,按医嘱局部涂用消炎软膏等。

4. 口腔黏膜疹的护理　每天常规用温水或复方硼砂含漱液(朵贝液)漱口,每次进食后用清水清洁口腔。合并溃疡时,用3%过氧化氢溶液清洗后涂以冰硼散。

5. 眼部护理　对眼结膜充血、水肿的患者应注意保持眼部清洁,防止继发感染,可用4%硼酸水或生理盐水清洗眼睛,滴0.25%氯霉素眼药水或涂抗生素软膏。

6. 健康指导　指导患者保持皮肤清洁,保护受损的皮肤和黏膜。告知患者皮肤瘙痒时不能搔抓,更不能用热水洗烫,可轻拍或轻擦痒处,或遵医嘱用药物止痒。疹子消退出现脱屑、脱皮时,勿自行撕扯、剥脱。

【护理评价】患者的疹子完全消退,受损组织恢复正常。患者及家属学会有关皮肤护理的方法,皮肤黏膜未发生继发感染。

学习效果评价·思考题

1. 传染病患者最常见的症状是什么?该如何进行护理?
2. 请简述传染病常见热型的特点。
3. 有皮疹的传染病患者的护理措施包括哪些方面?

(陈　瑜)

项目八 医院感染及医院感染监测

一、医院感染

(一) 医院感染的基本概念

感染(infection)是指病原体侵袭宿主机体表面或内部并在此寄居的现象,伴有或不伴有疾病的发生;仅当病原体有致病力,对人体造成损害时才引起感染性疾病。感染性疾病因感染不同的病原体而表现出不同的传染性。

医院感染(nosocomial infection)是指住院患者在医院内获得的感染,包括在住院期间发生的感染和在医院内获得感染而在出院后出现临床表现的感染,但不包括入院前已存在的感染或入院时已处于潜伏期的感染。医院工作人员在医院内获得的感染也属医院感染。

医院感染包括:①患者群包括住院患者、医务人员、住院患者的陪护和探视人员、门诊患者等;②由于感染与临床症状发生在潜伏期、感染期、发病期3个不同阶段,因此潜伏期是判断感染发生时间和地点的重要依据。患者入院时已处于感染疾病的潜伏期,在院内发病则不属于院内感染;患者出院时没有感染症状,但是已处于感染潜伏期,这也是医院感染。

1. *属于医院感染* 包括:①无明显潜伏期的感染并在入院48 h后发生者属医院感染,有明确潜伏期的感染并且入院至发病时间超过该感染平均潜伏期者为医院感染;②本次感染与上次住院密切相关;③在原有感染的基础上出现其他部位新的感染(除外脓毒血症迁延病灶),或在原有感染基础上又分离出新的病原体(除污染和原来的混合感染)的感染;④新生儿在分娩过程中或产后获得的感染;⑤由于诊疗措施所激活的潜伏性感染,如疱疹病毒感染、结核分枝杆菌感染;⑥医务人员在医院工作期间获得的感染。

2. *不属于医院感染* 包括:①皮肤黏膜开放性伤口只有细菌定植而无炎症表现;②新生儿经胎盘获得的感染(多为出生后48 h内发病),如单纯疱疹病毒感染、弓形体病、水痘;③由于物理、化学因素刺激而产生的炎症反应;④患者原有的慢性感染在医院内急性发作;⑤感染病灶自然扩散。

(二) 医院感染的分类

医院感染根据目的不同有多种分类方法,统计分析最常用的分类是根据医院感染发生部位分类,如呼吸道感染、泌尿道感染等。目前最常用的分类方法是根据感染病原体来源分类,分为内源性医院感染和外源性医院感染。

(1) 内源性医院感染:内源性医院感染是指由患者自身病原体侵袭所引起的感染,多为这些细菌寄居部位或菌群数量发生改变所致。例如,消化道内的革兰阴性细菌,常引起腹部手术后的深部切口和器官腔隙感染或留置导尿管患者的泌尿道感染。

(2) 外源性医院感染:外源性医院感染又称交叉感染。病原体来自感染对象以外,如其他患者、医院环境、医务人员的手、探视者、陪护者等。通过患者之间、患者与医务人员、探视者、污染的医院环境和医疗器械等直接或间接接触发生的感染。外源性感染往往会引起医院感染暴发，但通过清洁、消毒、灭菌、落实隔离措施和积极宣教是可以预防和控制的。

二、医院感染监测

医院感染监测（nosocomial infection surveillance）是指长期、系统、连续地收集、分析医院感染在一定人群中的发生、分布及其影响因素，并将监测结果报送和反馈给有关部门和科室，为医院感染的预防、控制和管理提供科学依据。医院感染监测是控制医院感染的基础，是医院的一项持续性工作。

（一）医院感染监测的目的

目的包括：①减少医院感染发生的危险因素；②建立各自医院的感染发病率基线数据，确定医院感染基本状况；③判别医院感染暴发，根据感染散发基线，判断暴发流行；④通过监测资料提高医务人员对医院感染的警觉性，遵守感染控制规范与指南；⑤评价控制效果，监测可以发现新的预防措施的不足，发现患者护理过程中需要改进的地方，调整和修改感染控制规范；⑥比较不同医院、部门或同一医院、部门不同时期的感染率和感染控制效果；⑦为医院在医院感染方面受到的指控辩护。完整的监测资料能反映医院感染存在与否及是否违反相关的法律、法规、操作规范。

（二）医院感染监测的内容

医院感染监测的内容根据不同的监测目的和监测方法而有差异，包括医院感染病例监测、医院感染卫生学监测、细菌耐药性监测、抗菌药物使用监测和医务人员医院感染职业暴露监测。

（三）医院感染监测的方法

1. **根据医院感染监测范围不同，分为全面综合性监测和目标性监测**

（1）全院综合性监测：是指连续不断地对所有临床科室的全部住院患者和医务人员进行医院感染及其有关危险因素的监测。目的是了解全院医院感染的情况。但是这种方法缺少系统的数据分析和利用。

（2）目标性监测：针对高危人群、高发感染部位等开展的医院感染及其危险因素的监测，如重症监护病房医院感染监测、手术部位感染监测等。这种方法能集中有限的人力和财力解决急需处理的问题，但可能因遗漏导致暴发流行。

2. **根据调查方式不同，分为回顾性调查和前瞻性调查**

（1）回顾性调查：回顾性调查是指患者出院后通过查阅住院病史了解其医院感染危险因素和是否已经发生医院感染。但资料滞后，不能及时发现问题和解决问题。

（2）前瞻性调查：前瞻性调查是指有计划地对监测的特殊部门或全院进行的医院感染调查，对住院患者进行跟踪观察，直到患者出院，也包括对出院患者的随访。常被认为是"金标准"，但人力需求大，多数机构不能保证。

> **学习效果评价·思考题**
> 1. 医院感染定义及预防措施是什么？
> 2. 医院感染监测的目的是什么？

（张祎博）

项目九　医务人员职业暴露和预防

一、医务人员职业暴露概述

（一）职业暴露的定义

职业暴露（occupational exposure）是指由于职业关系而暴露在危险因素中，从而有可能损害健康或危及生命的一种情况。医务人员职业暴露，分感染性职业暴露、放射性职业暴露、化学性职业暴露及其他职业暴露。我国卫生部正式公布的医务人员"SARS"感染率为18.38%。医护人员尤其是护士，往往是职业暴露的高危人群之一。2012年，美国血液暴露防治通报网络系统的报告显示，在不同工作岗位中，护士是发生血液和体液暴露最高的人群，占上报总体的44.3%。研究表明，有近30种病原体可以通过锐器伤进行传播，其中被污染针头刺伤后感染HIV的概率为0.3%，乙型肝炎病毒（HBV）的概率为3.0%~6.0%，丙型肝炎病毒（HCV）的概率为1.8%。

（二）医务人员职业暴露的主要危害

1. **生物性危害**　医务人员在执业过程中，因接触了病毒、细菌和寄生虫等微生物而引起的感染性疾病。

2. **化学性危害**　工作环境中对人体产生潜在毒性和刺激性的化学性危害。

3. **物理性危害**　工作环境中会引起人体不适或潜在伤害的物理性危害因素。

4. **意外创伤性危害**　在工作环境或上下班路途中所导致的非预期性或非计划性破坏和伤害的意外事件。

5. **社会-心理性危害**　由于医疗护理工作的特殊性，高强度的工作负荷、组织管理、医患纠纷等社会组织性因素都可能引起潜在心理压力。

二、预防与处理锐器伤

（一）医务人员锐器伤

1. **锐器伤的相关概念**　锐器是指能刺破、划破或割伤皮肤的物品，包括注射针、穿刺针和缝合针等各种针具，各类医用或检测用锐器、破损的玻璃试管、安瓿等。

医疗锐器伤是指在医疗工作中被锐利物品刺伤、割伤皮肤而使皮肤完整性受损,从而可能发生血源性感染性疾病的意外事件,是医务人员职业暴露的主要原因。

2. **影响锐器伤感染程度的相关因素**

(1) 皮肤、黏膜完整性:完整无破损的皮肤和黏膜,能更有效地抵抗病原体的侵入。

(2) 暴露液体的类型和量:暴露于体液或分泌物后感染风险可能低于血液。

(3) 接触频率、时间:接触频率越多、时间越长,感染可能性越大。

(4) 损伤器械特点:实心器械(如手术刀)和细针头比空腔器械(如注射器)和粗针头导致暴露者感染的概率小。

(5) 暴露者的免疫功能:免疫功能越低,暴露者感染的概率越大。

(6) 锐器伤发生的主要时机:使用注射器后回套针帽时;穿刺中,拔除导管芯时;断开与针尖连接的辅助静脉通道时;传递、整理手术器械时;处置医疗废物时。

(7) 暴露后的急救处理:及时、正确急救处理能有效降低职业暴露后感染 HIV 的风险。

3. **锐器伤的防范措施**

(1) 规范管理锐器:制定和完善锐器管理的规章制度和流程。

(2) 加强防护意识:护理人员尤其是低年资护士对职业暴露的危害性认识和知识不足,存在侥幸心理。

(3) 遵循操作规程:由于工作强度大,护理人员相对不足,忽视操作规程。例如,在进行侵袭性操作时未使用防护用品、锐器使用后不及时处理、双手回套针帽、手持锐器指向他人、采血时拔针次序混乱、锐器用完后未直接放入锐器盒中、达 3/4 容量时未密封并更换等。

(4) 使用安全器具,设置防护设施:安全器具是指用于抽取动脉或静脉血液、其他体液或注射药物的无针或有针的装置,通过内在的设计降低职业暴露的风险。

(二) 医务人员锐器伤处置

1. **锐器伤的局部紧急处理措施** 发生刺伤后用皂液和流动水清洗污染的皮肤,用生理盐水冲洗黏膜。在伤口旁端轻轻挤压,挤压方向由近心端向远心端,尽可能挤出损伤处的血液,再用肥皂液和流动水进行冲洗。禁止进行伤口的局部挤压。受伤部位的伤口冲洗后,再用 75% 乙醇或 0.5% 聚维酮碘等消毒液进行消毒,必要时包扎伤口。

2. **报告** 立即口头报告部门负责人和防保科。填写"职业暴露个案登记表",部门负责人签字后交防保科。

学习效果评价·思考题

1. 医务人员职业暴露的定义是什么?
2. 简述锐器伤的防范措施。

(张祎博)

项目十 医疗废物管理

一、医疗废物概述

1. **定义** 医疗废物是指医疗机构在医疗、预防、保健及其他相关活动中产生的具有直接或间接感染性、毒性及其他危害性的废物。

2. **分类** 按照《医疗废物分类目录》要求,我国将医疗废物分成五大类(表1-2)。

表1-2 医疗废物分类目录

类别	特征	常见组分或废物名称
感染性废物	携带病原体,具有引发感染性疾病传播危险的医疗废物	(1) 被患者血液、体液、排泄物污染的物品,包括:①棉球、棉签、引流棉条,纱布及其他各种敷料;②一次性使用卫生用品、一次性使用医疗用品及一次性医疗器械;③废弃的被服;④其他被患者血液、体液、排泄物污染的物品
		(2) 医疗机构收治的隔离传染病患者或者疑似传染病患者产生的生活垃圾
		(3) 病原体的培养基、标本和菌种、毒种保存液
		(4) 各种废弃的医学标本
		(5) 废弃的血液、血清
		(6) 使用后的一次性使用医疗用品及一次性医疗器械视为感染性废物
病理性废物	诊疗过程中产生的人体废物和医学实验动物尸体等	(1) 手术及其他诊疗过程中产生的废弃的人体组织、器官等
		(2) 医学实验动物的组织、尸体等
		(3) 病理切片后废弃的人体组织、病理蜡块等
损伤性废物	能够刺伤或者割伤人体的废弃的医用锐器	(1) 医用针头、缝合针等
		(2) 各类医用锐器,包括:解剖刀、手术刀、备皮刀、手术锯等
		(3) 载玻片、玻璃试管、玻璃安瓿等
药物性废物	过期、淘汰、变质或者被污染的废弃的药物	(1) 废弃的一般性药品
		(2) 废弃的细胞毒性药物和遗传毒性药物,包括:①致癌性药物,如环磷酰胺、三苯氧氨、硫替派等;②可疑致癌性药物,如顺铂、丝裂霉素等;③免疫抑制剂
		(3) 废弃的疫苗、血液制品等
化学性废物	具有毒性、腐蚀性、易燃易爆性的废弃的化学物品	(1) 医学影像室、实验室废弃的化学试剂等
		(2) 废弃的过氧乙酸、戊二醛等化学消毒剂等
		(3) 废弃的汞血压计、汞温度计等

3. 医疗废物管理的基本原则

（1）全程化管理：医疗废物从产生、分类收集、密闭包装到运转、储存、处置的整个流程应处于严格的监控之下。

（2）集中处置：对医疗废物集中处置，达到基本的环境保护和卫生要求。

（3）分工负责：医疗机构负责医疗废物产生后的分类收集管理。医疗废物集中处置单位负责从医疗废物产生单位收集转运到医疗废物集中处置地的存储和处置的管理，其他任何单位和个人不得从事上述活动。

二、医疗废物的处置

1. 医疗废物的收集

（1）医用垃圾用黄色医疗废物专用包装袋。损伤性废物放入专用锐器盒中，不得放入收集袋中。放入黄色医疗废物专用袋中的物品不得取出。

（2）医疗废物产生后，应尽快放置于专用容器（袋）中，不得与生活垃圾混放。

（3）对可疑或确诊的传染病患者的医疗废物需消毒处理，可放入 2 000 mg/L 有效氯消毒液浸泡消毒 1 h。无法消毒且不会在运送中造成污染的物品（损伤性废物除外）用双层收集袋收集，并在收集袋上特别写明具体情况。

（4）科室产生的医疗废物要做到日产日清。所有医疗废物出科室时需标明产生科室、类别、产生日期及需要特别说明的内容。

（5）存放感染性医疗废物的容器必须有盖，便于随时关启。

（6）盛装医疗废物时，不得超过包装物或容器的 3/4，应当使用有效的封口方式。

（7）包装物或容器的外表面被感染性废物污染时，应对被污染处进行消毒处理或增加一层包装。

2. 医疗废物的运送　医疗废物要由专人使用专用运输工具（车）从产生地运送到医院指定的医疗废物暂存点。

3. 医疗废物的交接

（1）医疗废物必须交给取得县级以上人民政府环境保护行政主管部门许可的医疗废物集中处置单位处置。每次应做好交接、登记手续，档案资料必须保存 3 年。

（2）医院内部收集医疗废物时，应与全院各科室做好交接、签收、登记工作。

学习效果评价·思考题

1. 感染性废物有哪些种类？
2. 简述医疗废物管理的基本原则。

（张祎博）

第二章 细菌性疾病患者的护理

学习目标

1. 识记细菌感染性疾病常见症状、体征、疾病的定义及有关概念。
2. 理解细菌感染性疾病患者的护理评估要点、专科护理技术及常用诊疗技术的护理要点。
3. 学会常见细菌感染性疾病的护理措施。
4. 学会运用护理程序对常见细菌感染性疾病患者进行正确评估、制订护理计划并实施及评价。

细菌性疾病是由细菌所引起的传染病或感染性疾病。细菌的分类主要有两种。一种是表型分类法,即根据细菌的形态、生化反应和血清反应等表型为主要分类依据;另一种是用核酸研究进行分类,即通过分析细菌 DNA 的碱基组成、基因组的大小和 DNA 的同源性等进行分类。后一种分类法有很强的科学性,使一些细菌重新归属或更换名称。

临床上一种细菌可以感染不同部位而引起不同疾病。例如,金黄色葡萄球菌可以引起皮肤、软组织感染,也可引起肺炎、骨髓炎、脑膜炎、败血症或心内膜炎等;产肠毒素金黄色葡萄球菌可引起食物中毒;一种产特殊外毒素(TSST-1)的金黄色葡萄球菌可引起中毒性休克综合征。此外,不同细菌又可以引起相似的临床表现。例如,大肠埃希菌、肺炎杆菌、流感嗜血杆菌等都可引起肺炎、脑膜炎、败血症等;金黄色葡萄球菌、α溶血性和非溶血性链球菌、肠球菌、产碱杆菌、铜绿假单胞菌等都可引起感染性心内膜炎。

项目一 结 核 病

案例导入

林同学,男,19 岁。主诉:发热、咳嗽 2 月余,胸闷、气急、乏力 1 月余。患者 2 个月前出现发热、咳嗽,体温最高达 39.6℃,在当地医院反复抗炎对症治疗 1 个月无效,并出现胸闷、气急、乏力,当时无恶心、呕吐、头痛及视物模糊等症状。胸部 CT 扫描示双肺弥漫粟粒状阴影。进一步脑脊液检查示蛋白 1 g/L、葡萄糖 1.8 mmol/L、腺苷脱氨酶(ADA) 16 U/L。考虑为结核病,积极给予抗结核治疗。自发病以来食欲缺乏,体重减轻约 5 kg。

请问:该患者住院后,护士应从哪些方面进行评估?患者是哪一类结核?应从哪些方面给予护理?患者目前存在的主要护理问题是什么?如何做好患者的健康教育?

分析提示

患者入院后,护士应全面评估患者,包括现病史、既往史、临床表现、实验室指标等,做好记录的同时,重视患者心理和健康教育,帮助患者平稳度过患病初期,正确认知疾病,学会如何应对药物不良反应及以正确的心态回归社会。

【概述】结核病(tuberculosis)是一种主要经呼吸道传播的慢性传染病,是全世界由单一致病菌引致死亡最多的疾病。随着 HIV 蔓延及耐药性的普遍出现,结核病仍然是威胁人类健康的主要杀手之一。我国结核病患者数量居世界第 2 位,80% 的患者在农村,大部分患者为青壮年,每年死亡约 13 万人。

知识链接

结核分枝杆菌(*Mycobacterium tuberculosis*)的形态是(0.3~0.6)μm×(1~4)μm 大小的杆菌,直或稍弯曲,单个排列,或偶呈串状,似有分枝生长倾向,临床痰标本中常见串珠状颗粒存在。分枝杆菌是好氧、无运动能力、缓慢生长、具有富脂质细胞壁的抗酸染色阳性杆菌,可分为缓慢和快速生长两群。

【病原学】1882 年 3 月 24 日,Robert. Koch 发现了结核分枝杆菌是结核病的病原菌。1896 年,Lehmann 与 Neumann 将此病原菌正式命名为结核分枝杆菌。结核分枝杆菌是引起人类结核病的主要病原体。此外,牛分枝杆菌除引起牛结核病外,少数也可引起人类结核病。研究表明,巨噬细胞在控制结核分枝杆菌感染中起着重要作用,在结核病细胞介导免疫反应中起主要作用的是 $CD4^+$ T 细胞。$CD4^+$ T 细胞通过激活效应细胞及使其他免疫细胞聚集于感染部位以增强宿主免疫反应。

【流行病学】全球约 1/3 的人(即约 17 亿人)感染结核分枝杆菌,每年新发结核病约 800 万,现有活动性结核病患者约 2 000 万,每年近 300 万人死于结核病。结核病新发病例主要在发展中国家,但是自 20 世纪 80 年代中期开始,由于 HIV 感染出现及流行,发达国家的结核病发病率出现回升,面临着新的疫情挑战。

1. **传染源** 人型结核分枝杆菌是人类结核病的主要病原体。开放性结核即痰结核分枝杆菌涂片和(或)培养阳性的患者是结核病传播的主要传染源。

2. 传播途径 ①空气飞沫传播:开放型肺结核患者大声说话、咳嗽、打喷嚏时把含结核分枝杆菌的飞沫喷入空气中造成感染;②接触传播:通过被结核分枝杆菌污染的食物或食具引起肠道感染,通过皮肤伤口也可引起感染。

3. 人群易感性 人群普遍易感。结核病除了感染性疾病传播必须具备的3个条件(即传染源、传播途径和易感人群)外,感染后是否发病,还取决于感染者机体的免疫力。

【分类及临床表现】我国结核病新分类于1999年制定,自2002年1月1日起执行。

1. 分类

(1) 原发性肺结核:原发性肺结核为原发结核分枝杆菌感染所致的临床病症,包括原发综合征及胸内淋巴结核。

(2) 血行播散性肺结核:包括急性血行播散性肺结核(急性粟粒型肺结核)及亚急性、慢性血行播散性肺结核。

(3) 继发性肺结核:继发性肺结核是结核病中的主要类型,包括浸润性肺结核、纤维空洞及干酪样肺炎等。

(4) 结核性胸膜炎:临床上已排除其他原因引起的胸膜炎,包括结核性干性胸膜炎、结核性渗出性胸膜炎、结核性脓胸。

(5) 其他肺外结核:按部位及脏器命名,如骨关节结核、结核性脑膜炎、肾结核、肠结核等。

2. 临床表现

(1) 一般表现:早期可以无症状,亦可无特异性的体征。临床表现多种多样,与病变范围、病变性质、患者免疫力等诸多因素相关。可有疲劳、乏力、消瘦,常伴有食欲缺乏、体重减轻、失眠等。

(2) 发热:结核患者发热有以下3种情况。低热:体温在37.5~38℃,多见于轻型结核患者。高热:体温达39℃以上,多见于急性、重症结核患者。长期发热:发热时间较长,呈不规则热,体温常在38~39℃,一般见于慢性排菌者。

(3) 盗汗:入睡后出汗,醒后汗止称为盗汗,常发生于体虚患者,系自主神经系统功能紊乱所致,也是结核病的中毒症状之一。

(4) 月经异常:女性患者可有原因不明的月经不调或闭经,常常是结核病症状之一。

(5) 结核超敏综合征:包括结核风湿性关节炎、疱疹性结膜角膜炎及结节性红斑,发生率为10%~20%,以青年女性患者为多见。

(6) 血液系统变化:大多数结核病患者血白细胞计数可正常或有轻度白细胞计数增多、淋巴细胞比例较高,少数患者可有类白血病反应或白细胞计数减少,有时还可出现全血细胞减少。

【诊断】结核病的诊断检查主要包括:影像学检查、实验室检查、纯化蛋白衍生物(PPD)皮肤实验、纤维支气管镜检查、肺穿刺等。X线检查是诊断肺结核的必要手段。痰中找到结核分枝杆菌是确诊肺结核最主要的依据。

> **知识链接**
>
> 抗结核免疫是以T细胞为核心的多种免疫细胞参与的细胞免疫反应,活化T细胞、巨噬细胞是通过产生的各种细胞因子来实现其免疫反应的调控功能。细胞因子是一系列本质和功能各异的免疫活性因子,具有多效性、高效性、多源性、网络性等特点。许多研究者在研究中发现检测结果特异性多在90%以上,相对高于敏感性。

【治疗要点】抗结核药物化疗原则:早期、联合、适量、规律、全程用药(图2-1)。

1. 一线抗结核药物

(1) 异烟肼:异烟肼对生长旺盛的结核分枝杆菌具有杀菌作用,对静止期结核分枝杆菌仅有抑菌作用。易渗入吞噬细胞,对细胞内外的结核分枝杆菌均有杀菌作用,故称为"全效杀菌药"。常见的不良反应有:视神经炎、肝功能损害、过敏反应、粒细胞计数减少等。

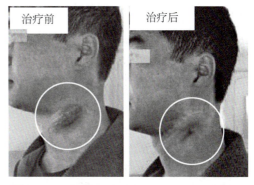

图2-1 颈部淋巴结结核治疗前及治疗后对比

(2) 利福平:具有脂溶性,易进入细胞内杀灭其中的敏感细菌。必须与其他抗结核药合用。不良反应:可出现转氨酶升高、黄疸和肝大等。常见消化道不良反应有上腹不适、食欲缺乏、恶心、呕吐、腹痛、腹泻或便秘等。精神系统障碍可表现为头痛、嗜睡、眩晕、视力障碍、共济失调等。过敏反应表现为药物热、皮疹、荨麻疹、嗜酸性粒细胞增多等。

(3) 吡嗪酰胺:对结核分枝杆菌的抑制或杀灭作用取决于药物浓度和细菌敏感度,在体外酸性环境(pH<5.6)增强其抗菌作用。不良反应:①可引起转氨酶增高、肝大;②代谢产物可引起高尿酸血症、痛风发作,从而引起关节疼痛;③胃肠道反应,可有食欲缺乏、恶心、呕吐;④过敏反应,偶见发热及皮疹,重者可出现黄疸;⑤个别患者可出现光敏反应,皮肤暴露部位呈红棕色。

(4) 乙胺丁醇:本品为抑菌药,仅对生长繁殖期的结核分枝杆菌有杀菌作用,对静止期细菌几乎无影响。主要不良反应是视神经毒性,与剂量呈正相关。早期表现为视力模糊、异物感、流泪等。严重者可出现视力减退、视野缺损、辨色力减弱,也有引起失明。

2. 二线抗结核药物 包括:利福布汀、利福喷汀、阿米卡星、卷曲霉素、左氧氟沙星、莫西沙星、乙硫异烟胺、丙硫异烟胺、对氨基水杨酸及利奈唑胺等。

【护理评估】

1. 现病史 ①全身症状:发热是最常见的全身中毒症状之一。多数为长期午后低热,少数重症患者可有高热,伴有疲乏、盗汗、食欲缺乏、体重减轻及妇女月经不调等自主神经功能紊乱的症状。②呼吸系统症状：咳嗽、咳痰、咯血、呼吸困难等。

2. **健康史** ①一般资料：包括患者的姓名、性别、年龄、职业、民族、文化程度、住址等。②既往史：包括手术史、过敏史、性交史、既往日常生活型态、嗜好，女性患者需了解月经史、婚育史；是否有麻疹、糖尿病、肺硅沉着病（矽肺）、艾滋病和其他严重疾患及营养不良或使用免疫抑制剂、糖皮质激素等。这些因素可引起免疫力低下，导致发病。询问疫苗接种史。

3. **密切接触史** 部分结核病患者的家庭成员或密切接触者中有肺结核病史，患者易被感染。

4. **各类检查** 护理体检、实验室检查、胸部 X 线及 CT 检查，结核菌素试验、支气管镜检查、分子生物学及免疫学检查，以及胸膜和肺的活组织检查。

5. **家庭成员及经济情况** 评估家庭成员是否和睦、关心患者的程度及经济承受能力。

【常见护理诊断/合作性问题】

1. **气体交换受损** 与肺泡-微血管膜发生病理性变化有关。
2. **低效性呼吸型态** 与肺换气不足（如大量胸腔积液、气胸）、肺换气过度、胸廓畸形有关。
3. **清理呼吸道无效** 与气道分泌物过多、肺部感染有关。
4. **体温过高** 与结核性脑膜炎所致体温中枢调节障碍有关。
5. **疼痛：胸痛** 与病变累及胸膜、胸腔积液有关。
6. **疼痛：头痛** 与结核性脑膜炎患者颅内高压有关。
7. **自理能力缺陷** 与长期卧床、身体虚弱有关。
8. **睡眠型态紊乱** 与环境刺激、发热、焦虑有关。
9. **营养失调：低于机体需要量** 与营养摄入不足、结核分枝杆菌感染、营养消耗增加有关。
10. **活动无耐力** 与卧床或不能活动及结核中毒症状有关。
11. **知识缺乏** 缺乏结核病相关知识（如结核病治疗、消毒隔离等）。
12. **有窒息的危险** 与痰多、黏稠、大咯血，痰或血液不能及时排除有关。
13. **焦虑** 与病情迁延、个体健康受到威胁有关。
14. **潜在并发症：脑疝、咯血、低血糖、肺性脑病等** 与结核性脑膜炎合并支气管扩张、糖尿病、呼吸衰竭有关。

【护理目标】

1. **门诊患者** 情绪稳定；掌握一定的消毒隔离知识，按要求服药、定时随访；能描述结核病的传染性，做好防护；能了解抗结核药的不良反应。
2. **住院患者** 积极配合住院治疗；焦虑减轻，能掌握服药方法，按要求服药；能维持正常的呼吸型态；生活能够自理；体重未明显下降；并发症得到有效控制。

【护理措施】

1. **门诊患者** ①告知患者结核病不住院治疗方法已经成熟，院外接受治疗的结核病患者逐渐增多；②告知患者正确的服药方法和注意事项，避免服用的药物剂量混淆；

③如果忘记服药一定要和院方联系以求正确服用药物；④在服药过程中出现全身瘙痒、发热等症状,应及时复查。

2. 住院患者　①按传染病一般护理常规护理；②根据病情,适当卧床休息,注意观察体温、脉搏、呼吸等变化,如出现高热、咳嗽加剧,应注意是否有结核播散；③对咯血患者,密切观察有无窒息先兆表现,一旦发现应及时抢救；④按时、按医嘱给予抗结核药物,密切观察药物疗效和不良反应；⑤密切观察肝、肾功能变化,如发现异常应及时报告医生；⑥给予高蛋白、高热量、高维生素饮食。

3. 家庭防护　①与家人分室居住是非常必要的,尤其是痰菌阳性和化疗初期(2个月内)或家中有小孩及老人。②居室要有良好的通风,并保持空气流通,即使是冬季也应开门窗通风,每天3次,早中晚各1次,每次30 min。通风时注意防止感冒,有条件者房间每周消毒1~2次。③不要与家人面对面高声说话、唱歌,不要随地吐痰,痰应吐入带盖的并装有消毒液的容器内,咳嗽、打喷嚏时应用手纸遮住口、鼻,尽量少外出,少接触人群。④用物应与家人分开。如被服、衣物应在阳光下曝晒2~4 h;食具、茶具、毛巾等应尽量定期煮沸消毒,每次15~30 min。⑤保证充足的营养和睡眠,并督促患者每天服药,坚持持续治疗,不要中断,达到减少传染源、减少传播的目的。⑥在家隔离的时间也要视化疗效果而定。有条件查痰者,根据查痰结果而定,转阴即可解除隔离,恢复正常生活;无条件者,一般规则化疗2个月后,其传染性已明显降低,加上呼吸道及全身症状明显改善,就可解除隔离。⑦新生儿及适龄儿童按时接种卡介苗。除了禁忌接种和暂不接种卡介苗的儿童,都应一个不漏地按时接种。

4. 健康教育　①不随地吐痰,到公共场所要戴口罩,咳嗽、打喷嚏应轻捂口、鼻；②尽可能与家人分床、分食；③定期随访有利于及时调整治疗方案。

【护理评价】

1. 门诊患者　①情绪稳定；②了解抗结核药物的不良反应,按要求服药、定时随访；③能掌握结核病的消毒隔离知识,做好防护。

2. 住院患者　①情绪稳定,了解疾病相关知识,积极配合医务人员的诊疗和护理；②营养状况改善；③掌握出院后自我照护要点；④掌握结核病消毒隔离相关知识。

学习效果评价·思考题

1. 结核病的分类及临床表现是什么？
2. 结核病的传播途径有哪些？
3. 结核病的化疗原则是什么？常用抗结核药物有哪些？不良反应是什么？
4. 结核病患者的护理措施有哪些？

（侯黎莉）

项目二 伤 寒

案例导入

患者,女,27岁。发热6d入院。食欲缺乏、乏力、腹胀,排稀便,每天4～5次。体检:体温40℃,相对缓脉,肝、脾略大,腹部见玫瑰疹。白细胞计数不高,血和粪便培养均未发现致病菌。两次取血做肥达反应,结果如下:入院时伤寒H 1:80,伤寒O 1:80;入院12d时,伤寒H 1:320,伤寒O 1:320。

请问:为确诊该患者是否是伤寒,应采集什么标本?患者目前处于伤寒的哪一期?应从哪些方面给予护理?应采取何种隔离措施?何时能解除隔离?患者目前存在的主要护理问题是什么?如何做好患者的健康教育及随访?

分析提示

护士应通过全面评估患者,包括现病史、既往史、临床表现、实验室指标等并做好记录,同时重视患者心理和健康教育,帮助患者平稳度过患病各期,正确认知疾病,避免并发症,达到完全康复。

【概述】伤寒(typhoid fever),是由伤寒沙门菌引起的急性细菌性传染病。典型临床表现为持续发热、相对缓脉、神经系统和消化道中毒症状、肝大、脾大、玫瑰疹及白细胞计数减少等。主要并发症是胃肠出血和肠穿孔。终年均可发病,但以夏秋季多见。病后常可获得持久免疫力。

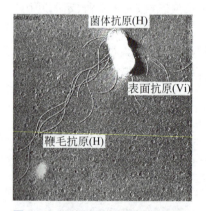

图2-2 伤寒沙门菌(显微镜下所见)

【病原学】伤寒沙门菌属沙门菌属D组。革兰染色阴性,呈短杆状,周有鞭毛,能活动,不产生芽胞,无荚膜(图2-2)。在普通培养基上能生长,在含有胆汁的培养基中生长更好。主要致病菌素为内毒素。

伤寒沙门菌在自然界中的生活力较强,在水中可存活2～3周,在粪便中能维持1～2个月,在牛奶中不仅能生存,且可繁殖。耐低温,在冰冻环境中可存活数月,但对光、热、干燥及消毒剂的抵抗力较弱,紫外线直射数小时即死,加热至60℃ 30 min或煮沸后立即死亡,消毒饮水余氯可迅速致死。

【流行病学】

1. **传染源** 患者和带菌者为伤寒的传染源。患者从潜伏期即可由粪便排菌,从病程第1周末开始从尿液排菌,故整个病程中均有传染性。起病后2～4周排菌量最多,传染性最强。

2. **传播途径** 通过消化道传播。伤寒沙门菌随粪便排出体外,可通过污染的水或食物、日常生活接触、苍蝇与蟑螂等机械性携带传播。水源和食物污染可引起暴发流行。

3. **人群易感性** 人群普遍易感,多发生于儿童和青壮年,病后可获持久免疫力。伤寒和副伤寒之间无交叉免疫力。

4. **流行特征** 在世界各地都有发生,温带和热带地区多见。

【分期与临床表现】典型的伤寒自然病程约 4 周,可分为 4 期。潜伏期约 10 d,潜伏期长短与感染菌量有关。

1. **初期** 相当于病程第 1 周,起病大多缓慢,发热是最早出现的症状,常伴有全身不适、乏力、食欲缺乏、咽痛及咳嗽等。随着病情逐渐加重,体温呈阶梯形上升,于 5~7 d 内达 39~40℃,发热前可有畏寒而少寒战。

2. **极期** 相当于病程第 2~3 周,常有伤寒的典型表现,有助于诊断。肠出血、肠穿孔等并发症多在本期出现。主要表现:①持续性高热,以稽留热为主,持续 10~14 d。②循环系统症状为相对缓脉及脉搏与发热不呈比例上升。③患者出现特殊的中毒病容,表现为精神恍惚、表情淡漠、呆滞、反应迟钝、耳鸣、听力减退,重者可有谵妄、昏迷或脑膜刺激征等中毒性脑病表现。④消化系统症状表现为食欲缺乏、腹部不适、胀气、便秘,部分患者可有腹泻。⑤皮肤表现出现在病程第 6~12 天,在胸腹部及背部可见玫瑰疹,直径 2~4 mm,淡红色,稍隆起,压之褪色;一般在 10 个以下,2~5 d 后消退。⑥大多数患者有肝脾大,从病程第 6 天开始至极期明显,质软。

3. **缓解期** 相当于病程第 3~4 周。在此期人体对伤寒沙门菌的抵抗力逐渐增强,体温出现波动并开始下降,食欲逐渐好转,腹胀逐渐消失,增大的肝、脾开始回缩。但本期内有发生肠出血或肠穿孔的危险,需特别提高警惕。

4. **恢复期** 相当于病程第 4 周末开始。体温恢复正常,食欲好转,一般在 1 个月左右完全恢复健康。

5. **并发症**

(1)肠出血:为常见并发症,出现于病程第 2~4 周,出血量较大时,体温骤降后很快回升,有出血性休克表现,大便呈暗红色血便。

(2)肠穿孔:为最严重的并发症,发病率为 3%~4%,好发于回肠末段,表现为突然右下腹剧痛,伴有恶心、呕吐、冷汗,脉搏细速,呼吸急促,体温与血压下降,出现腹膜刺激征。X 线检查膈下有游离气体。

(3)其他并发症:在伤寒病程中还可发生中毒性肝炎、中毒性心肌炎、支气管炎和肺炎、急性胆囊炎、血栓性静脉炎等。

【诊断】伤寒可依据流行病学资料、临床经过及免疫学检查结果做出临床诊断,但确诊伤寒则以检出致病菌为依据。包括:①临床诊断标准:患者在伤寒流行季节和地区,有持续性高热(40~41℃),持续 1~2 周以上,并出现特殊中毒面容、相对缓脉、皮肤玫瑰疹、肝大、脾大、外周血白细胞计数低下、嗜酸性粒细胞消失、骨髓象中有伤寒细胞(戒指细胞),可临床诊断为伤寒;②在血、骨髓、尿、粪便、玫瑰疹刮取物中,任何一种标本分离到伤寒沙门菌；③特异性抗体阳性，肥达反应 O 抗体凝集效价≥1∶80，H 抗体凝集效价≥1∶160，恢复期效价增高 4 倍以上者。

知识链接

标本采集：①血标本宜在病程的第 1~2 周采集；②粪便标本宜在病程的第 3~4 周、抗生素治疗前或停药 3 d 后采集；③尿标本采集；④骨髓标本在整个病程中均可采集；⑤胆汁标本采集。

【治疗要点】

1. 病原治疗

（1）第 3 代喹诺酮类药物：此类药物是目前治疗伤寒的首选药物，具有抗菌谱广、杀菌作用强、细菌对其突变耐药的发生率低、体内分布广、组织及体液中药物浓度高和口服制剂使用方便等优点。但因其影响骨骼发育，孕妇、儿童、哺乳期妇女慎用。常用药物有诺氟沙星、氧氟沙星等。

（2）第 3 代头孢菌素：在体外有强大的抗伤寒沙门菌作用，临床应用效果良好，但价格昂贵，需要静脉给药。可选用头孢噻肟、头孢哌酮、头孢他啶、头孢曲松等。

（3）其他：如氯霉素、氨苄西林、复方磺胺甲噁唑等。

2. 并发症的治疗　①肠出血：禁食，绝对卧床休息，注射镇静剂及止血剂。大出血者酌情多次输新鲜血，注意水、电解质平衡。大量出血经内科积极治疗无效时，考虑手术处理。②肠穿孔：禁食，胃肠减压，加用对肠道敏感的抗菌药物，加强对腹膜炎的控制，视患者具体情况，尽快手术治疗。

3. 支持及对症治疗　有严重毒血症者，可在适量、有效的抗生素治疗同时，加用糖皮质激素。兴奋、狂躁者可用镇静剂。

4. 慢性带菌者的治疗　可选择氧氟沙星，每次 0.2 g，口服，每天 2 次；或环丙沙星，每次 0.5 g，口服，每天 2 次，疗程 4~6 周。

【隔离】患者入院后即按消化道传染病隔离。体温正常后 15 d 或间隔 5~7 d 后粪便培养 1 次，连续 2 次阴性方可解除隔离。接触者应医学观察 2 周，发热者应立即隔离。隔离期间注意心理护理。出院前做好终末消毒。

【护理评估】

1. 现病史　包括评估患者有无高热，有无玫瑰疹，有无食欲缺乏、乏力、解稀便等。

2. 健康史　包括评估：①一般资料：姓名、性别、年龄、职业、民族、文化程度、住址等；②既往史：手术史、过敏史、居住地区的流行情况、流行季节、日常生活卫生习惯，是否有与伤寒患者密切接触史，女性患者需了解月经史、婚育史；③家族史：家族直系亲属中是否有人患类似疾病。

3. **身体评估** 包括评估：①有无体温升高，热型变化，是否伴有相对缓脉；②每天大便次数、性质、颜色及量；③有无玫瑰疹、特殊的无欲状面容、肝脾大等临床表现；④有无精神症状，意识是否正常；⑤腹痛的程度、时间、部位、性质；⑥患者进食情况，有无营养不良；⑦恢复期活动情况。

4. **各类检查** 如护理体检、实验室检查、其他特殊检查结果。

5. **心理评估** 运用行为观察、访谈技术，使用心理测试技术，对患者包括心理承受能力、对疾病的认知程度及社会支持等进行评估。

6. **社会评估** 包括职业及工作情况、生活中有何应激事件发生、目前享有的医疗保健待遇、经济状况、家庭成员对患者的态度和对疾病的了解、社会支持系统状况等。

【常见护理诊断/合作性问题】

1. **体温过高** 与伤寒沙门菌感染有关。
2. **营养失调：低于机体需要量** 与高热及摄入减少有关。
3. **腹泻/便秘** 与伤寒沙门菌感染有关。
4. **有传播感染的危险** 与传播途径有关。
5. **潜在并发症** 肠出血、肠穿孔。

【护理目标】

（1）患者的各症状得到缓解或减轻，并可以耐受。

（2）患者的并发症得到及时发现和处理。

【护理措施】

1. **一般护理** ①按传染病一般护理常规进行护理；②消化道隔离及接触隔离；③卧床休息至热退1周后才能逐渐增加活动量。对恢复期患者，需协助其活动，活动量循序渐进。

2. **病情观察** ①观察患者体温、热型变化，特别注意有无相对缓脉出现；②观察大便的次数及色、质、量；③有无皮疹，出疹时间，皮疹颜色、形态；④观察面部表情，精神、意识状态。

3. **饮食护理** 给予高热量、高蛋白、高营养、清淡可口的少渣饮食。

4. **高热护理** 体温39℃以上者予以物理降温，观察降温效果。药物降温后要注意其反应，防止虚脱。保证足够液体量，补充电解质，保证机体需要，促进毒素排泄。

5. **长期腹泻患者的护理** 做好肛周护理，每次大便后用温肥皂水清洗局部，再用吸水软布吸干，防止皮肤糜烂。便秘者避免排便用力过度，遵医嘱予以开塞露或生理盐水低压灌肠，禁用泻剂。

6. **并发症的护理** 严密观察生命体征及病情变化，发生肠出血时，遵医嘱给予止血治疗，严密观察大便情况。出现肠穿孔时，给予半卧位，使感染局限于盆腔。做好禁食、胃肠减压，抗炎补液治疗。做好手术准备。做好口腔护理和皮肤护理，防止继发感染。

7. **自我防护** 护理患者时做好自我防护，戴口罩，穿隔离衣，戴手套，接触血液、体液、排泄物时必要时戴护目镜,处理物品、利器时防止皮肤刺伤。

8. 消毒处理　①被患者血液、体液、排泄物污染的一切物品均应严格消毒,常用 $2×10^{-6}$ μg/L 含氯消毒液;②房间终末消毒用 $2×10^{-6}$ μg/L 含氯消毒液擦墙面、桌、床及地面等物;③被褥用臭氧消毒 30 min,房间密闭紫外线空气消毒 30 min。

【健康教育】

1. 一般指导　向患者认真讲解本病的基本知识、传播途径、预防措施及保护他人和自我保护的方式等。

2. 心理指导　隔离期注意患者的心理反应,减轻患者的焦虑、孤独的情绪。鼓励家属探视,保持对患者的关心和照顾,维持对患者的心理支持和社会支持。

3. 饮食指导　鼓励患者多饮水、饮料和果汁,以利于通便。给予高热量、易消化、营养丰富、少渣、少纤维的流质、半流质饮食,热退 1 周后可吃少渣饮食。进入恢复期后可逐渐增加饮食中纤维的含量,如新鲜蔬菜和水果。恢复期患者切忌饮食不当导致肠出血和肠穿孔。

4. 其他指导　养成良好的饮食、卫生习惯,定期复查,带菌者要做好肠道隔离。做好公共卫生管理,保证饮食、饮水安全。高危人群或地区定期普查、普治。

【护理评价】

(1) 患者能自觉配合物理降温方法,体温降至正常。

(2) 患者能说出饮食控制的重要性,每天摄入所需营养物质,营养状况改善。

(3) 患者能践行改变便秘和腹泻的方法,便秘或腹泻减轻。

(4) 患者能列举常见并发症的诱因、征象,积极配合治疗和护理,未发生肠出血和肠穿孔。

学习效果评价·思考题

1. 伤寒的临床表现有哪些?
2. 伤寒的治疗要点是什么?
3. 如何对伤寒患者进行健康教育?

(阮　隽)

项目三 细菌性痢疾

案例导入

患者,男,41岁。因"发热、腹痛、脓血便3d"来院就诊。3d前在流动夜宵店吃夜宵后第2天出现畏寒、发热伴头痛,体温最高38.9℃,同时有下腹部阵发性疼痛和腹泻。初始大便为稀便,每天达数十次,后出现脓血便,以脓液为主,无特殊恶臭味,伴里急后重,无恶心和呕吐。患者在家自服黄连素和退热药无效。发病以来精神委靡,进食少,睡眠稍差,小便正常。既往体健,无慢性腹痛、腹泻史,无药物过敏史。无疫区接触史。

请问:该患者至肠道门诊就诊后,护士应从哪些方面进行评估?患者入院后,护士应从哪些方面给予护理?患者目前存在的主要护理问题是什么?如何做好患者的健康教育及随访?

分析提示

患者入院后,护士应全面收集患者的病史资料,根据患者生命体征,腹痛、腹泻的特点给予相应的护理措施,加强病情观察,防止并发症的发生。

【概述】细菌性痢疾(bacillary dysentery)简称菌痢,是由痢疾志贺菌(志贺菌属)引起的急性肠道传染病,亦称志贺菌病。菌痢主要通过肠道传播,终年散发,夏秋季可引起流行。其主要病理变化是直肠、乙状结肠的炎症和溃疡。主要表现为:腹痛、腹泻、排黏液脓血便伴里急后重等,可有发热及全身毒血症状。重者出现感染性休克和(或)中毒性脑病。可反复感染,一般为急性,少数迁延成慢性。

【病原学】痢疾志贺菌革兰染色阴性,有菌毛,无鞭毛、荚膜及芽胞。对营养要求不高,在普通培养基上可生长(图2-3)。

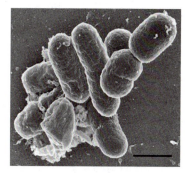

图2-3 志贺菌(显微镜下所见)

在我国,目前痢疾志贺菌以福氏和宋氏志贺菌占优势,福氏志贺菌感染易转为慢性,宋氏志贺菌感染引起症状轻,多呈不典型发作。痢疾志贺菌的毒力最强,可引起严重症状。痢疾志贺菌主要致病力是其侵袭力,各血清型均可产生内毒素,是引起全身毒血症的主要因素。痢疾志贺菌还可产生外毒素(志贺菌素),有肠毒性、神经毒性和细胞毒性作用,引起更严重的临床表现。本菌在体外生存力较强,在阴暗处一般能存活11d,潮湿土壤中生存34d,在瓜果、蔬菜及污染物上可生存1~2周;但对理化因素的抵抗力较低,阳光直射30 min、55~60℃ 10 min、煮沸2 min即可杀死。对各种化学消毒剂敏感。

【流行病学】

1. 传染源　传染源包括急、慢性菌痢患者和带菌者。非典型患者、慢性菌痢患者及无症状带菌者由于症状不典型而容易误诊或漏诊,且管理困难。因此,在流行病学中具有重要意义。

2. 传播途径　①粪-口途径:是本病主要传播途径。痢疾志贺菌随患者粪便排出后,通过手、苍蝇、食物和水经口感染。如食物或水被污染,则可引起食物型或水型暴发流行。②生活接触传播:通过接触患者或带菌者的生活用具而感染。

3. 人群易感性　人群普遍易感。病后免疫短暂而不稳定,各群型之间无交叉免疫,易反复感染。

4. 流行特征　流行特征呈三间分布。①时间:终年散发,有明显的季节性,一般从5月份开始上升,8~9月份达高峰,10月份以后逐渐减少;②地点:主要集中在发展中国家;③易感人群:以学龄前儿童和青壮年为多。

知识链接

痢疾志贺菌侵入人体的机制

痢疾志贺菌侵入肠黏膜上皮繁殖,通过基底膜进入黏膜固有层并进一步繁殖,迅速引起炎性反应。固有层毛细血管及小静脉充血,并有中性粒细胞、单核细胞及血浆的渗出与浸润。病菌还可引起固有层小血管循环障碍,导致上皮细胞缺血、变性、坏死,形成浅表溃疡,从而产生腹痛、腹泻及脓血便。痢疾志贺菌的外毒素与肠黏膜细胞坏死、病初的水样腹泻及神经系统症状有关;内毒素则主要与全身症状有关,可激活白细胞释放内生致热原而引起发热、各种毒血症症状及严重的微循环障碍,进而可导致感染性休克、弥散性血管内凝血(DIC)、脑水肿等一系列中毒型菌痢的表现。

【分期与临床表现】潜伏期1~2 d。潜伏期的长短和临床症状的轻重主要取决于患者的年龄、免疫力、感染细菌的数量、菌群毒力等。根据病程长短和临床表现分为急性和慢性两型。

1. 急性菌痢　根据毒血症及肠道症状轻重分为以下3种类型。

(1) 普通型(典型):起病急,高热伴畏寒、寒战,体温可高达39℃,伴头痛、乏力、食欲缺乏等全身不适;继而出现阵发性腹痛、腹泻和里急后重。大便初为稀便,1~2 d内即转为典型脓血便,每次量很少,常只有脓血而无粪质,血为鲜红色。每天排便达10次以上。肠鸣音亢进,全腹均可压痛,以左下腹为重。病程持续10~14 d后自愈,亦可转为慢性。

(2) 轻型:多无全身中毒症状,体温正常或低热。主要表现为腹泻,稀便可有黏液,常无脓血,每天排便次数不超过10次,腹痛及里急后重均较轻。病程3~6 d,常可不治自愈。

(3) 中毒型:多见于2~7岁儿童。起病急骤,突然高热,体温高达40℃以上,病势凶险,有严重的全身毒血症状、频发惊厥、嗜睡、昏迷,迅速发生循环衰竭和(或)呼吸衰竭。肠道症状很轻或缺如,常需经灌肠或肛门内拭取粪便检查才能发现异常。根据表现又可分为以下3种类型。

1) 休克型(周围循环衰竭型):较多见,以感染性休克为主要表现。患者精神委靡、面色苍白、四肢冷、脉细数、呼吸急促、血压下降、脉压小、眼底动脉痉挛,严重时可出现发绀、皮肤明显花纹、血压明显下降或测不出、脉细弱且难触及、少尿或无尿等。

2) 脑水肿型(呼吸衰竭型):最为严重。表现为脑膜脑炎、颅内压增高,甚至脑疝,并出现中枢性呼吸衰竭,如剧烈头痛、反复呕吐,呈典型的喷射状呕吐;频繁或持续性惊厥、昏迷;瞳孔忽大忽小、两侧大小不等、对光反射迟钝或消失,眼球下沉呈落日征。呼吸节律不齐、深浅不一,呈双吸气、叹息样呼吸,严重者出现呼吸停止。

3) 混合型:预后最为凶险。常出现惊厥,未能及时抢救则迅速发展为呼吸衰竭和循环衰竭。

2. 慢性菌痢　菌痢病程反复发作或迁延不愈>2个月者为慢性菌痢。治疗不及时和(或)不彻底、全身或局部免疫力低下、福氏志贺菌感染等因素,均与菌痢转为慢性有关。可分为以下3种类型。

(1) 慢性隐匿型:过去有菌痢史,现无症状,但大便培养或乙状结肠镜检查有菌痢表现,为菌痢的重要传染源。

(2) 慢性迁延型:持续有轻重不等的痢疾症状,大便成形或较稀,带黏液或少量脓血,腹部可有压痛。也可腹泻与便秘交替出现。此型最为多见。

(3) 急性发作型:有急性菌痢史,急性期后症状不明显,可因某种因素如饮食不当、受凉、劳累而出现急性菌痢表现,但常较急性菌痢轻。

【实验室检查】

1. 血常规检查　急性期白细胞计数及中性粒细胞有中等程度升高。慢性期可有轻度贫血。

2. 粪便检查　典型菌痢粪便中无粪质,量少,脓血(鲜血)黏液便。显微镜下有大量脓细胞、红细胞及巨噬细胞。细菌培养可检出致病菌。标本应取脓血或黏液部分,尽量新鲜,最好在应用抗菌药物之前送检。

3. 免疫学检查　如免疫荧光抗体法、玻片固相抗体吸附免疫荧光技术等,这些方法具有简便、快速、敏感性高等优点,但可出现假阳性。

4. 乙状结肠镜检查　慢性期患者肠黏膜呈颗粒状,可见溃疡或息肉形成。自病变部位刮取分泌物做培养可提高检出率。

【诊断】

1. 流行病学资料　如当地流行情况、夏秋季、有进食不洁食物史、与菌痢患者接触史等。

2. 临床表现　典型患者急性期有发热、腹痛、腹泻、黏液脓血便、里急后重等症状。

重度型菌痢以儿童多见,可出现急性高热、惊厥、意识障碍及循环衰竭或呼吸衰竭,而胃肠道症状轻微。

3. 粪便检查　肉眼见黏液脓血便,镜检有大量脓细胞、白细胞及红细胞即可临床诊断。确诊依赖于粪便培养发现痢疾志贺菌。

【治疗要点】

1. 急性菌痢

(1) 一般治疗:执行消化道隔离措施,至临床症状消失、粪便培养连续2次阴性,方可解除隔离。注意饮食,补充水分,维持水、电解质及酸碱平衡。

(2) 病原治疗:用药时应注意参考当前菌株药物敏感情况,选择易被肠道吸收的口服药物,病情重或口服吸收不良时,加用肌内注射或静脉滴注抗生素。原则上疗程不宜短于5 d,以减少恢复期带菌。

1) 喹诺酮类:对耐药菌株有良好的抗菌作用,是目前治疗菌痢较好的药物。常用诺氟沙星(氟哌酸),成人每次0.2~0.4 g,每天4次口服,疗程5~7 d。也可选择其他喹诺酮类药物,如环丙沙星、氧氟沙星。因影响骨骼发育,孕妇、儿童及哺乳期妇女慎用。

2) 复方磺胺甲噁唑:虽本药的耐药菌株有所增加,但对多数患者仍有较好的疗效。

3) 其他:近年报道口服甲硝唑治疗婴幼儿痢疾有效。也可用庆大霉素、阿米卡星等。

(3) 对症治疗:高热可用退热药及物理降温,腹痛剧烈可用解痉药,如阿托品、颠茄合剂。毒血症严重者,可酌情小剂量使用肾上腺糖皮质激素。

2. 慢性菌痢

(1) 病原治疗:应积极做好病原菌分离及细菌药敏试验,以合理选择有效的抗菌药物。可联合用药。疗程延长至10~14 d,重复1~3个疗程。亦可应用药物灌肠疗法,灌肠液内加用小量肾上腺糖皮质激素,以增加其渗透作用而提高疗效。

(2) 对症治疗:肠功能紊乱者可用镇静、解痉药物。出现肠道菌群失调,可用微生态制剂,如乳酸杆菌或双歧杆菌制剂。如并发其他慢性疾病,应积极给予相应的治疗。

3. 中毒性菌痢　本病病势凶险,应早期诊断,及时采用综合急救措施。

(1) 病原治疗:应用有效的抗菌药物静脉滴注,如选用环丙沙星或氧氟沙星,或选用第3代头孢菌素(如头孢噻肟)。也可两类药物联合应用,病情好转后改口服用药。

(2) 对症治疗

1) 降温、镇静:高热给予退热药及物理降温。如高热伴躁动不安及反复惊厥者,可用亚冬眠疗法,争取短时间内使体温降至36~37℃。反复惊厥者可给予镇静剂,如地西泮、水合氯醛等。

2) 休克型:应积极抗休克治疗。①扩充血容量、纠正酸中毒和维持水、电解质平衡,快速静脉滴注低分子右旋糖酐及葡萄糖盐水,给予碱性液纠正酸中毒。②在扩充血容量的基础上,应用山莨菪碱或阿托品解除微血管痉挛;如血压仍不升,则可加用升压药,以增加心肌收缩力,降低毛细血管阻力及改善重要脏器的血液灌注。③注意保护重要脏器功能,有心力衰竭者可用毛花苷 C。④短期应用肾上腺糖皮质激素。

3) 脑型：①脑水肿可用 20% 甘露醇脱水,及时应用血管扩张剂以改善脑血管痉挛,也可应用肾上腺糖皮质激素；②防治呼吸衰竭,给予吸氧,如出现呼吸衰竭可用呼吸兴奋剂,必要时气管切开及应用人工呼吸机。

【护理评估】

1. 现病史　评估患者有无畏寒、发热、头痛、乏力、食欲缺乏、阵发性腹痛及腹泻、里急后重等。发病前有无进食或接触不洁食物。

2. 健康史　①一般资料：姓名、性别、年龄、职业、民族、文化程度、住址等；②既往史：手术史、过敏史、既往日常生活型态、嗜好、饮食特点,对于儿童患者需了解喂养史和发育状况。

3. 各类检查　如护理体检、实验室检查、其他特殊检查结果。

4. 心理-社会评估　包括职业及工作情况、生活中有何应激事件发生、目前享有的医疗保健待遇、经济状况、家庭成员对患者的态度和对疾病的了解、社会支持系统状况等。

【常见护理诊断/合作性问题】

1. 体温过高　与痢疾志贺菌感染有关。

2. 腹泻　与肠道炎症有关。

3. 组织灌注无效：外周组织　与中毒性菌痢导致微循环障碍有关。

4. 潜在并发症　休克、脑疝、中枢性呼吸衰竭。

【护理目标】患者能正确认识疾病,积极配合治疗；正确采取消化道隔离措施；体温得到控制,无腹痛、腹泻现象,无并发症发生。

【护理措施】

1. 隔离　严格执行消化道隔离措施。

2. 一般护理　严密监测体温的变化,有效物理降温并观察降温效果。高热时绝对卧床休息,减少耗氧量。

3. 腹泻的观察　密切观察排便次数、量、形状及伴随症状,采集含有脓血、黏液部分的新鲜粪便作为标本,及时送检,以提高阳性率。

4. 休息　急性期患者腹泻频繁、全身症状明显者应卧床休息,避免烦躁、紧张、焦虑等不良情绪。频繁腹泻伴发热、疲乏无力、严重脱水者应协助患者床边排便,以减少体力消耗。

5. 皮肤护理　每次排便后清洗肛周,并涂以润滑剂,预防刺激。每天用温水坐浴,防止感染。伴明显里急内重者,嘱患者排便时不要过度用力,以免脱肛。

6. 饮食护理　严重腹泻伴呕吐可暂禁食,静脉补充所需营养,使肠道得到充分休息。能进食者,以进食高热量、高蛋白、高维生素、少渣、少纤维素,易消化、清淡的流质或半流质饮食为原则,避免生冷、多渣、油腻或刺激性食物。少量多餐,可饮糖盐水。病情好转逐渐过渡至正常饮食。

7. 保持水、电解质平衡　根据每天出入量情况及血液生化检查结果补充水及电解质,避免发生脱水及电解质紊乱。轻者可口服补液盐溶液,严重者静脉补液。

8. **用药护理** 遵医嘱使用有效抗菌药物,注意观察胃肠道反应、肾毒性、过敏反应、粒细胞减少等不良反应。早期禁用止泻药,便于毒素排出。

9. **休克型患者的护理** 应严密监测患者的生命体征、意识、尿量,观察有无面色苍白、四肢湿冷、血压下降、脉细数、尿少、烦躁等休克征象。给予休克卧位并保暖。给予吸氧,持续监测血氧饱和度,并监测动脉血气分析,观察氧疗效果。

10. **抗休克治疗的护理** 迅速建立静脉通道以便及时用药,必要时开放两条通路,监测 24 h 出入量有利于判断病情和调整补液速度。遵医嘱予以扩容、纠正酸中毒等抗休克治疗。扩容时应根据血压、尿量随时调整补液速度。在快速扩容阶段,应观察脉率、呼吸次数,注意有无呼吸困难、咳泡沫痰和肺底湿啰音,防止肺水肿及左心衰竭的发生。应用血管活性药物时,维持适当的浓度和速度。注意观察药物的疗效和不良反应。

【健康教育】

1. **一般指导** 菌痢患者应及时隔离、治疗。粪便消毒对于传染源的控制极为重要,应向患者及家属说明。遵医嘱按时、按量、按疗程坚持服药,争取急性期彻底治愈,以防转变为慢性菌痢。慢性菌痢患者可因进食生冷食物、暴饮暴食、过度紧张和劳累、受凉、情绪激动等诱发急性发作,应注意避免诱发因素。养成良好的个人卫生习惯,餐前便后洗手,不饮生水,不摄入不洁食物,把住"病从口入"关。加强体育锻炼,保持生活规律,复发时及时治疗。

2. **疾病预防指导** 做好饮水、食品、粪便的卫生管理及防蝇灭蝇工作,改善环境卫生条件,严格执行食品卫生管理法及有关制度。凡从事炊事、加工或生产食品及饮食服务的人员,在工作时必须勤洗手。从事服务性行业(尤其饮食业)者应定期健康检查,发现慢性带菌者应暂时调换工种,接受治疗。

【护理评价】

(1) 患者体温下降,无腹痛、腹泻现象。

(2) 患者早期发现并发症,并发症的症状得到控制和缓解。

(3) 患者肠道功能恢复,营养状况改善。

(4) 患者掌握出院后自我照护的要点。

学习效果评价·思考题

1. 菌痢的主要分型和临床表现有哪些?
2. 菌痢的传播途径有哪些?
3. 菌痢患者腹泻的护理要点有哪些?
4. 如何对菌痢患者进行健康教育?

(钱春英)

项目四　流行性脑脊髓膜炎

案例导入

患者,男,15岁。1 d前突然出现高热,体温达39℃,伴畏寒和寒战、头痛,同时出现剧烈头痛,频繁呕吐,呈喷射性,吐出食物和胆汁。无上腹部不适,进食少,二便正常。所在学校学生有类似情况患者。查体:体温35.2℃,脉搏128次/分,呼吸24次/分,血压85/40 mmHg。面色苍白,唇指发绀、四肢湿冷,四肢皮肤有大量瘀斑、瘀点。咽充血,扁桃体无异常;两肺叩诊清音,无啰音;心界叩诊不大,脉搏细速;腹平软,肝脾肋下未触及;下肢无肿胀;布鲁金斯基(Brudzinski)征(+),克尼格(Kernig)征(+),巴彬斯基(Babinski)征(+)。实验室检查:白细胞计数23.4×10⁹/L,中性粒细胞85%。

请问:该患者入院后,护士应从哪些方面对其进行评估? 针对其病情可以进行哪些方面的护理措施? 患者目前存在的主要护理问题是什么? 如何对该患者及其家长做好健康指导?

分析提示

患者入院后,护士应全面评估,包括现病史、既往史、临床表现、实验室指标等并做好记录,同时进行相关紧急处理及进一步检查以明确诊断;加强消毒隔离措施,密切观察病情变化,谨防并发症发生。重视患者心理和健康教育,帮助患者平稳度过疾病期;同时加强对家属的宣教,使患者及家属正确认知疾病、掌握相关知识。

【概述】 流行性脑脊髓膜炎(epidemic cerebrospinal meningitis)简称流脑,是由脑膜炎奈瑟菌(*Neisseria meningitidis*)所致的化脓性脑脊髓膜炎症。病原菌自鼻咽黏膜侵入血液循环,形成败血症,进而在脑膜、脊髓膜形成化脓性炎症。

知识链接

脑膜炎奈瑟菌除引起流脑和败血症外,还可引起肺炎、心包炎、泌尿生殖道炎、眼内炎、全眼炎、骨髓炎、关节炎和腹膜炎等,统称脑膜炎球菌病(meningococcal disease)。临床特点为:突发高热、剧烈头痛、频繁呕吐、皮肤瘀点及脑膜刺激征阳性,脑脊液呈化脓性改变。严重者呈暴发性经过,可有败血症休克及脑实质损害,病死率高。

【病原学】 脑膜炎奈瑟菌为奈瑟菌属,革兰阴性双球菌,菌体呈肾形成对排列,两个菌的接触面平坦或略向内陷。因为该菌只能从人类转铁蛋白和乳铁蛋白获取生长必需的铁,因此仅存在于人体。该菌可从带菌者鼻咽部及患者的血液、脑脊液和皮肤瘀点中检出。该菌为需氧菌,普通培养基上不能生长,在37℃含5%~10% CO_2、pH7.4~7.6条件下,血液琼脂或巧克力琼脂培养基中生长良好。根据菌体表面特异性荚膜抗原将其分为A、B、C、D、X、Y、Z、29E、W_{135}等13个血清群,主要致病菌为A、B、C、Y和W_{135}群,在我国主要是A群。

脑膜炎奈瑟菌在室温下存活3 h,55℃ 5 min死亡,对寒冷、干燥及消毒剂极为敏感,体外能形成自溶酶,易自溶死亡。致病因素包括:荚膜、菌毛、内毒素。

【流行病学】

1. 传染源　带菌者及患者为传染源。患者从潜伏期末开始至发病后10 d内具有传染性。流行期间人群带菌率可高达50%以上,故带菌者被认为是主要传染源。

2. 传播途径　病原菌主要经咳嗽、打喷嚏借飞沫由呼吸道直接传播。密切接触,如同睡、怀抱、亲吻等,对2岁以下婴儿的感染有重要意义。

3. 人群易感性　人群普遍易感,发病与人体自身免疫水平密切相关。感染后对本群病菌可获得持久免疫力,各群之间有交叉免疫,但不持久。6个月内婴儿因从母体获得被动免疫而少有发病者。在6~24个月时抗体水平降至最低,以后逐渐增高,至20岁左右达成人水平。

4. 流行特征　本病见于世界各地,以非洲中部地区为最高,冬春季发病率最高。

【发病机制与病理改变】病原菌侵入人体后通常局限于鼻咽部繁殖,成为带菌状态或上呼吸道感染。仅当机体抵抗力低下或病菌数量多、毒力强时,侵入血流形成菌血症或败血症。部分病菌可进入脑脊髓膜,引起化脓性炎症。脑膜炎奈瑟菌自溶或经吞噬细胞消灭死亡后,释放出大量内毒素,可造成血管系统的严重损害及全身症状,导致感染性休克和DIC。少数患者由于治疗不彻底,或免疫功能低下,形成慢性败血症或慢性脑膜炎。

【分期与临床表现】本病的潜伏期为1~17 d,一般为2~3 d。患者的病情复杂多变,轻重不一,根据临床表现分为以下3种类型。

1. 普通型　最常见,占全部患者的90%以上。可分为以下4期。

(1) 前驱期(上呼吸道感染期):一般为1~2 d,大多数患者无症状,部分患者有低热、咽痛、咳嗽等上呼吸道感染症状。鼻咽拭子培养可发现病原菌,一般情况下很难确诊。

(2) 败血症期:突发或上呼吸道感染期后出现高热、畏寒、寒战,伴头痛、食欲缺乏及神志淡漠等毒血症症状。幼儿则有啼哭吵闹、烦躁不安,因皮肤感觉过敏而拒抱及惊厥等。此期具有诊断意义的体征是70%~90%的患者皮肤、黏膜有瘀点(或瘀斑),见于全身皮肤及黏膜,大小不等、边缘不齐,开始为鲜红色,后为紫红色。少数患者有关节痛、脾大。多数患者于1~2 d内发展为脑膜炎。

(3) 脑膜炎期:脑膜炎症状多与败血症期症状同时出现。在前驱期症状基础上出现剧烈头痛、频繁呕吐、狂躁,可有颈项强直、克尼格征及布鲁金斯基征阳性等脑膜刺激征表现。血压可增高而脉搏减慢,严重者有谵妄、神志障碍及抽搐。通常在2~5 d后进入恢复期。

(4) 恢复期:经治疗后患者体温逐渐下降至正常,皮肤瘀点、瘀斑消失。大瘀斑中央坏死部位可形成溃疡,后结痂而愈。症状亦逐渐好转,神经系统检查正常。患者一般在 1～3 周内痊愈,约 10% 患者可出现口唇疱疹。

婴幼儿流脑特点:临床表现不典型,除高热、拒食、吐奶、烦躁和啼哭不安外,惊厥、腹泻和咳嗽较成人多见,而脑膜刺激征可缺如。老年人流脑特点:暴发型发病率高;临床表现上呼吸道感染症状多见,意识障碍明显,皮肤、黏膜瘀点、瘀斑发生率高;病程长,并发症及夹杂症多,预后差,病死率高;实验室检查白细胞计数可能不高,提示病情重,机体反应差。

2. 暴发型　少数患者起病急骤,病势凶险,如不及时治疗 24 h 内可危及生命,病死率高。儿童多见,按临床表现分为以下 3 型。

(1) 败血症休克型:以高热、头痛、呕吐开始,中毒症状严重,精神极度委靡,可有轻重不等的意识障碍,时有惊厥。常于 12 h 内出现遍及全身的瘀点、瘀斑,且迅速扩大融合成大片瘀斑伴中心皮下坏死。循环衰竭是本型的主要特点,表现为面色苍白、四肢厥冷、唇及指端发绀、皮肤呈花斑状、脉搏细速、血压明显下降、脉压缩小,不少患者血压可降至零,尿量减少或无尿。脑膜刺激征大多缺如,脑脊液大多澄清,仅细胞数轻度增加。

(2) 脑膜脑炎型:以脑实质严重损害为特征。除高热、瘀斑外,患者迅速进入昏迷,惊厥频繁,锥体束征阳性,血压持续升高,心率减慢,眼底可见视盘水肿。部分患者发展为脑疝。枕骨大孔疝患者昏迷加深,瞳孔明显缩小或散大,双侧肢体肌张力增高,呼吸不规则,潮式呼吸等。小脑幕裂孔疝患者常有同侧瞳孔扩大,对光反射消失,眼球固定或外展,对侧肢体轻瘫,进而出现呼吸衰竭。

(3) 混合型:兼有上述两型的临床表现,常同时或先后出现,是本病最严重的一型。病死率极高。

3. 轻型　多见于流脑流行后期,病变轻微,临床表现为低热、轻微头痛及咽痛等上呼吸道症状,皮肤可有少数细小出血点和脑膜刺激征。脑脊液多无明显变化,咽拭子培养可有病原菌。

【实验室及其他检查】

1. 血常规检查　白细胞计数及中性粒细胞显著增加,白细胞计数 $>20\times10^9/L$,中性粒细胞 $>80\%$。

2. 脑脊液检查　压力常增高达 1.96 kPa(200 mmH$_2$O)以上,外观浑浊如米汤样,白细胞计数 $>1\times10^9/L$,多数 $>4\times10^9/L$,中性粒细胞占 90%;涂片及培养可找到病原菌;葡萄糖及氯化物减少,蛋白质明显增多,潘氏试验阳性。

3. 病原学检查　可取血及脑脊液标本进行细菌培养,取脑脊液及瘀点涂片染色镜检。标本应尽快送检,以免病菌自溶死亡。

4. 免疫学检查　近年开展多种方法,如对流免疫电泳、反向间接血凝等检查脑膜炎奈瑟菌抗原,简便快速,有利于早期诊断,特别是对已经使用抗生素治疗,不易查到病原菌的患者更为合适。

【诊断要点】

1. 流行病学资料　是否为流行季节,有无流脑接触史,过去是否全程接种疫苗,当地流脑流行情况。

2. 临床表现　流脑的初步诊断主要依据临床表现,如突起高热、头痛、呕吐,伴神志改变,体检发现皮肤及黏膜有瘀点、瘀斑,脑膜刺激征阳性,即可做出初步临床诊断。

3. 细菌学检查　实验室检查血白细胞计数及中性粒细胞明显增高,脑脊液呈化脓性改变。细菌学检查阳性即可确诊。

【治疗要点】

1. 普通型

(1) 一般治疗:即隔离治疗,同时报告疫情;密切观察患者病情,做好护理,预防并发症,流质饮食为宜,保证足够液体摄入及电解质平衡。

(2) 病原治疗:可使用以下药物。

1) 青霉素:为首选药物。在脑脊液中的浓度为血的10%～30%。现虽有耐青霉素菌株出现,但如加大药物剂量,在脑脊液中达到治疗有效浓度,临床上可获得较好疗效。常用剂量成人800万u,每8小时1次,儿童20万～40万u/kg,分次静脉滴注,疗程5～7d。酸中毒时应选用青霉素钠盐。

2) 第3代头孢菌素:易透过血脑屏障(头孢哌酮除外),对脑膜炎奈瑟菌抗菌活性强,疗效好,毒副作用小,但价格昂贵,适用于对病原不明或对青霉素和氯霉素不敏感的患者。

3) 氯霉素:适用于对青霉素过敏的患者。该药对脑膜炎奈瑟菌有良好的抗菌活性,易透过血脑屏障。其对骨髓造血功能有抑制作用,故一般不首选。多与其他抗生素联合应用,发挥协同作用。

4) 磺胺药:由于耐药菌株增加,现已少用或不用。

(3) 对症治疗:高热时可用物理降温及退热药物。

2. 暴发型

(1) 休克型

1) 抗菌治疗:尽早应用有效抗生素,如大量青霉素或第3代头孢菌素,用法同前。

2) 抗休克治疗:补充血容量,补充的液体应晶体和胶体合理组合;纠正酸中毒,首选5%碳酸氢钠;应用缩血管药物,如山莨菪碱,也可用多巴胺。

3) 肾上腺皮质激素治疗:短期使用(一般不超过3d),减轻毒血症,有利于抗休克。

4) 抗DIC治疗:如皮肤瘀点、瘀斑不断增加,融合成片,血小板明显减少者,或休克经综合治疗后不见好转,出血点即使未见增加,需考虑有DIC存在,应做有关凝血及纤溶的检查,如有高凝状态及早应用肝素治疗。

5) 保护重要脏器功能:注意心率、尿量等,如心率明显增快时用强心剂。颅内压升高,可使用20%甘露醇快速静脉滴注。

(2) 脑膜脑炎型

1) 抗菌治疗:用法同休克型。同时用山莨菪碱改善微循环,减轻脑水肿。

2) 减轻脑水肿,防治脑疝:早期发现颅内压增高,及时脱水治疗。用 20% 甘露醇,如症状严重可加大剂量或缩短间隔时间,在间隔期可用 50% 葡萄糖液 40~60 ml 静脉推注,同时注意补充电解质。

3) 糖皮质激素治疗:有减轻脑水肿及颅内压作用。常用地塞米松,成人每天 10~20 mg,儿童 0.2~0.5 mg/kg,分 1~2 次静脉滴注。

4) 呼吸衰竭的治疗:吸氧,在脱水治疗的同时应用呼吸兴奋剂,如山梗菜碱、盐酸二甲弗林(回苏灵)。注意患者体位,及时吸痰,保持呼吸道通畅。如呼吸衰竭不好转,应尽早行气管切开及应用人工呼吸器,并进行血气分析监测。

5) 对症治疗:有高热及惊厥者应用物理及药物降温,并应尽早应用镇静剂,必要时行亚冬眠疗法。

【预防】

1. 管理传染源　流脑患者应呼吸道隔离,不少于发病后 7 d,接触者医学观察 7 d。带菌者治疗可用磺胺异噁唑 2~3 片/天、磺胺嘧啶 2 片/天、磺胺二甲嘧啶 0.5 g/d 或青霉素片 500 万 u/d,连用 3 d。耐药者可用利福平 1.2 g/d,服 2 d;或予米诺环素(二甲胺四环素)0.2 g/d,连服 3 d。采用头孢曲松 1 g 肌内注射或静脉推注,简便易行,效果更好。

2. 切断传播途径　搞好环境卫生,室内经常开窗通风,充分利用阳光,衣被勤洗晒,注意个人卫生,儿童少去拥挤的公共场所,流脑流行期间避免大型集会,减少人员流动,外出要戴口罩。

3. 保护易感人群　在每年 11~12 月份间,对 6 个月~15 岁儿童皮下注射流脑疫苗,以后每年加强注射 0.5 ml。流行区成人也可注射。

【预后】流脑的病死率在早年高达 70%~90%,广泛应用磺胺药治疗后,病死率降至 10% 左右;近 30 年来应用阿托品、山莨菪碱及抗生素治疗暴发型流脑,病死率降至 5% 以下。近年开展自动免疫以来,发病率明显下降,严重流行很少发生。以下因素与预后有关:①暴发型患者病情凶险,预后较差;②年龄以 2 岁以下及高龄者预后较差;③流行高峰时预后较差;④反复惊厥、持续昏迷者预后差;⑤治疗较晚或治疗不彻底者预后不良。

【护理评估】

1. 现病史　①皮肤瘀斑、瘀点情况;②患者头痛、呕吐、脑膜刺激征情况;③生命体征;④流行季节。

2. 健康史　①一般资料:患者的姓名、性别、年龄、职业、民族、文化程度、住址等;②既往史:手术史、过敏史、饮食史、既往日常生活型态、嗜好,女性患者需了解月经史、婚育史。

3. 家族史　评估患者家族中有无人患同类疾病。

4. 各类检查　如护理体检、实验室检查、其他特殊检查结果。

5. 心理评估　运用行为观察、访谈技术,使用心理测试技术,对患者进行心理承受能力、疾病的认知程度及社会支持等方面的评估。

6. 社会评估　包括职业及工作情况、目前享有的医疗保健待遇、经济状况、家庭成员对患者的态度和对疾病的了解、社会支持系统状况。

【常见护理诊断/合作性问题】

1. 体温升高　与脑膜炎奈瑟菌感染所致的菌血症、败血症有关。

2. 疼痛(头痛)、呕吐　与败血症、脑膜炎症导致的颅内压升高等因素有关。

3. 焦虑　与患者对疾病的性质和程度及预后情况不了解有关。

4. 恐惧　与疾病给患者带来的损害及对生命的威胁有关。

5. 潜在并发症

(1) 出血：与严重的内毒素血症启动内、外源性凝血系统致DIC、微循环障碍有关。

(2) 继发感染：与机体抵抗力下降有关。

(3) 脑疝：与颅内高压有关。

6. 组织灌注无效

(1) 循环血量：与内毒素导致微循环障碍有关。

(2) 脑组织：与脑膜炎奈瑟菌导致化脓性脑膜炎有关。

7. 皮肤完整性受损　与脑膜炎奈瑟菌及其内毒素损害血管内皮细胞致微循环障碍有关。

8. 有传播感染的危险　与疾病传染途径有关。

9. 营养失调：低于机体需要量　与高热和无法正常进食有关。

【护理目标】患者能配合各项治疗护理措施，体温得到控制，全身瘀斑、瘀点消退，皮肤完好，全身舒适感增加；能正确认识疾病，应对能力增强，焦虑、恐惧感减轻或消失；无出血、脑疝等并发症发生。

【护理措施】

1. 一般护理

(1) 隔离：按呼吸道传染病护理常规进行隔离。一般应隔离至症状消失后3 d，但不得少于7 d，或抗生素治疗24 h后。

(2) 饮食：给予流质或半流质食物，轻者可进普食，昏迷者应予鼻饲。

(3) 病情观察

1) 密切观察发热、头痛、呕吐等症状体征变化。至少每6小时记录1次体温、脉搏，必要时增加次数。成人应观察颈项强直等脑膜刺激征，婴幼儿则应注意是否出现不安、高声尖叫、双眼发直、拒乳、呕吐、腹泻、发热、易惊等表现，以及有无惊厥、前囟隆起、角弓反张等。

2) 观察神志、瞳孔、血压、呼吸等变化。如发现嗜睡、神志恍惚、言语混乱、昏迷等神志改变，心率、血压及呼吸变化，瞳孔忽小忽大等情况时，应警惕脑疝的形成，并立即向医生汇报。

3) 注意观察皮肤及黏膜瘀点、瘀斑的变化。如短期内出现大面积瘀斑且逐渐融合、坏死，则提示暴发型败血症的发生，应及时报告医生组织抢救。

4) 病程3~5 d时应注意观察患者口唇周围疱疹是否出现，以利于对病情发展的判断。

5) 病程中应注意观察关节炎、心包炎、心肌炎、心内膜炎等并发症的发生。

6) 遵医嘱给予有效抗生素治疗。注意青霉素、磺胺药等药物过敏反应的发生。服磺胺药者应鼓励患者多饮水，防止药物结晶堵塞肾小管而造成肾脏的损害。用氯霉素者应注意复查外周血常规，防止出现骨髓抑制。

(4) 五官护理：每天 1～2 次，注意口腔清洁，防止继发感染。保持呼吸道通畅，对呕吐频繁者应将其头转向一侧，防止呕吐物误吸入气管而引起窒息。应注意及时清除口腔、呼吸道分泌物。呼吸衰竭者应行气管插管或气管切开，并注意人工呼吸过程中的护理。

(5) 静脉护理：保持静脉通道的畅通，维持足够的循环血容量，防止水、电解质平衡紊乱的发生。

(6) 皮肤护理：高热物理降温时，不宜采用乙醇擦浴。对大面积的皮肤黏膜瘀斑应严加保护，尽量避免受压、摩擦，以防皮肤破损，必要时可予以包扎。局部应避免穿刺。如伴瘙痒者应剪短患者指甲，避免抓破皮肤而引起感染。床单保持清洁、平整，衣裤应柔软、宽松。

(7) 标本收集：获得病原体是确诊流脑的依据，及时、合理的标本采集是提高病原体检出率的重要环节。因脑膜炎奈瑟菌含自溶酶，故采取脑脊液、血液等标本做病原体检查时应及时送检，注意保温。脑脊液检查对于确诊流脑具有重要意义，但应注意适应证，以免诱发脑疝。

2. 暴发休克型流脑患者的护理

(1) 休克患者应专人护理。因患者常有烦躁不安、惊厥等表现，故应保持病室安静，避免声、光、震动等刺激，减少惊厥的发生。同时避免不必要的检查和操作。稳定患者的情绪，以便配合治疗。避免因过多的搬动而加重休克。

(2) 应采取头、脚均抬高 30°体位与平卧位交替使用，以利于静脉回流和保证正常呼吸。

(3) 因患者多体温偏低，畏寒怕冷，故需适当保暖，但不宜在体表加温及用热水袋。因体表加温将使皮肤血管扩张，减少重要脏器的血液供应，对休克的治疗不利。

(4) 由于休克反应，患者都有不同程度的缺氧，故应及时给氧。可面罩给予，必要时应插入气管插管并以呼吸机辅助呼吸，使动脉血氧分压维持在 80～120 mmHg。如患者出现咳嗽、吞咽反射消失、咽喉部有分泌物积聚时，应除去枕头，使颈部伸直，头偏向一侧，并随时清除分泌物。

(5) 准确记录 24 h 出入量，为补液提供参考。

(6) 确保静脉通道通畅，保证治疗药物的及时输入。

(7) 加强皮肤护理，较大瘀斑应予包扎保护，以防破溃。

(8) 密切观察治疗药物疗效及不良反应。应用山莨菪碱、阿托品时应注意有无尿潴留。如发现尿潴留，应通过按摩、指压关元穴等方法促进排尿。必要时留置导尿管，但应注意防止尿路感染。

3. 暴发脑膜脑炎型流脑患者的护理

(1) 严密观察血压、脉搏、呼吸、瞳孔等生命体征变化。

(2) 一旦出现脑水肿或脑疝表现,应立即脱水。脱水药物,如20%甘露醇、25%山梨醇等,应加压快速输注。输液期间护理人员应在床边观察守护,以免液体外漏,发生空气栓塞、心力衰竭等意外。

(3) 脱水期间应准确记录出入量。输入量不宜超过生理需要量。因脱水后尿量增多,应注意检查电解质改变,适当补充钾。

(4) 注意患者头部降温,以免加重脑实质细胞的损伤。高热者予以湿毛巾冷敷或冰袋降温。

(5) 对呼吸衰竭者,应注意给氧、吸痰。对采用气管插管或气管切开人工呼吸者,应按照气管切开护理常规进行护理。及早应用血管活性药物、脱水剂、肝素等对呼吸衰竭有预防作用。

4. 健康教育

(1) 开展有关预防流脑的宣传教育,如注意环境卫生、保持室内通风等。

(2) 流行期间应着重宣传流脑的主要临床表现、预后等。

(3) 对少数留有神经系统后遗症的患者,应指导患者进行切实可行的功能锻炼和按摩等,以促进患者早日康复。

【护理评价】

(1) 患者体温恢复正常。

(2) 患者瘀点、瘀斑消退,皮肤无破溃、感染情况。

(3) 患者未传播感染。

(4) 患者焦虑、恐惧减轻或消除。

(5) 患者组织灌注量无改变或恢复正常。

(6) 患者无并发症发生。

(7) 患者了解本病的相关知识,心理健康。

学习效果评价·思考题

1. 流脑的主要临床表现及治疗方法有哪些?
2. 流脑的传播途径有哪些?
3. 流脑常见的护理诊断有哪些?
4. 如何对流脑患者进行健康教育?

(陈　怡　朱咏梅)

项目五 猩红热

案例导入

患儿,男,10岁。高热,伴头痛、咽痛、食欲缺乏、恶心、呕吐。查体:体温39.3℃、咽红肿,扁桃体上可见点状或片状分泌物。软腭充血水肿,并可有米粒大的红色斑疹或出血点;胸、背、上肢皮肤充血发红伴密集而均匀的点状充血性红疹,手压全部消退,去压后复现。5 d前学校有同学发生类似症状。实验室检查:白细胞计数 15×10^9/L,中性粒细胞85%。

请问:该患儿门诊就诊后,护士应从哪些方面进行评估?患儿处于猩红热的哪一期?目前患儿存在的主要护理问题是什么?如何做好患儿的健康教育及随访?

分析提示

护士应全面评估患儿,包括现病史、既往史、临床表现、实验室指标等并做好记录,同时重视患儿心理和健康教育,帮助患儿及家属正确认知疾病、积极配合治疗。

【概述】猩红热(scarlet fever)是由A群β型溶血性链球菌(group A-β hemolytic streptococcus)引起的急性呼吸道传染病。主要通过空气飞沫传播,临床表现为突发高热、咽峡炎、全身弥漫性充血性点状皮疹和疹退后明显的脱屑,少数患者可引起心、肾、关节的变态反应性损害。本病一年四季都有发生,尤以冬春季发病为多。多见于小儿,尤以5~15岁居多。

【病原学】A群β型溶血性链球菌也称化脓性链球菌,呈链状排列,革兰染色阳性,为球形或卵圆形,无芽胞,无鞭毛,在血培养基中生长良好。A群β型溶血性链球菌根据细菌细胞壁表面抗原性不同可分为不同亚型,目前已知有M、R、T、S 4种表面抗原,与疾病有关的主要是M蛋白,对中性粒细胞和血小板都有免疫毒性作用。

该菌致病力来源于细菌本身及其产生的毒素和蛋白酶类,产生的毒素有致热外毒素和链球菌溶血素。致热外毒素,又称红疹毒素,有A、B、C、D 4种抗原性,其抗体无交叉保护能力,可使易感者数次患猩红热。溶血素可分为O和S两种,能破坏红细胞、白细胞、血小板并能引起心脏损伤。蛋白酶包括透明质酸酶、链激酶和各种蛋白酶,可溶解破坏组织成分,造成病变扩散。

该菌体外抵抗力强。在痰及脓液中可生存数周,但对热及一般消毒剂敏感,加热56℃ 30 min及一般消毒剂均可灭活。

【流行病学】

1. **传染源** 主要是患者和带菌者。猩红热患者自发病前24 h至疾病高峰期的传染性最强,脱皮期的皮屑无传染性。A群β型溶血性链球菌引起的咽峡炎,排菌量大且不被重视,是重要的传染源。

2. **传播途径** 主要经空气飞沫传播,个别情况下也可由皮肤伤口或产妇产道侵入,而引起外科猩红热或产科猩红热。极少可通过污染的牛奶或其他食物传播。

3. **人群易感性** 人群普遍易感。感染后人体可产生抗菌和抗毒素两种免疫力,但由于没有交叉免疫,可再次感染。

4. **流行特征** 猩红热多见于温带地区,热带、寒带少见。多见于儿童,但成年人也可发病。在托幼机构可以发生暴发流行。

【发病机制与病理】A群链球菌侵入人体后主要造成化脓性、中毒性和变态反应性病变。病原菌及其毒素等产物侵入部位及其周围组织引起炎症和化脓性变化,并进入血液循环,引起败血症,致热毒素引起发热和红疹。主要病理变化是皮肤真皮层毛细血管充血、水肿,表皮有炎性渗出,毛囊周围皮肤水肿、上皮细胞增生及炎性细胞浸润,表现为丘疹样鸡皮疹,恢复期表皮角化、坏死,大片脱落。少数可见肝、脾、淋巴结充血等变化。

1. **化脓性病变** 细菌自呼吸道侵入并黏附于咽峡部,并引起炎症,使咽部和扁桃体红肿,产生浆液性纤维蛋白性渗出物,有时可有溃疡形成。细菌由局部经淋巴间隙进入附近组织,引起扁桃体周围脓肿、鼻旁窦炎、中耳炎、乳突炎、颈淋巴结炎、蜂窝织炎等,少数重症患者可出现败血症和迁移性化脓病灶。

2. **中毒性病变** 链球菌产生的红疹毒素自局部进入血液循环后,引起全身中毒症状,如发热、头晕、头痛、食欲缺乏、皮肤充血、水肿,上皮细胞增殖、白细胞浸润,形成典型的猩红热样皮疹,最后表皮死亡脱落,形成脱屑。黏膜充血,也可有点状出血;肝、脾、淋巴结等有不同程度的充血及脂肪变性,同时有单核细胞的浸润。心肌混浊肿胀和变性,严重者有坏死。肾脏可有间质性炎症变化。

3. **变态反应性病变** 发生于个别患者,多于病程第2~3周时出现心、肾、滑膜组织等处炎症。

【临床表现】潜伏期1~7 d,一般为2~5 d。起病急剧,突然出现高热、头痛、恶心、呕吐、咽痛,发热24 h内出现皮疹。根据临床表现和预后差异,一般分为4型。

1. **普通型** 典型病例分为3期。

(1)前驱期:大多骤起畏寒、发热,发热多为持续性,重者体温可达39~40℃,伴头痛、咽痛、食欲缺乏、全身不适、恶心呕吐。婴儿可有谵妄和惊厥。咽部扁桃体充血肿胀,可见点状黄白色渗出物,易拭去。软腭充血水肿,并有米粒大的红色斑疹或出血点,即黏膜内疹,一般先于皮疹而出现。

(2)出疹期:皮疹为猩红热最重要的特征之一。多数在发热后第1~2天出现。从耳后、颈底及上胸部开始,24 h内即蔓及全身。典型的皮疹为在全身皮肤充血、发红的基础上散布着针尖大小、密集而均匀的点状充血性红疹,压之色褪,去压后复现,偶呈"鸡皮样"丘疹,常伴有痒感。严重者可有出血疹,在皮肤褶皱处(如腋窝、肘窝、腹股沟部)可见皮疹密集或因压迫摩擦而呈紫红色线状出血,称为线状疹(也称帕氏线)。面部充血潮红,可有少量点疹,口、鼻周围充血较轻,相形之下显得苍白,称口周苍白圈。病初起时,舌覆白苔,乳头红肿,舌面光滑呈肉红色,并可有浅表破裂,乳头仍突起,称杨梅舌。

皮疹一般在 48 h 内达到高峰,2~4 d 可完全消失。重症者可持续 5~7 d 甚至更久。颌下及颈部淋巴结可肿大,有压痛,一般为非化脓性。此期体温消退,中毒症状消失,皮疹隐退。

(3) 恢复期:退疹后 1 周内开始蜕皮,蜕皮的先后顺序与出诊顺序一致。面部及躯干多为糠状脱皮,手掌、足底皮厚处可见"手套""袜套"状脱皮。脱皮持续 1~4 周,严重者可有暂时性脱发。

2. 脓毒型　罕见,主要为咽部严重的化脓性炎症,渗出脓液,形成脓性假膜,局部黏膜坏死形成溃疡。细菌扩散到附近组织,形成化脓性中耳炎、鼻旁窦炎、乳突炎及颈淋巴结炎。可侵入血液循环,引起败血症。

3. 中毒型　临床主要表现为毒血症。表现包括高热、头疼、出血性皮疹、剧烈呕吐,甚至神志不清,可有中毒性心肌炎及感染性休克。此型病死率高,目前很少见。

4. 外科型及产科型　病原菌由创口或产道侵入,局部先出现皮疹,由此延及全身,但无咽峡炎,中毒症状较轻,预后较好。

【实验室及其他检查】

1. 血常规检查　白细胞计数增加,多达 $(10\sim20)\times10^9/L$,中性粒细胞>80%,严重患者可出现中毒颗粒,嗜酸性粒细胞初期不见,恢复期增多。

2. 尿常规检查　尿常规检查无明显异常。

3. 病原学检查　咽拭子或其他病灶分泌物培养可有 A 群 β 型溶血性链球菌生长。

4. 红疹毒素试验　早期为阳性。

【诊断】

1. 接触史　有与猩红热或咽峡炎患者接触史,有助于诊断。

2. 临床表现　有骤起发热、咽峡炎、典型皮疹的临床表现,即可做出临床诊断。口周苍白、杨梅舌、帕氏线、恢复期脱皮等为猩红热的特点。

3. 实验室检查　白细胞计数增高,中性粒细胞>80%。红疹毒素试验早期为阳性。咽拭子、脓液培养可获得 A 群链球菌。病原学检查阳性可确诊。

【预后】早发现,早治疗,绝大多数患者很快治愈。严重并发症、脓毒败血症等极少见。

【治疗要点】

1. 抗生素疗法　青霉素是治疗猩红热和一切链球菌感染的常用药物,早期应用可缩短病程、减少并发症。为彻底消除病原菌,疗程至少 10 d。对青霉素过敏者可用红霉素,严重时也可静脉给药,疗程 7~10 d。

2. 对症治疗　高热时可用较小剂量退热剂,或用物理降温等方法。年长儿及成人患者咽痛可用生理盐水漱口等。

【护理评估】

1. 现病史　①局部:咽部扁桃体充血肿胀,可见点状黄白色渗出物;口鼻周围形成口周苍白圈、杨梅舌。②全身:全身皮肤充血发红;点状充血性红疹,手压全部消退,去压后恢复;皮肤皱襞可见帕氏线。

2. 健康史　①一般资料:患者的姓名、性别、年龄、职业、民族、文化程度、住址等。②既往史:手术史、过敏史,女性患者需了解月经史、婚育史。

3. 家族史　评估患者家族中是否有人患本病。

4. 各类检查　如护理体检、实验室检查、其他特殊检查结果。

【常见护理诊断/合作性问题】

1. 体温过高　与感染、毒血症有关。

2. 皮肤完整性受损　与皮疹、脱皮有关。

3. 疼痛:咽痛　与咽部充血、水肿等有关。

4. 食欲缺乏　与舌苔黏膜异常有关。

【护理目标】患者体温在正常范围;能正确自述用药方案;咽痛症状缓解;能少量多餐,保持口腔清洁卫生。

【护理措施】

1. 一般护理

(1)隔离措施:采取呼吸道隔离,至有效抗菌治疗满24 h为止。隔离患者,禁止与其他儿童接触,一般隔离咽拭子培养连续2次阴性为止。

(2)饮食护理:给予营养丰富、含大量维生素且易消化的流质或半流质饮食,恢复期改半流质或软食,有肾炎者低盐饮食。供给充足的水分,以散热及排泄毒素。因高热进食少、中毒症状严重者可给予静脉补液。

2. 病情观察　密切观察生命体征、咽痛症状及咽部分泌物变化及全身出疹情况等。注意观察有无眼睑水肿、尿量减少及血尿等。每周尿常规检查2次。

3. 用药护理　遵医嘱使用青霉素,剂量为儿童2万~4万 u/(kg·d),成人120万~240万 u/d,分2~3次肌内注射,疗程5~7 d即可。重症患者应加大剂量和延长疗程。对青霉素过敏者可用红霉素,剂量成人1.5~2 g/d,分4次静脉滴入;儿童每天30~50 mg/kg,分4次静脉滴注。也可用复方磺胺甲𫫇唑,成人每天4片,分2次口服,小儿酌减。注意观察药物不良反应。

4. 对症护理

(1)发热的护理:发热时患者卧床休息,室内经常通风换气,避免衣服过厚而阻碍散热。观察体温的变化,高热可使用物理降温的方法。

(2)皮肤的护理:出疹阶段患者皮肤瘙痒,切忌抓破,避免引起皮肤感染。要将患者的指甲剪短,用温水擦洗皮肤,帮助止痒。注意出疹时勿用肥皂。脱皮阶段不应用力搓或撕剥,以免皮肤损伤感染。

(3)咽痛的护理:注意咽痛的程度,保持口腔卫生,协助患者饭后、睡前漱口。漱口液可用温生理盐水稀释复方硼砂溶液,每天4~6次。多饮温热的流质,避免刺激性的食物和饮料。可遵医嘱使用锡类散、西瓜霜喷雾剂消炎止痛。

【健康指导】

1. **一般指导** 急性期症状较重者需住院治疗,其他患者一般可在家中护理治疗。向患者和家属介绍疾病特点,提供发热及皮疹护理方法的指导。

2. **饮食指导** 少量多餐,饮食宜清淡为主,注意卫生,合理搭配膳食。忌辛辣之物,因其可直接刺激咽喉部及扁桃体,使疼痛加剧;忌过甜的食物,因多食过甜的食物会助长机体温热,并导致消化不良;忌过咸的食物,如咸鱼、咸菜、腌肉等,这类食品能刺激咽喉,使黏液分泌增多,加重病情;忌冷饮,患者高热,应补充水分,但宜饮用温凉之水,忌饮各类冰冻饮料。

3. **疾病预防指导**

(1) 管理传染源:猩红热患者应住院或家庭隔离治疗。儿童机构工作人员的带菌者,应暂时调离工作,并给予治疗,至3次病原菌培养阴性方可恢复工作。

(2) 切断传播途径:流行期间应避免到人群密集的公共场所,接触患者应戴口罩。患者居室经常通风换气,每天不少于3次,每次15~30 min。患者的食具应煮沸消毒,痊愈后进行一次彻底消毒。玩具及家具用消毒液擦洗一遍,或阳光下暴晒1~2 h。

(3) 保护易感人群:对密切接触者应医学观察7 d。可用苄星青霉素预防性用药,发现有扁桃体炎及咽峡炎的患者可用青霉素治疗。

【护理评价】

(1) 患者掌握高热护理要点。

(2) 患者皮疹结痂脱落,无感染。

(3) 患者疼痛症状缓解。

(4) 患者掌握饮食禁忌原则,合理安排饮食。

学习效果评价·思考题

1. 猩红热的主要临床表现有哪些?
2. 猩红热的传播途径有哪些?
3. 如何对猩红热患者进行健康教育?

(黄 莺)

项目六　百 日 咳

> **案例导入**
>
> 患儿,女,60 d。其母代诉:阵发性咳嗽半月余。患儿半月前无明显诱因下出现咳嗽,每次咳嗽连声,剧咳 10 余声,咳后发出鸡鸣样回声,时有发生憋气,面色发绀,偶有白色黏痰呕出,紧拍其背,可缓解。目前患儿一般情况良好,查胸片示支气管炎,呼吸道病毒未检到,诊断为百日咳。患儿尚小,体质弱,其母比较焦急,希望立即住院治疗,反复询问多长时间可以治好,会不会留下后遗症。
>
> 请问:该患儿入院后,护士应从哪些方面进行评估？患儿处于百日咳的哪一期？应从哪些方面给予照护？该患儿目前存在的主要护理问题有哪些？如何做好患儿家属的健康教育及随访？
>
> **分析提示**
>
> 护士应详细询问患儿母亲并评估患儿的现病史、临床表现、实验室指标等,做好记录;严密观察患儿病情变化,防止意外发生;加强患儿家属的健康教育,使家属能了解疾病和学会应对药物不良反应,使患者早日康复出院。

【概述】百日咳(pertussis,whooping cough)是由百日咳杆菌引起的急性呼吸道传染病。临床表现为阵发性痉挛性咳嗽,咳嗽终末伴有鸡鸣样吸气音,如无有效治疗,病情可迁延数月,故名"百日咳"。百日咳杆菌侵入呼吸道后,局部繁殖并产生多种毒素,引起广泛炎症,黏液分泌增多,不易排除,以致黏液刺激呼吸道神经末梢,反射性引起剧烈、持续的痉挛性咳嗽。在疫苗广泛接种之前,百日咳是儿童致死率较高的感染性疾病之一。

【病原学】1906 年,Bordet 和 Gengou 从百日咳患儿痰液中成功分离出百日咳杆菌(*Bordetella pertussis*),从而确定了百日咳的病原体。该菌是一种专性需氧的革兰阴性小杆菌,属于鲍特菌属(*Bordetella*),有荚膜,无芽胞,无鞭毛。新分离菌株光滑,具有荚膜和毒性,称为Ⅰ相菌。百日咳杆菌长 1.0～1.5 μm,宽 0.3～0.5 μm。两端着色较深(图 2-4)。该菌对营养要求较高,若营养条件不好或多次传代培养则变异为过渡型(Ⅱ、Ⅲ相)或粗糙型(Ⅳ相),细菌形态不一,毒力和抗原性丢失。百日咳杆菌一般不侵入血液,其致病物质主要包括两类:一类是毒素因子;另一类是与

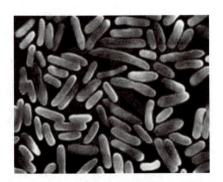

图 2-4　百日咳杆菌(显微镜下所见)

细菌的黏附与定居有关的毒力因子。百日咳杆菌抗原性有 4 类：①凝集性抗原，包括不耐热的 K 抗原、胞壁上蛋白及耐热的脂多糖；②胞壁上的蛋白成分包括组胺过敏因子、淋巴细胞促进因子及胰岛激活蛋白；③血凝活性抗原；④保护性抗原，此抗原与淋巴促进因子抗原有关。其中内毒素为主要致病因子。根据本菌耐热的 K 抗原（荚膜成分）的不同，可将其分为 14 个血清型，目前流行的主要是 1、2 型，1、2、3 型和 1、3 型。该菌对外界抵抗力弱，55℃ 30 min 及一般消毒剂、紫外线照射或干燥数小时均可将之杀灭。

人类是百日咳杆菌的唯一宿主。该菌能寄居在健康青少年和成人的上呼吸道、气管、支气管和肺部的上皮细胞纤毛丛间。百日咳杆菌在其生长过程中可产生外毒素和内毒素，以及其他许多具有抗原性的生物活性物质。这些活性物质在百日咳杆菌致病和引起宿主免疫反应方面起重要作用。

【流行病学】近年来百日咳的发病率有所上升，成人和青少年发病率明显升高。

1. **传染源** 患者是唯一传染源，传染期在发病的第 1～3 周内，发病第 1 周传染性最强。主要传染对象是 6 岁以下的婴幼儿，1 岁以内的婴幼儿发病率约占总发病率的 50%。

2. **传播途径** 主要由呼吸道飞沫传播，传播范围在患者周围 2.5 m 之内。本病只有在与患者密切接触时才会感染。

3. **人群易感性** 人群普遍易感，5 岁以下多见。由于母体缺乏足够的抗体传递给胎儿，所以 6 个月以内婴儿因缺乏先天免疫力，患病较重。

4. **流行特征** 患病后多可获持久免疫力，第 2 次发病者少见。本病各地均有发生，无种族、气候、地理方面的差异。通常每 3～4 年发生一次暴发。由于实行了主动免疫程序及提供良好的营养和医疗服务，在过去 40 年间本病的发病率和病死率均显著下降。

【分期与临床表现】潜伏期为 2～20 d，平均 7～10 d。年龄越小，症状越重。整个病程不发热或仅有低热。典型临床经过分 3 期，但可无明显界限。

1. **痉咳前期（卡他期）** 表现为咳嗽、流涕、打喷嚏、低热、乏力等上呼吸道感染症状，2～3 d 后热退，但咳嗽日益加重，尤以夜间为甚，持续 7～10 d。

2. **痉咳期** 出现典型痉咳状态，病期 2～6 周或更长。痉咳表现为突发数十声急促的咳嗽（处于连续呼气状态），咳至终末方伴一口深长吸气及高调鸡鸣样吼声。痉咳时患儿两眼圆睁、面红耳赤、口唇发绀、舌伸齿外，痉咳随黏液痰咳出或胃内容物呕出而告终。如此反复发作每天数次至数十次，日轻夜重。痉咳常因冷空气刺激、进食、烟熏或情绪波动而诱发。痉咳频繁者出现颜面水肿、球结膜下出血（或鼻出血）、舌系带溃疡等百日咳面容。无炎症并发症时体温始终正常，未并发肺炎者肺部体征阴性。

3. **恢复期** 痉咳逐渐减轻至停止、咳嗽消失，此期 2～3 周。有并发症者迁延数周。少数患儿可并发支气管肺炎、肺不张、肺气肿、皮下或纵隔气肿及百日咳脑病。

> **知识链接**
>
> 新生儿和幼婴儿常无典型痉咳,表现为阵发性屏气、发绀,易致窒息、惊厥。呼吸动作可停止在呼气期,心率先增快,继而减慢乃至停止。若不及时行人工呼吸、给氧等积极抢救,可窒息死亡。
>
> 近年来,青少年和成人百日咳发病有增多趋势,可占流行时总病例的10.2%。一组经细菌培养证实的成人百日咳,平均年龄为35岁,有典型症状与痉咳后呕吐,但也可仅有数周干咳,罕有并发症。大多数成人患者仍可坚持工作,本人虽无多大痛苦,但可作为传染源,威胁旁人尤其是小儿,应予重视。

【诊断】根据接触史及百日咳典型的痉咳期表现可做出临床诊断。病原学诊断有赖于病原学检查和特异的血清学检查。

1. 流行病学 发病前1~2周有与百日咳患儿接触史,幼儿多见。
2. 临床特点 发病较缓,病初有低热及感冒症状。咳嗽逐渐加重,夜间为剧。1周后出现阵发性一连串痉咳并伴有吸气性吼声,反复发作。咳嗽虽重而肺部多无异常体征。
3. 血常规检查 白细胞计数明显增多,常达$(30\sim50)\times10^9/L$,淋巴细胞高达50%~70%。
4. 病原学及血清学检查

(1) 细菌培养:细菌学检测方法特异性非常高,被认为是百日咳诊断的"金标准",但其阳性检出率低,易受多种因素的影响。

(2) 荧光抗体染色法:鼻咽拭子涂片检查可得阳性结果。

(3) 血清学检查:酶联免疫吸附测定检测百日咳特异性IgM抗体可作为早期诊断;双份血清凝集试验及补体结合试验,效价呈4倍增长,可作为回顾性诊断。

凡具备前1、2、3三项者,可做出临床诊断,病原学及血清学检查阳性可确诊。

> **知识链接**
>
> 痉咳期诊断容易,在病程早期,凡有下列情况者均应予注意:①随着感冒症状的消退,咳嗽却逐渐加重,夜间更甚;②新生儿或小婴儿剧烈咳嗽或呼气性呼吸困难,发生呼吸暂停、青紫;③咳嗽重而体征少,不发热且肺部及胸片改变与咳嗽程度不相符合。

【治疗要点】痉咳前期应用抗生素可减轻或阻断痉咳,缩短病程。痉咳期可选用红霉素、氨苄西林等,疗程14~21 d。重症幼婴可用泼尼松,以减轻症状,疗程3~5 d。亦可用高价免疫球蛋白,同时配合对症治疗及并发症治疗。

1. **一般治疗** 按呼吸道传染病隔离,保持室内安静,空气新鲜和温度、相对湿度适宜,避免嘈杂和刺激。为保持呼吸道通畅和利于分泌物的排出,婴幼儿痉咳时注意低头体位,给予拍背。痰多者要及时吸痰。为防止婴儿突然窒息,尤其易在夜间发生,应有专人守护。一旦发生窒息,及时做人工呼吸、吸痰、给氧,必要时进行口对口人工呼吸。有呼吸暂停或抽搐的婴儿行气管插管和呼吸道持续正压给氧治疗,可以改善呼吸功能或减低缺氧状态,对抗存在的肺不张,减轻喉和支气管痉挛。沙丁胺醇每天3次口服,能解除痉挛症状,减轻婴幼儿呼吸困难。如应用效果不好,可选用镇静剂苯巴比妥或氯丙嗪口服。

2. **药物治疗**

(1) 抗生素治疗:发病早期即痉咳前期应用抗生素治疗,效果较好;痉咳期应用疗效欠佳,但可以缩短排菌时间。首选红霉素,其次可选用氯霉素,此外还可选用氨苄西林、庆大霉素,静脉滴注或肌内注射。使用复方磺胺甲噁唑也有疗效。新一代大环内酯类抗生素,如罗红霉素、阿奇霉素,也有明显疗效。抗菌治疗疗程为2周。

(2) 肾上腺糖皮质激素:能减轻症状和缩短病程,但要注意该药的不良反应。6~9个月龄以内婴儿可选用倍他米松或氢化可的松,肌内注射,2 d后逐渐减量,用药7~8 d后停药。

(3) 百日咳免疫球蛋白:肌内注射,每天1次,连用3~5 d,适用于重症患儿,幼婴剂量减半。

3. **并发症治疗**

(1) 合并肺部感染:给予抗生素,选用青霉素及头孢菌素类,静脉滴注。

(2) 百日咳脑病:除给予有效抗生素治疗外,应用镇静剂,可选用苯巴比妥肌内注射或地西泮肌内注射或静脉注射。难以控制的惊厥可选用异戊巴比妥钠,稀释后静脉注射或采用冬眠疗法。对有脑水肿者,应用甘露醇或山梨醇静脉注射。此外,应用肾上腺皮质激素有减轻脑水肿的作用。

4. **预防**

(1) 预防性治疗:百日咳是严重影响婴幼儿健康的传染病,但又是可用疫苗预防的传染病。对易感儿童实施白百破(DPT)三联混合制剂接种,可以预防本病的发生。

(2) 控制传染源:从发病起计算40 d,从痉咳出现起30 d为隔离期,10岁以下的易感儿与传染源有密切接触后,应检疫21 d。检疫期满,即应开始做全程的百日咳菌苗接种。

(3) 保护易感者:包括主动免疫、被动免疫及药物预防。

【护理评估】

1. **现病史** ①局部:面色苍白、流涕、打喷嚏、低热;②全身:神志清,精神一般。食欲缺乏、乏力、咳嗽、咳白色黏痰,咳后发出鸡鸣样回声,有憋气感,胸片检查示支气管炎,体温正常。

2. **健康史** ①一般资料:患儿姓名、性别、年龄、住址等;②既往史:仔细询问有无与百日咳患者的接触史,患儿平时的体质、营养状况及既往疾病史,近期有无接受过主动或被动免疫。

3. **家族史** 评估患儿家族中有无人患本病。

4. **各类检查** 如护理体检、实验室检查、其他特殊检查结果。

5. **心理评估** 评估患儿及其父母的心理状况、对疾病的应对方式；了解家庭及社区居民对疾病的认识程度、防治态度。

6. **社会评估** 包括患儿平时的生活习性，平素有何应激事件发生，目前医疗保险情况，父母的经济状况，家庭成员对患儿的关心程度和对疾病的了解情况。

【常见护理诊断/合作性问题】

1. **清理呼吸道无效** 与黏痰积聚、呼吸道上皮细胞纤毛麻痹和细胞坏死有关。
2. **体温过高** 与细菌毒素及继发感染有关。
3. **营养失衡:低于机体需要量** 与痉咳、害怕呕吐而拒食有关。
4. **潜在并发症** 支气管肺炎、百日咳脑病。
5. **有感染的危险:继发性肺炎** 与机体抵抗力下降有关。
6. **有窒息的危险** 与患儿痉挛性咳嗽或呛奶及呕吐有关。
7. **有传播感染的危险** 与呼吸道排出百日咳杆菌有关。

【护理目标】

1. **门诊患者** ①患儿情况稳定，呼吸平稳；②家长能识别体温升高的早期表现；③患儿营养状况良好；④家长能说出百日咳的相关护理知识。

2. **住院患者** ①患儿呼吸道保持通畅，表现为呼吸平稳、口周皮肤正常等；②体温降至正常；③食欲增加，提高进食总热量；④疾病并发症能够被预防或有效控制；⑤未发生感染；⑥家长能表述窒息的表现，护士能及时地发现病情变化，通知医生及时处理；⑦能积极配合实施消毒隔离措施，不发生本病的传播。

【护理措施】

1. **门诊患者** ①做好随访工作，指导家长做好保护型隔离，做好奶具消毒工作；②向家长介绍百日咳的预防措施；③告知家长做好患儿的基础护理，如皮肤清洁、衣服整洁舒适、减少外出、防止传染；④做好失访患儿的追踪；⑤实施个案护理。

2. **住院患者**

(1) 心理护理：医护人员应态度和蔼亲切，耐心细致，动作轻巧熟练，避免刺激患儿引起啼哭等；组织患儿参加其有兴趣的日间活动，以保证夜间睡眠。

(2) 保持呼吸道通畅：保持室内空气新鲜和适宜的温度和相对湿度，避免各种诱发痉咳的刺激。白天多安排室内活动，保持患儿心情舒畅。护理操作集中进行，减少痉咳的发生。与家长一起评估呼吸音及呼吸型态，告知家长给患儿取半卧位或侧卧位，经常变换体位，有利呼吸。痉咳发作时，协助侧卧、坐起或抱起，轻拍背部，助痰排出，随时擦净口鼻分泌物。痉咳频发伴窒息或抽搐的幼婴，应专人守护，适时采取吸痰、给氧、人工呼吸等抢救措施。保证休息，夜间痉咳影响睡眠时可遵医嘱服用镇静剂。早期给予抗生素、止咳祛痰剂。对痰稠频咳者，可用蒸汽或雾化吸入，严重病例采取激素治疗。

(3) 密切观察病情变化：病程中应密切观察病情变化，患儿出现持续高热、气促、肺部啰音而阵发性痉咳停止，为并发肺炎的表现；出现意识障碍、反复惊厥、瞳孔和呼吸的改变，为并发百日咳脑病的表现，如不及时处理可危及生命，应协助医生给予相应的治疗和护理。

(4) 饮食护理:痉挛性咳嗽发作后患儿易出现筋疲力尽,常导致呕吐,患儿因害怕呕吐而拒食,长期如此,可引起营养不良。应进食营养丰富、易于消化、无刺激性、较黏稠的食物,注意补充各种维生素和钙剂。倡导母乳喂养,人工喂养儿可吃稍稠厚的食物,如面条、米粥、蒸蛋或在奶粉中加入米粉以减少呛咳。食物品种要多样化,以增进食欲。进食宜少量多餐,痉咳后15 min左右进食为宜,喂食不能过快,食后少动,以免引起呕吐。食物温度要适宜,因为过凉或过热的饮食都可以导致患儿的咳嗽和呕吐。呕吐后及时清洗口腔、耳道或颈部残留的呕吐物,稍等片刻后重喂,大多不再呕吐。有舌系带溃疡者,局部涂甲紫。

(5) 预防感染的传播:给予患者呼吸道隔离,隔离至起病后40 d或出现痉挛性咳嗽后30 d。对患儿进行单人间隔离,限制探视,减少交叉感染。护士应严格执行无菌技术操作流程,规范洗手,做好患儿的基础护理,保持皮肤清洁,衣服整洁舒适。嘱家长将患儿的奶具进行严格消毒处理。病房每天用悬挂的空气消毒机定时消毒2次,每次1 h。患儿出院后要做好终末处理,床单、被套用含氯消毒液浸泡后才可送到洗衣房进行清洗,该病房经严格消毒通风后才可再收新入患者。

(6) 防止窒息:与家长一起评估引起窒息的危险因素及表现,痉咳频发伴窒息或抽搐者,应专人守护,将抢救车、抢救器械(吸引器)放于患儿床边,以备抢救时使用。密切观察患儿神志、面色、生命体征及咳嗽情况,及时发现窒息前征兆,如小躁动或双臂屈曲、双手握拳等,随之可出现眼睑发红、口唇青紫,甚至波及全身。患儿年龄越小越会在安静睡眠状态下发生,应高度警惕。遵医嘱给药,及时观察药物的疗效和不良反应。患儿出现窒息时,应沉着冷静、动作敏捷,立即将患儿置于俯卧位,将臀部抬高,手呈背隆掌空状扣背,使呼吸道分泌物能及时排出体外,必要时立即给予吸引器将分泌物吸出。指导家长合理喂养,少量多餐。保证充分的水分摄入,可以起到稀释呼吸道分泌物的作用。避免因大量进食而引起呛咳导致窒息,嘱家长减少对患儿的刺激,保持患儿处于安静状态,避免因哭闹、烦躁而引发呛咳。

(7) 对症护理

1) 高热的护理:与家长一起评估引起体温升高的原因和防治措施,指导家长识别体温升高的早期表现,如四肢冰凉、寒战等。每4小时观察一次体温,如有发热应及时通知医生。当体温>37.5℃时可给予物理降温,体温>38.5℃时可遵医嘱给予退热剂口服,给患儿多喝温开水,并于30 min后复测体温。尽量让患儿安静休息,指导家长给患儿易消化、清淡的流质或半流质饮食。加强皮肤护理,出汗后及时擦干汗液,更换汗湿衣物并避免受凉。如发现患儿体温不升,可用热水袋保暖,必要时进入暖箱保暖。记录患儿体温恢复正常所需要的时间。

2) 痉咳的护理:痉咳频繁者可用镇静剂、祛痰剂。阵咳特别严重者,也可加用泼尼松治疗;为稀释痰液,湿润呼吸道,可用蒸汽吸入或超声雾化,每天3~4次;小儿加用腹带可防止疝气;眼结膜出血可用眼药水滴眼保护;鼻出血时用无菌棉球或肾上腺素棉球填塞鼻腔止血;在痉咳时,护士必要时协助轻叩患儿背部,以利排痰,特别注意痉咳后长吸气或呕吐时,避免分泌物呛入而发生吸入性肺炎。

【健康教育】

1. 一般知识指导　指导家长按时给患儿进行预防接种,向其介绍本病的基本知识、传播途径、预防措施及自我保护的方式等。

2. 饮食指导　给予营养丰富、易消化的流质或半流质,少食多餐,耐心喂养,保证营养,增强体质。呕吐后及时洗脸、漱口,休息片刻后再补喂。入量不足、呕吐次数多者给予静脉输液。

3. 心理护理　对家长进行疾病知识教育,对患儿态度亲切,白天多安排室内或户外活动,分散患儿注意力。

4. 个人防护　①勤为患儿换衣服、剪指甲,加强个人卫生。②居室每天通风换气,保持阳光充足。病室每天紫外线照射1次,患者的痰液、口鼻分泌物随时消毒。③注意季节交替,避免寒冷、劳累、激动、吸入烟尘等因素刺激。④减少探视,注意隔离,少去人群密集的公共场所。⑤百日咳流行期间,发现疑似病例,应及早隔离治疗。密切接触者应严密观察,必要时口服红霉素预防。

5. 休息活动指导　对痉咳频繁、体弱、年龄小及有并发症者应卧床休息。保持侧卧位,以免呕吐物呛入气管。病室应安静、空气清新、阳光充足。冬季注意保暖,采用湿式打扫,以免尘土飞扬。避免烟雾、蒸汽刺激。

6. 预防指导　开展预防本病的健康教育,以避免疾病传播。讲解控制咳嗽发作的表现、治疗药物及疗程、本病对患儿的危害、饮食要求及发作诱因等,避免诱因,减少发作次数。

【护理评价】

1. 门诊患者　①情况稳定,家长知晓患儿服用药物的名称、用法,并能按时、按量、正确服药;②家长能识别药物的不良反应,并正确处理;③家长能做好患儿的各项基础护理工作;④症状好转。

2. 住院患者　①呼吸道通畅;②体温降至正常;③进食情况及营养状况改善;④无并发症发生;⑤住院期间未发生继发感染;⑥家长能表述窒息的表现、相关护理知识及隔离知识;⑦未发生传染。

学习效果评价·思考题

1. 百日咳的主要临床表现和治疗方法有哪些?
2. 百日咳的传播途径有哪些?
3. 百日咳常见护理诊断有哪些?
4. 如何对百日咳患儿家属进行健康教育?

(侯黎莉)

项目七 白 喉

案例导入

患儿,男,5岁。因"咽痛、犬吠样咳嗽、声嘶3 d,呼吸困难2 h"入院。曾在其他医院按"化脓性扁桃体炎"抗感染治疗,出生后未进行预防接种。查体:体温37℃,脉搏120次/分,呼吸60次/分,吸气性呼吸困难,嘴唇发绀。双侧扁桃体Ⅲ度肿大,扁桃体上附有一层灰白色膜状物,不易拭去。两肺呼吸音清。心律齐,第一心音低钝,未闻及杂音。四肢末端轻度发绀、冰冷。

请问:该患儿入院后,护士应从哪些方面对其进行评估?针对其焦虑、恐惧可以进行哪些方面的护理?患者目前存在的主要护理问题是什么?如何对该患儿及其家长做好健康指导?

分析提示

患儿入院后,护士应通过全面收集相关资料,包括现病史、既往史、临床表现、实验室检查结果等进行评估,做好病情观察和疾病护理;同时,重视心理护理,帮助患儿减轻焦虑、恐惧等不良情绪;针对呼吸困难、四肢发绀及冰冷的症状,提供相应的护理措施;对患儿和家长做好疾病指导和宣教,促进患儿康复。

【概述】白喉(diphtheria)是由白喉棒状杆菌引起的急性呼吸道传染病。其临床特征为咽、喉、鼻等处黏膜充血、肿胀,并有不易脱落的灰白色假膜形成,以及由细菌外毒素引起的全身中毒症状,病情严重者可并发中毒性心肌炎和周围神经麻痹。

知识链接

白喉曾经是大规模频繁暴发的恐怖疾病。1735~1740年白喉曾造成新英格兰部分城镇80%的10岁以下儿童死亡。随着免疫接种的大力推行,白喉暴发现在已经很少见,但仍然存在。吉尼斯世界纪录把白喉评为"最具复活能力的疾病"。

【病原学】白喉棒状杆菌属于棒状杆菌属,革兰染色阳性。无荚膜、鞭毛,不产生芽胞。侵袭力较弱,但可产生强烈的外毒素(白喉毒素)。白喉毒素是主要致病物质,主要侵犯神经、心肌和肾上腺。白喉棒状杆菌对外界环境的抵抗力较强,耐干燥、寒冷,但对湿热的抵抗力不强,60℃ 10 min死亡,煮沸后可迅速被杀死,对化学消毒剂敏感。

【流行病学】

1. **传染源** 传染源是患者和带菌者。患者在潜伏期末即有传染性,恢复期带菌一般不超过4 d,最长12 d。不典型及症状较轻的患者因不能及时诊断,对白喉传播更具危险性。健康带菌者易被忽视而成为重要的传染源,有较大的流行病学意义。

2. **传播途径** 主要经呼吸道传播。白喉棒状杆菌存在于假膜、鼻咽腔或鼻分泌物内,经飞沫而传播。此外,也可通过被污染的手、玩具、饮食等传播,还可通过破损的皮肤或黏膜而感染。

3. **人群易感性** 人群普遍易感,1～5岁易感性最高,5岁以上逐渐下降。由于白喉预防接种的广泛开展,儿童的免疫力普遍增强,疾病高发年龄后移。患病后可产生持久的免疫力。

4. **流行特征** 白喉在世界各地均有发病,以温带多见,好发于秋、冬和初春。通常散发,偶见暴发流行。我国目前已在人群中较好地开展了白喉的基础免疫和加强免疫,很多地区连续多年无病例。

【发病机制】 当呼吸道黏膜局部有损伤时,白喉棒状杆菌的侵袭力增强,造成黏膜上皮细胞坏死、血管扩张,大量纤维蛋白渗出及白细胞浸润。细菌繁殖过程中产生的外毒素更加重了局部的炎症、坏死,渗出的纤维蛋白与坏死细胞及白细胞、细菌等凝结在一起覆盖在破坏的黏膜表面形成本病的特殊病变,即假膜(pseudomembrane)。假膜一般为灰白色,有混合感染时可呈黄色,伴有出血时可呈黑色。边缘较整齐,不易脱落,用力剥脱时可见出血点。

【临床表现】 潜伏期1～2 d,一般为2～4 d。根据病变部位,可分为咽白喉、喉白喉、鼻白喉和其他部位的白喉。成人和年长儿童以咽白喉居多,其他类型的白喉较多见于幼儿。

1. **咽白喉** 最常见,占白喉发病率的80%左右。根据病变范围及症状轻重又可分为以下类型。

(1) 无假膜咽白喉:无发热或轻微发热,全身中毒症状较轻,部分患者可仅有上呼吸道症状。查咽部仅有轻度炎症,扁桃体肿大,但无假膜形成。此类患者易被漏诊和误诊。

(2) 局限型咽白喉:多见于成人及已有部分免疫力的年长儿童。起病缓慢,可有低热或中等度热,有全身不适、疲乏等全身症状。扁桃体充血,稍肿胀。假膜范围局限于一侧或双侧扁桃体,或腭弓、腭垂等处,呈灰白色,边界清楚,不易剥离,若用力拭去,可引起少量出血,并在24 h内又形成新的假膜。颌下淋巴结常可肿大、微痛,但其周围组织无水肿。

(3) 播散型咽白喉:多见于年幼儿童。患者全身中毒症状明显,进而可出现循环衰竭现象。假膜可扩散到咽后壁、鼻咽部,甚至口腔黏膜,大而厚。假膜周围黏膜红肿,扁桃体肿大明显。颌下淋巴结及颈淋巴结肿大,有压痛,淋巴结周围可有水肿。

(4) 中毒型咽白喉：患者出现严重中毒症状和循环衰竭现象，有时有心脏扩大、心律失常。假膜范围广，多呈黑色，扁桃体及咽部高度肿胀，咽门可因此而堵塞。颈淋巴结肿大，周围组织有水肿，致使颈部甚至锁骨附近组织肿胀，似"牛颈"。患者如不及时治疗，多在2周内死亡。

2. **喉白喉** 占白喉发病率的20%左右。大多由咽白喉扩散至喉部所致，也可为原发性。原发性喉白喉多见于1～5岁幼儿，表现为"犬吠"样咳嗽，声音嘶哑甚至失声。患者会有程度不等的吸气性呼吸困难，吸气时可有蝉鸣音，严重者可见三凹征。由于毒素吸收较少，故全身中毒症状并不严重。继发性喉白喉常发生在咽白喉基础上，伴有喉白喉的临床表现，全身中毒症状严重。

3. **鼻白喉** 此型罕见。可单独存在，或与咽白喉、喉白喉同时存在，多见于婴幼儿。病变范围小，症状轻微，主要表现为鼻塞，流浆液血性鼻涕，以后转为厚脓涕，经久不愈。鼻孔外周皮肤及上唇发红、糜烂、结痂。患儿无发热或轻微发热，常出现哺乳障碍、张口呼吸、睡眠不安等。

4. **其他部位白喉** 白喉棒状杆菌可侵入外阴、脐、食管、中耳、眼结膜及皮肤损伤处，在不同部位出现假膜和化脓性分泌物。皮肤白喉常见于皮肤创伤之后，皮损往往经久不愈，愈合后可有黑色素沉着。皮肤白喉虽然症状不重，但病程迁延，且易于传播白喉。

5. **并发症**

(1) 中毒性心肌炎：为本病最常见的并发症，多发生于病程的第2～3周。毒血症越重，心肌炎发生也越早、越重。患者可表现为极度乏力、面色苍白、烦躁不安、心前区疼痛、心律失常、房室传导阻滞、第一心音低钝、心脏可扩大、心电图出现异常。

(2) 周围神经麻痹：以运动神经受损为主，多发生于病程的第3～4周。临床上以软腭麻痹最多见，表现为言语不清，呈鼻音，进流质饮食常从鼻孔呛出，腭垂反射消失。其次为眼肌麻痹，若动眼神经受损，可出现眼睑下垂，看不清近处的物体。若展神经受损，可引起内斜视。白喉引起的麻痹，基本上都能在数周至数月内恢复而不留后遗症。

(3) 其他：如周围循环衰竭、支气管肺炎、急性咽喉炎、化脓性中耳炎、淋巴结炎、败血症、中毒性肾病及中毒性脑病等。

【实验室及其他检查】

1. **血常规检查** 白细胞计数增高，一般为$(10～20)×10^9/L$，中性粒细胞增高显著。

2. **细菌学检查** 在假膜和黏膜交界处涂抹，进行涂片检查和细菌培养，常可找到白喉棒状杆菌。必要时可做白喉棒状杆菌毒力试验。

3. **血清学检查** 采用荧光抗体法，在荧光显微镜下检测白喉棒状杆菌，可早期诊断。

4. **其他检查** 中毒性心肌炎时，心电图显示P-R间期延长，ST-T段改变。肝、肾损伤时，尿素氮、肌酐、肝功能出现异常。

【治疗要点】

1. **一般治疗** 患者应严格卧床休息，一般不少于3周，重者4～6周。合并心肌炎者,绝对卧床休息。注意口腔和鼻部卫生。

2. **病原治疗**

(1) 白喉抗毒素(diphtheria antitoxin,DAT):抗毒素为治疗白喉的特效药,应早期、足量使用。对高度可疑或临床病例,不必等待化验结果,及时治疗。抗毒素的剂量根据假膜的范围、部位、中毒症状的轻重和治疗早晚而定。

(2) 抗生素:首选青霉素,疗程7~10 d,至症状消失、白喉棒状杆菌培养转阴为止。青霉素过敏者,可用红霉素代替。

3. **对症治疗**

(1) 心肌炎的治疗:患者应卧床休息,烦躁者给予镇静剂。可用泼尼松口服,症状好转后逐渐减量。严重患者可用三磷酸腺苷(ATP)20 mg,辅酶A 50 U,溶于5%~10%葡萄糖溶液50~100 ml中静脉滴注。

(2) 喉梗阻的治疗:对轻度喉梗阻者需密切观察病情进展,随时准备气管切开。呼吸困难较重,出现三凹征时,应立即行气管切开,并在切开处钳取假膜,或滴入胰蛋白酶或糜蛋白酶以溶解假膜。

【预防】

1. **管理传染源** 白喉患者应及时隔离、积极治疗,隔离至症状消失、鼻咽或其他部位病灶的细菌培养连续2次阴性为止。如无培养条件,起病后隔离2周。积极治疗带菌者。对密切接触者应观察7 d,并做鼻咽拭子培养和白喉棒状杆菌毒素试验。

2. **切断传播途径** 呼吸道隔离,患者的分泌物和用具需严格消毒。呼吸道分泌物用双倍量的5%甲酚或苯酚溶液处理1 h,污染的衣物和用具煮沸15 min。

3. **保护易感人群** 要组织好人群的预防接种工作。婴儿在3、4、5月龄各接种一针百白破三联疫苗,1.5~2岁时再加强一针。7岁和15岁时各接种一次精制白破二联类毒素,以加强对白喉的免疫持久性。必要时成人也应加强免疫。对白喉易感者因体弱或患病不能接受疫苗接种的,可给予抗毒素做被动免疫。

【预后】白喉的病死率与患者的年龄、临床类型、有无并发症、治疗早晚、是否应用抗毒素等有关。年龄小、症状严重、有中毒性心肌炎等并发症及治疗晚者,病死率高,预后差。

【护理评估】

1. **现病史** 了解患者的发病情况和主要临床表现,注意气道是否通畅,是否有喉梗阻的迹象,有无心肌炎或周围神经麻痹。

2. **健康史** 具体评估内容参见第一章项目七。

【常用护理诊断/合作性问题】

1. **体温过高** 与白喉棒状杆菌感染有关。

2. **低效性呼吸型态** 与喉梗阻有关。

3. **有窒息的危险** 与喉梗阻有关。

4. **焦虑** 与隔离治疗、担心预后有关。

5. **恐惧** 与病情严重、呼吸困难有关。

6. 潜在并发症　中毒性心肌炎、周围神经麻痹。

【护理目标】患者能配合降温的处理，体温得到控制，舒适感增加；能正确认识疾病，应对能力增强，焦虑、恐惧感减轻或消失；能维持正常呼吸功能，没有发生窒息；没有发生中毒性心肌炎、周围神经麻痹等并发症。

【护理措施】

1. 一般护理　实施严密呼吸道隔离，至症状消失、鼻咽或其他部位病灶的细菌培养连续 2 次阴性为止。给予高热量、高蛋白、富含维生素、清淡易消化的食物，保持水、电解质平衡。有吞咽困难者给予鼻饲，每天少量多次缓慢注入。严格卧床休息，一般至少 3 周，有心肌炎者延至 6 周以上。给予生活护理，做好皮肤、鼻、口腔的清洁护理。

2. 病情观察　密切观察生命体征、精神状况等，注意有无呼吸困难、发绀、四肢厥冷、言语不清、进流质饮食呛咳等症状。密切监测心电图变化。

3. 对症护理

（1）高热：参见第一章项目七相关内容。

（2）呼吸困难：保持呼吸道通畅，维持正常呼吸功能。若发现患者有严重呼吸困难，应及时报告医生，并配合医生进行气管插管、气管切开或使用人工呼吸机辅助呼吸。

4. 用药护理　及时、准确使用 DAT、抗生素等药物，并观察其疗效和不良反应。使用镇静药物时，必须严格掌握药物剂量及用药间隔时间，并注意观察患者的呼吸和意识状态。对使用激素的患者，应严密观察有无上消化道出血、继发感染、精神欣快等表现。为避免抗毒素、青霉素的过敏反应，在注射前必须做皮肤过敏试验。

5. 心理护理　患者常可由于不适、症状明显、担心疾病预后而出现焦虑不安、紧张，甚至恐惧等不良情绪。因此，在护理过程中要有高度的责任心和同情心，给予患者关心和照顾，细心倾听患者的诉说，并尽量满足其需求。同时鼓励患者树立战胜疾病的信心，克服悲观情绪和焦虑状态，以最佳的心理状态积极配合治疗和护理。另外，引导患者家属和亲友给予患者心理支持和帮助。

6. 健康指导　做好疾病知识宣教，向患者及家属强调积极配合治疗、休息与隔离的重要性。嘱患者养成良好的个人卫生习惯，流行期间避免前往空气流通不畅、人口密集的公共场所。指导患者遵医嘱用药，且能识别所服药物的不良反应。向患者和家属讲述预防接种的重要性。

【护理评价】

（1）患者体温下降，舒适感增加。

（2）患者应对能力增强，焦虑、恐惧感减轻。

（3）患者未发生窒息、中毒性心肌炎、周围神经麻痹等并发症，或发生后及时得到发现和处理。

（4）患者能陈述隔离的目的，并切实遵守有关制度；能了解预防疾病的重要性及预防方法。

> **学习效果评价·思考题**
>
> 1. 白喉的流行病学特点是什么？
> 2. 白喉的临床表现有哪些？
> 3. 白喉的治疗要点是什么？
> 4. 如何对白喉患者进行健康指导？

（陈　瑜）

项目八　鼠　疫

案例导入

患者，男，41岁。因"发热、呕吐、腹泻、咳嗽 2 d"入院。患者为一名牧民，2 d前在放牧时发现一只旱獭，带回家后剥皮加工后食用。查体：体温 39.5℃，脉搏 120 次/分，呼吸 25 次/分，血压 130/80 mmHg。右腋下、右腹股沟淋巴结肿大，伴剧烈疼痛。听诊双肺呼吸音粗糙，闻及散在湿啰音。实验室检查：痰涂片和淋巴结穿刺涂片检查，镜下可见革兰阴性杆菌。血液、淋巴液、咽部分泌物中均分离出鼠疫耶尔森菌。

请问：该患者入院后，护士应从哪些方面对其进行评估？患者目前存在的主要护理问题是什么？如何对该患者及其家属做好健康指导？

分析提示

患者入院后，护士应通过全面收集患者相关资料，包括现病史、既往史、临床表现、实验室检查结果等进行评估，做好病情观察和疾病护理，同时重视心理护理；针对高热、疼痛等症状，提供相应的护理措施，并密切观察病情变化，预防并发症的发生；对患者和家属做好疾病指导和宣教，尤其是疾病预防和隔离的指导，促进患者康复，控制疾病蔓延。

【概述】鼠疫（plague）是鼠疫耶尔森菌引起的烈性传染病，系广泛流行于野生啮齿动物间的一种自然疫源性疾病。主要通过带菌的鼠蚤为媒介，经人的皮肤传入引起腺鼠疫，经呼吸道传入引起肺鼠疫。临床表现为发热、严重毒血症症状、淋巴结肿大、肺炎、出血倾向等。本病传染性强，病死率高，属国际检疫传染病，我国传染病防治法将其列为甲类传染病之首。

> **知识链接**
>
> 鼠疫在世界历史上曾有3次大流行,死亡人数以千万计。第1次大流行发生在公元6世纪,从地中海地区传入欧洲,死亡近2 500万人。第2次大流行发生在14世纪,波及欧、亚、非三洲,即历史上著名的黑死病,共5 500万~7 500万人在这场疫病中死亡。有人认为这场疫病严重打击了欧洲传统的社会结构,削弱了封建与教会势力,间接促成了后来的文艺复兴与宗教改革。米兰人在与疾病的抗争中无意间找到了一种阻挡瘟疫蔓延的有效办法——隔离。这是人类对传染病第一次建立隔离制度,并一直沿用至今。这场疾病也在客观上促进了医学的进步,改变了人类的卫生保健史。一个名叫希利亚克的医生在教皇的支持下开始解剖死者的尸体,而在此之前解剖尸体被教会视为大逆不道。解剖学由此开始发展,西方医学逐渐认识了人体生理,进而促进了外科学的发展。欧洲人也由此改变了卫生习惯,欧洲各国积极加强基础卫生设施的建设,并且开始重视对垃圾的处理。第3次大流行发生在19世纪,首先在中国云南发生了鼠疫,然后在广东暴发并传至香港,经过航海交通,最终散布到所有有人居住的大陆。此次流行传播速度之快、波及地区之广,远远超过前两次大流行。

【**病原学**】鼠疫耶尔森菌简称鼠疫杆菌,可产生致病的内毒素。该菌对外界抵抗力较弱,对干燥、热和一般消毒剂均较敏感。阳光直射、煮沸1 min即可死亡,但在潮湿、低温及有机物内存活时间则较久。

【**流行病学**】

1. **传染源** 主要是鼠类和其他啮齿类动物。主要储存宿主是旱獭和黄鼠,它们对鼠的自然疫源的形成起重要作用。褐家鼠是次要储存宿主,但却是人间鼠疫的主要传染源。各型鼠疫患者均可作为人间鼠疫的传染源,其中肺鼠疫患者痰中可排出大量鼠疫耶尔森菌,是人间鼠疫的重要传染源。

2. **传播途径**

(1) 经鼠蚤传播:通过鼠蚤为媒介,构成"啮齿动物-蚤-人"的传播方式,是主要传播途径。

(2) 经皮肤传播:接触患病啮齿类动物的皮、肉、血或患者的脓血或痰,经皮肤伤口而感染。

(3) 经呼吸道传播:肺鼠疫患者痰液中的鼠疫耶尔森菌可借飞沫构成"人-人"之间的传播,并可造成人间鼠疫的大流行。

(4) 经消化道传播:食入患病动物,经消化道感染。

3. **人群易感性** 人群普遍易感,病后可获得持久免疫力。

4. **流行特征** 人间鼠疫以非洲、亚洲、美洲发病最多。我国主要发生在云南和青藏高原。男性发病率普遍高于女性,以10~39岁居多,多见于农牧人员及其子女。人间鼠疫多发生在夏、秋季节。

【发病机制】鼠疫耶尔森菌经皮肤侵入后,经淋巴管至局部淋巴结引起强烈的出血性、坏死性炎症反应,形成腺鼠疫。淋巴结里大量繁殖的病菌及毒素入血,经血液循环进入肺组织,则引起继发性肺鼠疫。由呼吸道排出的鼠疫耶尔森菌通过飞沫传入他人体内,引起肺部病变,形成原发性肺鼠疫。各型鼠疫均可发展为败血症型鼠疫。

【临床表现】潜伏期一般为 2~5 d,腺鼠疫多为 2~8 d,原发性肺鼠疫为数小时至 3 d。除轻型外的其他各型均起病急骤,患者有畏寒、发热,体温迅速升至 39~40℃,伴恶心、呕吐、头痛及四肢痛、颜面潮红、结膜充血、皮肤黏膜出血、意识模糊等。

1. 轻型鼠疫　近年来较常见。患者仅表现为不规则低热,全身症状轻微,全身淋巴结轻度肿大、压痛,无出血现象。

2. 腺鼠疫　最常见。主要表现为急性淋巴结炎,好发部位依次为腹股沟淋巴结、腋下淋巴结和颈部淋巴结,多为单侧。病初即有淋巴结肿大且发展迅速,淋巴结及其周围组织显著红、肿、热、痛,于起病后 2~4 d 达高峰。由于剧烈疼痛不能活动或被迫采取强迫体位是本病的重要特征。若治疗不及时,淋巴结很快化脓、破溃,患者于 3~5 d 内可因严重毒血症、休克、继发败血症或肺炎而死亡。

3. 肺鼠疫　可原发或继发于腺鼠疫。起病急,发展迅猛,患者全身中毒症状明显,发病数小时后出现胸痛、咳嗽、咳痰,痰为血性泡沫状。呼吸急迫与发绀迅速加重。肺部仅可闻及散在湿啰音或轻微的胸膜摩擦音,较少的肺部体征与严重的全身症状不相称。未经及时抢救者多于 2~3 d 内死于心力衰竭、休克。临终前全身皮肤高度发绀,呈黑紫色,故有"黑死病"之称。

4. 败血症型鼠疫　为最凶险的一型,多继发于肺鼠疫或腺鼠疫,原发败血症型鼠疫亦称暴发型鼠疫,较少见。继发者病初有肺鼠疫或腺鼠疫的相应表现而病情进一步加重。主要表现为寒战、高热、谵妄或昏迷,进而发生感染性休克、DIC 及广泛皮肤出血和坏死等。若处理不及时,患者可于数小时至 2~3 d 内死亡。

5. 其他类型鼠疫　如皮肤鼠疫、肠鼠疫、眼鼠疫、脑膜型鼠疫、扁桃体鼠疫等,均少见。

【实验室及其他检查】

1. 血常规检查　白细胞计数多明显升高,可高达 $(20\sim30)\times10^9/L$,中性粒细胞显著升高,可有轻至中度贫血及血小板计数降低。

2. 病原学检查　是确诊本病的依据。取动物的脾、肝等脏器或患者的淋巴结穿刺液、脓、痰、血、脑脊液等做涂片及送培养。

3. 血清学检查　采用间接血凝法(IHA)、酶联免疫吸附试验(ELISA)测定细菌抗原或抗体。用荧光标记的特异性抗血清检测可疑标本,也可达到快速诊断的目的。

【治疗要点】由于本病发病急、进展迅速、病死率高、传染性强,因此必须做到早发现、早诊断、早隔离、早治疗及疫区早处理,并按照《传染病防治法》规定及时上报有关部门。

1. 一般治疗　急性期绝对卧床,给予流质、半流质饮食和充足的液体,保证热量供应。

2. 病原治疗　早期、足量、联合使用抗生素是降低病死率的关键。可选用庆大霉素、链霉素、四环素、氯霉素、第 3 代头孢菌素等。

3. **对症治疗** 对烦躁不安及局部疼痛者,可给予镇静剂及止痛剂。中毒症状严重者可给予肾上腺皮质激素短期治疗。对呼吸困难者,应给予吸氧。对休克、DIC、心力衰竭者,应做相应处理。

4. **局部治疗** 腺鼠疫患者淋巴结切忌挤压,以防导致败血症发生,可予以湿敷至软化后方可切开引流。亦可用依沙吖啶等外敷,早期在淋巴结周围注射链霉素亦有一定疗效。皮肤病灶可涂链霉素或四环素软膏。眼鼠疫患者可用氯霉素眼药水滴眼。

【预防】

1. **管理传染源** ①灭鼠、灭蚤,监测和控制鼠间鼠疫。②加强疫情报告,患者应严密隔离于传染病房内。患者与疑似患者应分别隔离。腺鼠疫患者隔离至淋巴结肿大完全消散后再观察 7 d,肺鼠疫患者隔离至痰培养 6 次阴性。接触者医学观察 9 d,曾接受预防接种者应检疫 12 d。③患者的分泌物和排泄物应彻底消毒或焚烧。死于鼠疫者的尸体应用尸袋严密包扎后焚烧。④加强疫源地的监测,不仅鼠间鼠疫的情况,鼠疫宿主和媒介的密度消长也具有非常重要的预报价值。

2. **切断传播途径** 加强国际检疫和交通检疫,对来自疫区的车、船、飞机进行严格检疫并灭鼠灭蚤。对可疑旅客应隔离检疫。

3. **保护易感人群** ①加强个人防护,进入疫区的人员必须穿防护服和长筒胶靴,戴面罩、厚口罩、防护眼镜、橡皮手套等;②鼠疫患者的直接接触者、被疫区跳蚤叮咬者、接触了染疫动物分泌物及血液者,以及鼠疫实验室工作人员操作鼠疫菌时发生意外事故者,均应进行鼠疫预防性治疗;③疫区及其周围的人群,参加防疫工作的工作人员及进入疫区的医务工作者可考虑进行预防接种。

【预后】本病以往的病死率极高,败血症型鼠疫与肺鼠疫患者几乎无幸存者,腺鼠疫的病死率也高达 50%~90%。近年来,由于抗生素的及时应用,病死率已降至 5%~10%。

【护理评估】

1. **现病史** 了解患者的发病情况和主要临床表现,还应密切注意患者是否有感染性休克、败血症、DIC 等并发症。

2. **健康史** 具体评估内容参见第一章项目七。

【常用护理诊断/合作性问题】

1. **体温过高** 与鼠疫耶尔森菌引起的炎症反应有关。
2. **疼痛** 与鼠疫耶尔森菌感染致全身中毒、出血性坏死性淋巴结炎有关。
3. **皮肤完整性受损** 与鼠疫致皮肤局部红斑、疱疹、皮肤坏死等有关。
4. **潜在并发症** 感染性休克、败血症、DIC。
5. **恐惧** 与此烈性传染病导致高病死率有关。
6. **知识缺乏** 缺乏鼠疫预防、治疗、护理的知识。

【护理目标】患者能配合降温、缓解疼痛的处理,体温得到控制,疼痛减轻,舒适感增加;皮肤完整,无破损及感染;能正确认识疾病,应对能力增强,恐惧感减轻或消失;没有发生感染性休克、败血症、DIC 等并发症。

【护理措施】

1. 一般护理

（1）休息与隔离：①执行严格隔离，包括接触隔离和呼吸道隔离。具体措施参见第一章项目六。②嘱患者卧床休息，加强危重患者生活护理。

（2）饮食护理：鼓励患者多进食，给予高热量、高蛋白、高维生素、清淡易消化的流质、半流质饮食，保证充足液体，必要时给予静脉营养支持。

（3）皮肤护理：保持床单位清洁、平整，给患者床上擦浴，更换柔软宽松内衣，以减少对皮肤的刺激和摩擦。每2～4小时翻身并按摩受压部位，预防压疮的发生。

2. 病情观察　严密监测生命体征的变化，肺鼠疫患者应注意其肺部体征是否与全身中毒症状不相符合，有无败血症征象。对于败血症型鼠疫患者，应警惕是否出现感染性休克、DIC 等并发症。

3. 对症护理

（1）高热：参见第一章项目七相关内容。

（2）疼痛：观察全身疼痛的部位，注意疼痛的程度、性质、持续时间。注意疼痛的淋巴结的数量、部位、质地和肿大程度，有无与周围组织粘连，是否有化脓。观察患者有无因淋巴结疼痛所致的强迫体位，可以协助患者用枕头和毛毯支撑疼痛部位，以减轻肌肉张力、缓解疼痛。遵医嘱对肿大淋巴结给予热敷、局部用药外敷或周围注射抗生素。

4. 用药护理　熟悉治疗鼠疫的常用抗生素的使用方法，注意联合应用的配伍禁忌，观察药物的过敏反应和毒副作用。

5. 心理护理　由于本病传染性强、起病急骤、进展迅速、病死率高，患者及其家属或接触者可因疾病的突然袭击及对疾病缺乏认识而产生恐惧、焦虑心理。因患者处于全封闭的隔离状态，面对防护严密的工作人员，更加重了恐惧心理。因此，在护理过程中要重视对患者的心理支持，耐心解答患者的疑问，使之对疾病有较正确的认识，以平和的心态接受治疗和护理。另外，引导患者家属给予患者心理支持和帮助，进而减轻患者的心理压力。

6. 健康指导　做好疾病知识宣教，使群众了解本病的主要特征，提高他们的防病意识。做好灭鼠、灭蚤工作。向患者及家属强调积极配合治疗、休息与隔离的重要性。指导患者遵医嘱用药，教会其观察药物疗效和不良反应。

【护理评价】

（1）患者体温下降，舒适感增加，疼痛缓解。

（2）患者皮肤完整无破损，未发生压疮；未发生感染性休克、败血症、DIC 等并发症，或发生后及时得到发现和处理。

（3）患者应对能力增强，恐惧感减轻或消失。

（4）患者能陈述隔离的目的，并切实遵守有关制度；了解预防疾病的重要性及预防方法。

知识链接

鼠疫防治的"三不三报"制度

鼠疫可防、可控、可治,早期发现疫情、早期报告、及时处理疫区是制止鼠疫蔓延的关键措施。鼠疫防治的"三不三报"制度具体如下。

"三不"制度:不接触、不剥皮、不煮食病(死)旱獭及其他病死动物;不在旱獭洞周围坐卧休息,以防跳蚤叮咬;不到鼠疫患者或疑似鼠疫患者家中探视或吊丧。

"三报"制度:发现病(死)旱獭及其他病死动物要报告;发现鼠疫患者或疑似鼠疫患者应立即报告;发现原因不明的急死患者应立即报告。

学习效果评价·思考题

1. 鼠疫的流行病学特点是什么?
2. 鼠疫的临床表现有哪些?
3. 鼠疫的治疗要点是什么?
4. 鼠疫的预防措施有哪些?

(陈 瑜)

项目九 霍 乱

案例导入

患者,男,53岁,农民,初中文化。病前在一家酒店打工,具体工作是剖鱼。病前1周无异地外出史、无疑似病例接触史。平日有喝生水习惯。患者出现腹泻7h,加重4h,共腹泻12次。粪便性状先为黄色水样,后为米泔水样,伴呕吐3次,无发热。查体:体温36.6℃,脉搏126次/分,呼吸24次/分,血压85/40 mmHg。神志淡漠、烦躁不安、两肺呼吸音弱,未闻及啰音,心脏无杂音,腹软,剑突下有压痛,肝脾未及,肠鸣音活跃。皮肤弹性差,口唇干燥,眼窝凹陷。实验室检查,外周血常规:白细胞计数9.8×10^9/L,中性粒细胞79%,血红蛋白165 g/L;大便常规:

白细胞 0～3 个/HP,红细胞 0～2/HP。

请问:该患者入院后,护士应从哪些方面对其进行评估?针对其焦虑、恐惧可以进行哪些方面的护理措施?患者目前存在的主要护理问题是什么?如何对该患者做好健康指导?

分析提示

患者入院后,护士应通过全面收集患者相关资料,包括现病史、既往史、临床表现、实验室检查结果等进行评估,做好病情观察和疾病护理;同时重视心理护理,帮助患者减轻焦虑、恐惧等不良情绪;针对腹泻、呕吐、脱水等症状,提供相应的护理措施;对患者做好疾病指导和宣教,促进患者的康复。

【概述】霍乱(cholera)是由霍乱弧菌引起的烈性肠道传染病,主要经水和食物传播,发病急,传播快,被列为国际检疫传染病,在我国为甲类传染病。典型表现为起病急骤,无痛性泻吐大量水样或米泔水样排泄物、脱水、电解质紊乱及循环衰竭。一般以轻症患者多见,带菌者亦较多,重症及典型患者病死率极高。

知识链接

霍乱由食用被病原体污染的食物引起,发病高峰期在夏季,能在数小时内造成腹泻脱水,甚至死亡。霍乱是由霍乱弧菌所引起的,通常是由血清型 O_1 霍乱弧菌所致,但是在 1992 年曾经有 O_{139} 的新血清型造成的流行。霍乱弧菌存在于水中,最常见的感染原因是食用被患者粪便污染的水。霍乱弧菌能产生霍乱毒素,造成分泌性腹泻,即使不再进食也会不断腹泻。米泔水样的粪便是霍乱的特征表现。

【病原学】霍乱的病原体为霍乱弧菌,属弧菌属,革兰染色阴性。霍乱弧菌属兼性厌氧菌。具有耐热的菌体(O)抗原和不耐热的鞭毛(H)抗原,O 抗原特异性高。

霍乱弧菌产生 3 种毒素。Ⅰ型毒素:为内毒素,是制作菌苗引起疫苗免疫的主要成分。Ⅱ型毒素:为外毒素,即霍乱肠毒素,是霍乱弧菌在体内繁殖时产生的代谢产物。现已证明霍乱的剧烈腹泻就是由这种外毒素引起的,有抗原性,可使机体产生中和抗体。Ⅲ型毒素:在发病作用上意义不大。

WHO 腹泻控制中心根据霍乱弧菌的抗原特异性、致病性等不同将其分为 O_1 群霍乱弧菌[进一步可分为古典生物型和埃尔托生物型(为霍乱的主要致病菌)]、不典型 O_1 群霍乱弧菌(无致病性)、非 O_1 群霍乱弧菌即 O_{139} 血清型(含有 O_1 群霍乱弧菌相同的毒素基因,能引起流行性腹泻)。

霍乱弧菌在未处理的河水、塘水、井水中可存活 1～3 周,在水果蔬菜上能存活 1～5 d。

对热、干燥、酸及一般消毒剂均敏感。干燥 2 h 或加热 55℃ 10 min，霍乱弧菌即可死亡，煮沸后立即被杀死。在正常胃酸中，能存活 4 min。在自然环境中存活时间较长，在合适的外环境中甚至可存活 1 年以上。

【流行病学】

1. **传染源**　传染源为患者和带菌者。典型患者吐泻物中带菌较多，极易污染环境。轻症患者容易被忽略，健康带菌者不易检出，两者皆为危险传染源。个别慢性带菌者带菌可达数年，通常是胆囊带菌，排菌常为间歇性。

2. **传播途径**　霍乱是经口感染的肠道传染病，可经水、食物、苍蝇及生活密切接触而传播。常因水源或食物被污染造成暴发流行。

3. **人群易感性**　人群对霍乱弧菌普遍易感。患病后可获一定程度的免疫力，维持时间仅 1 至数个月，可再次感染。霍乱疫苗注射后的保护期不超过 6 个月。

4. **流行特征**　霍乱流行特点为来势猛、传播快、波及面广。在热带地区全年均可发病，在我国以夏秋季为主。本病扩散以近程或远程传播来实现，常呈跳跃式传播。流行强度主要有暴发和散发流行两种，常为水型或食物型暴发流行。

【发病机制与病理改变】霍乱弧菌随饮食进入胃内，如未被胃酸杀死即可进入肠道大量繁殖，通过产生大量肠毒素而致病。霍乱肠毒素分子由 A 亚单位和 B 亚单位构成。B 亚单位在神经氨酸酶的辅助作用下与小肠黏膜上皮细胞膜的神经节苷脂受体结合，使具有毒素活性的 A 亚单位进入细胞膜内，激活腺苷酸环化酶，促使细胞内的 ATP 变为环磷酸腺苷（cAMP），当细胞内 cAMP 浓度升高，使细胞大量分泌水和电解质，并抑制钠离子和氯离子的吸收，因而造成大量水分和电解质的丢失，导致剧烈的泻吐。

剧烈的腹泻和呕吐，导致水和电解质大量丢失，迅速形成严重脱水，因而出现微循环衰竭。钾、钠、钙及氯化物的丧失，可发生肌肉痉挛、低钠、低钾和低钙血症等。由于胆汁分泌减少，肠液中有大量水、电解质和黏液，所以吐泻物呈米泔水样。碳酸氢盐的丢失，形成代谢性酸中毒。由于循环衰竭造成的肾缺血、低钾及毒素对肾脏的直接作用，可引起肾功能减退或衰竭。

本病的病理变化主要是严重脱水和循环衰竭的表现，肠黏膜可无明显病变或仅有轻微炎症反应。

【临床表现】本病的潜伏期一般为 1~3 d（可数小时至 7 d）。多为突然起病，古典生物型与 O_{139} 型霍乱弧菌引起的霍乱症状较重；埃尔托生物型所致者常为轻型，隐性感染者较多。

1. **典型病例**　根据病程分为 3 期。

(1) 泻吐期：本期持续数小时或 1~2 d，多以剧烈腹泻开始，先泻后吐，一般无发热。多数不伴腹痛，少数患者有腹部隐痛，无里急后重。起初大便含粪质，后为黄色水样便或米泔水样便，有肠道出血者排出洗肉水样便，无粪臭。大便量多、次频，每天可达 10 余次，甚至排便失禁。O_{139} 型霍乱的特征是发热、腹痛比较常见，且可以并发菌血症等肠道外感染。呕吐一般发生在腹泻后，多为喷射状。呕吐物起初为胃内容物，后为水样，严重者可为米泔水样，少有恶心。

(2) 脱水期：频繁的泻吐使患者迅速出现失水和电解质紊乱，严重者出现循环衰竭，此期一般为数小时或 2~3 d。轻度脱水可见皮肤、黏膜稍干燥，皮肤弹性略差，一般失水量约 1 000 ml。中度脱水可见皮肤弹性差，眼窝凹陷，声音嘶哑，血压下降，尿量减少，失水量分为 3 000~3 500 ml。重度脱水者出现皮肤干皱（洗衣手），声音嘶哑，两颊深凹，腹呈舟状，神志淡漠或不清，极度无力，尿量减少，失水量约 4 000 ml。可出现代谢性酸中毒，临床表现为呼吸增快，严重者除出现库斯莫尔大呼吸外，可有意识障碍。

因严重泻吐使血液中电解质（钙、钾、钠等）大量丧失。低钙可引起肌肉痛，特别是腓肠肌和腹直肌最明显（俗称吊脚痧或绞肠痧）。低血钾可引起肌张力减低、腱反射消失、鼓肠，甚至心律失常。严重低钠可出现无力、淡漠、意识障碍及低血压等。

(3) 恢复期：腹泻停止，脱水纠正后症状逐渐好转或消失，尿量增加，体温、脉搏及血压恢复正常。少数患者可有反应性低热。

2. **临床类型** 根据临床表现，霍乱可分为以下 5 型。

(1) 无症状型：感染后无任何症状，仅呈排菌状态，称接触或健康带菌者，排菌期一般为 5~10 d，个别人可迁延至数月或数年，成为慢性带菌者。

(2) 轻型：患者微感不适，每天腹泻数次，大便稀薄，一般无呕吐和脱水表现，血压、脉搏均正常，尿量无明显减少。

(3) 中型：吐泻次数较多，每天达 10~20 次。大便呈米泔水样，有一定程度的脱水。血压降低，脉搏细速，24 h 尿量 < 500 ml。

(4) 重型：吐泻频繁，脱水严重；血压低，甚至测不出；脉速弱，常不能触及；尿极少或无尿。

(5) 暴发型：亦称干性霍乱，罕见。起病急骤，患者不待泻吐出现即因循环衰竭而死亡。

【实验室及其他检查】

1. **病原菌检查**

(1) 粪便检查：①粪便常规：约半数患者粪便有黏液，镜检仅见少数红、白细胞；②粪便涂片：取粪便直接涂片，用革兰染色镜检，可见弧菌排列成鱼群状；③粪便直接镜检：将新鲜粪便做悬滴或暗视野显微镜检，可见运动活泼呈穿梭状的弧菌。用暗视野检查可见流行样特征性运动。

(2) 细菌培养：将泻吐物标本接种于 pH8.4 的 1‰ 碱性蛋白胨水中增菌后，再接种到培养板上做分离培养，选择可疑菌落做玻片凝集试验，即可出报告。

(3) 聚合酶链反应（PCR）检测：可检测细菌的核酸，灵敏性极高，对不含活菌的标本也能做出诊断。

(4) 免疫学诊断：用高度特异性单克隆抗体检测霍乱弧菌 0~1 群抗原的 A 因子，较培养法阳性率可提高 20% 以上。

2. **血液检查** 血细胞比容、血浆比重、血红蛋白含量均升高，红细胞计数可达 $6.0 \times 10^{12}/L$ 以上，白细胞计数可达 $(15~30) \times 10^9/L$，分类中可见中性粒细胞及大单核细胞增多。血清钾、钠、氯、钙、二氧化碳结合力均可明显降低，尿素氮升高。

3. **尿常规检查** pH 降低，比重在 1.010～1.025 之间，尿中可有蛋白、红细胞、白细胞和管型。

【诊断要点】

1. **确诊标准** 符合以下 3 项中 1 项者可以确诊：①有泻吐症状，粪便培养有霍乱弧菌生长者；②流行区人群，有典型症状，但粪便培养无霍乱弧菌生长者，经血清凝集抗体测定效价呈 4 倍或以上增长；③虽无症状但粪便培养阳性，且在粪检前后 5 d 内曾有腹泻表现，并有密切接触史者。

2. **疑似标准** 有以下之一者，为可疑诊断：①具有典型临床症状的首发病例，病原学检查尚未肯定前；②霍乱流行期间有明确接触史，并发生吐泻症状而无其他原因可查者。

【治疗要点】治疗原则：早期、迅速、足量补充液体和电解质，抗菌及对症治疗。

1. **补液治疗** 补液原则是：先盐后糖，先快后慢，纠酸补钙，见尿补钾。

(1) 静脉补液：适用于重度脱水、不能口服的中度脱水及极少轻度脱水患者。补液种类是 5∶4∶1 液（每升含氯化钠 5 g、碳酸氢钠 4 g 和氯化钾 1 g，另加 50% 葡萄糖 20 ml，以防止低血糖发生）。静脉输液的量与速度一般以脱水程度为依据。补液速度最初 2 h 内应输入第 1 个 24 h 量的 1/3，并根据血压及时调整输液量和输液速度。

(2) 口服补液：口服补液不仅适用于轻、中度脱水患者，当重度患者在纠正低血容量性休克后，也可适用。WHO 推荐的口服补液盐（ORS），溶于 1 000 ml 饮用水中服用。

2. **抗生素治疗** 抗生素的使用能减少腹泻量，并可缩短泻吐期及排菌期，但不能替代补液措施。常用药物有多西环素、环丙沙星、诺氟沙星、复方磺胺甲恶唑。可选其中 1 种，连服 3 d。

3. **对症治疗** 重症患者补足液体后，血压仍较低，可加用肾上腺皮质激素及血管活性药物；严重低钾血症者应静脉滴注 10% 氯化钾溶液。急性肾衰竭者应纠正酸中毒及电解质紊乱，必要时采用透析治疗。

【预防】

1. 经常性预防措施

(1) 控制传染源：严格实施国境卫生检疫，设肠道门诊，对疑似患者做粪便碱性蛋白胨培养，及时发现患者，及早予以隔离治疗。对密切接触者应严密检疫 5 d。

(2) 切断传播途径：加强饮水消毒和食品管理，对患者和带菌者的排泄物进行彻底消毒。此外应消灭苍蝇、蟑螂等传播媒介。

(3) 提高人群免疫力：霍乱死菌苗或并用霍乱肠毒素的类毒素疫苗，保护率仅为 50%，保护期为 3～6 个月，因而只能用于霍乱流行时。用霍乱菌苗同霍乱类毒素联合疫苗可提高保护率。

2. 发生疫情时的临时扑灭措施

(1) 紧急疫情报告：要求电话报告和传报卡在 2 h 内同时进行。就地组织治疗抢救。凡疑似病例应做疑似霍乱报告、隔离及消毒。粪便培养每天 1 次，连查 2 次阴性，则可否定诊断，并做订正报告。

(2) 消灭疫源地,防止扩散,划分疫点与疫区,实行封锁及隔离消毒。

【预后】 霍乱发病急、传播快,属于甲类传染病。预后与疾病的病型、轻重、治疗的早晚及治疗是否恰当紧密相关。过去,古典生物型霍乱在流行初期或新发病地区,病死率可达20%~30%,个别地区可达50%,现在由于政府重视和诊疗水平的提高,病死率一般可控制在1%左右。婴幼儿、老年人如有合并症或并发症时则预后较差。

【护理评估】

1. 现病史　①腹泻及呕吐次数、量、性质;②饮食、接触史;③生命体征;④有无脱水、肌肉痉挛、低血钾、循环衰竭、代谢性酸中毒等症状。

2. 健康史　①一般资料:患者姓名、性别、年龄、职业、民族、文化程度、住址等;②既往史:手术史、过敏史、饮食史、既往日常生活型态、嗜好,女性患者需了解月经史、婚育史。

3. 各类检查　如护理体检、实验室检查、其他特殊检查结果。

4. 心理评估　运用行为观察、访谈技术,对患者的心理承受能力、疾病的认知程度及社会支持等进行评估。

5. 社会评估　包括职业及工作情况、目前享有的医疗保健待遇、经济状况、家庭成员对患者的态度和对疾病的了解、社会支持系统状况。

【常见护理诊断/合作性问题】

1. 体液不足　与频繁的呕吐、腹泻有关。
2. 焦虑　与对疾病的性质和程度,预后情况不了解有关。
3. 恐惧　与疾病对身体带来的损害及对生命的威胁有关。
4. 腹泻　与霍乱肠毒素致病有关。
5. 电解质紊乱　与霍乱弧菌感染造成剧烈泻吐,导致钾大量丢失有关。
6. 活动无耐力　与电解质紊乱引起的乏力有关。
7. 有传播感染的危险　与患者大便排菌量多有关。
8. 营养失调:低于机体需要量　与腹泻、呕吐致体液丢失过多、摄入不足有关。
9. 潜在并发症

(1) 急性肾衰竭及急性肺水肿:与霍乱弧菌感染造成剧烈泻吐导致脱水及未及时纠正酸中毒有关。

(2) 循环衰竭:与严重失水所致的低血容量性休克有关。

(3) 组织灌注不足:与体液丢失过多,补液不及时或不足有关。

【护理目标】 患者腹泻和呕吐等各类临床症状得到减轻或消失;舒适感增加;能正确认识疾病,应对能力增强,焦虑、恐惧感减轻或消失;并发症得到及时发现和处理;未发生循环衰竭等严重并发症。

【护理措施】

1. 一般护理

(1) 隔离:对疑似或已确诊为霍乱的患者,按甲类传染病实行严密隔离,是控制霍乱流行的重要环节。待患者症状消失后,粪便培养每天1次,连续3次阴性,住院不少于7 d,可准予出院。如无培养条件,须自发病日起住院隔离 14 d。慢性带菌者粪便培养 7 次阴性或胆汁培养每周 1 次,连续 2 次阴性可解除隔离。

(2) 传报:根据传染病防治法规定,霍乱传报时间城镇<2 h,农村<6 h,电话报告与传报卡同时进行,并组织就地抢救。凡疑似病例应做疑似霍乱报告、隔离、消毒。粪便培养每天 1 次,连查 2 次阴性,则可否定诊断,并做订正报告。

(3) 对症护理:患者脱水严重时,体温下降,四肢冰凉,应注意保暖。患者吐泻严重时,要严防窒息的发生,保持床单位的整洁,并协助患者保持肛周皮肤的清洁。肌痉挛时,可行局部热敷按摩等。

2. 静脉通道的建立　此是抢救患者成功的关键。由于患者浅静脉塌陷,可选择大静脉进行输液。必要时可建立多通道或加压静脉输液,以保证液体的及时输入。加压输液时,要有专人守候,及时更换液体,以防滴空时空气进入体内引起空气栓塞。

3. 饮食护理　患者剧吐时,可暂停饮食,待呕吐缓解后,可进流质。同时强调多饮水和口服补液的重要性。对轻、中型的患者应鼓励多饮口服补液盐;对重型的患者先予以静脉补液,待休克纠正,情况改善后,再改为口服补液。

4. 病情观察

(1) 血压和末梢循环的观察:为及时调整输液的速度和量提供可靠依据。待血压回升后,要减慢输液滴速,调整液体种类结构,防止急性肺水肿的发生。

(2) 正确记录 24 h 尿量:根据尿量判断肾功能改善情况,并能及时进行补钾,防止低血钾的发生。

5. 标本采集　选择正确的培养液,如 pH8.4 的 1% 碱性蛋白胨液,并及时送检。

6. 心理护理　告之患者及家属进行严密隔离的必要性和重要性,以取得理解和配合;告之患者及家属本病的临床过程及治疗方法,使患者消除紧张情绪,配合治疗,以尽快控制疾病的发展;并告诉患者进行有效地输液治疗后预后良好,消除患者的恐惧心理。

7. 健康教育

(1) 随访:治愈出院患者应每月做 1 次粪便培养,观察半年。

(2) 出院指导:患者出院后,应适当休息,逐渐恢复体力。注意饮食卫生,不饮生水、不食生的或半生的食品。特别是做到不暴饮暴食,以防胃酸被稀释而不能发挥正常的杀菌作用。

【护理评价】

(1) 患者泻吐症状逐渐减轻、消失,无循环衰竭发生。

(2) 患者未发生并发症或并发症被及时发现和处理;焦虑、恐惧减轻或消除。

(3) 患者未传播感染。

(4) 患者能陈述霍乱的预防方法。

> **学习效果评价·思考题**
>
> 1. 霍乱的主要临床表现及治疗方法有哪些？
> 2. 霍乱的传播途径有哪些？
> 3. 霍乱常见的护理诊断有哪些？
> 4. 如何对霍乱患者进行健康教育？

（陈 怡　朱咏梅）

项目十　炭　疽

> **案例导入**
>
> 　　患者，男，57 岁。因"发热，左上肢红肿、溃疡 5 d"入院。患者 10 d 前宰杀病羊时伤及左手，5 d 后出现发热，左手小指出现红色疱疹并破溃。查体：体温 39.5℃，脉搏 100 次/分，呼吸 20 次/分，血压 130/70 mmHg，神智清，精神差。左手小指有黑色溃疡，范围 2 cm×3 cm。左上肢红肿，布满大小不等水疱，有疼痛感。
> 　　请问：该患者入院后，护士应从哪些方面对其进行评估？患者目前存在的主要护理问题是什么？如何对该患者及其家属做好健康指导？
>
> **分析提示**
>
> 　　患者入院后，护士应通过全面收集患者相关资料，包括现病史、既往史、临床表现、实验室检查结果等进行评估；针对高热、皮肤溃疡等症状，提供相应的护理措施，并密切观察病情变化，预防并发症的发生；对患者和家属做好疾病指导和宣教，促进患者康复。

【概述】炭疽（anthrax）是指由炭疽杆菌引起的一种人畜共患急性传染病，俗称炭疽热、炭疽病。原系食草动物的传染病，人因接触这些病畜及其产品而被感染。临床主要表现为皮肤坏死、溃疡、焦痂和周围组织广泛水肿及毒血症症状。

【病原学】炭疽杆菌为革兰染色阳性、无鞭毛的粗大杆菌。在人及动物体内有荚膜，在体外不适宜条件下形成芽胞。炭疽杆菌繁殖体的抵抗力与一般细菌相同，但是芽胞的抵抗力很强，在室温干燥环境中可存活 20 多年。该菌对碘特别敏感，1∶2 500 碘液经 10 min 即可被杀死。

【流行病学】

1. 传染源　主要为患病的食草动物,其次是猪和狗,它们可因食入了污染物质(饲料、草、水等)而患病。人接触患病动物及其产品可感染。炭疽患者的痰、粪便及病灶渗出物也具有传染性。

2. 传播途径　①经皮肤黏膜传播:伤口直接接触病原菌而致病,病原菌毒力强,可直接侵袭完整皮肤;②经呼吸道传播:吸入带炭疽杆菌芽胞的尘埃、飞沫等而致病;③经消化道传播:进食被污染的食物或饮用水而致病。

3. 人群易感性　人群普遍易感,但多见于农牧民、屠宰人员、皮毛加工人员、兽医及实验室人员。发病与否与人体的抵抗力有密切关系,病后免疫力较持久。

4. 流行特征　炭疽在世界各地均有发病,我国多发生于牧区、半牧半农区和农区。6~9月份为流行高峰期。男性发病率普遍高于女性,以20~49岁居多。

【发病机制】炭疽杆菌从损伤的皮肤、呼吸道及胃肠黏膜进入体内后,首先在局部增生繁殖,产生大量毒素,导致组织和脏器发生出血性浸润、坏死和严重水肿,形成原发性皮肤炭疽、肺炭疽和肠炭疽。当机体抵抗力低下时,病原菌迅速沿淋巴管及血液循环扩散,导致败血症和继发性脑膜炎。

【临床表现】潜伏期一般为1~5 d,短至12 h,长至2周。根据感染途径不同,临床上常将炭疽分为以下几类。

1. 皮肤炭疽　最常见。通常发生于面、颈、肩、手和脚等裸露部位。初起在病原菌侵入处皮肤产生1个红色的小丘疹,很快变成水疱,周围组织硬而肿胀。不久,水疱化脓及自然破溃,病变中心发生坏死并结成硬而黑似炭块状焦痂,痂下有肉芽组织生成(即炭疽痈)。痂四周的皮肤发红肿胀,其上有小水疱和脓疱。患部附近的淋巴结常肿大、化脓。患者常有头痛、关节痛、发热等全身不适症状。大部分患者症状较轻,坏死的皮肤组织脱落后形成溃疡,最后形成瘢痕而愈。少数严重患者,局部皮肤红肿明显,形成大疱及严重坏死。患者有持续性高热、恶心、呕吐和全身酸痛等中毒症状,在数日或数周内可发生肺、肠、肝、脾、脑等器官的损害而迅速死亡。

2. 肺炭疽　可急性起病,轻者有低热、胸闷、胸痛、干咳等症状。重者以寒战、高热起病,患者会有剧烈咳嗽、咳血性痰、呼吸困难、气急喘鸣及发绀。肺部仅可闻及散在的细小湿啰音或有胸膜炎体征。肺部体征与病情常不相符。

3. 肠炭疽　较少见。表现为腹痛、腹胀、腹泻,大便为水样。重者继之高热、排血性大便,可出现腹膜刺激征和腹水,患者可因毒血症、败血症和衰竭在短期内死亡。

4. 脑膜炭疽(炭疽性脑膜炎)　多为继发性。起病急骤,患者有剧烈头痛、呕吐、昏迷、抽搐,明显脑膜刺激症状。脑脊液多呈血性,压力增高,细胞数增多。病情凶险,发展迅猛,患者多于2~4 d内死亡。

5. 败血症型炭疽　多继发于肺炭疽或肠炭疽。可伴高热、出血、毒血症、感染性休克、DIC等。

【实验室及其他检查】

1. 血常规检查　白细胞计数明显升高,一般在$(10~20)\times10^9$/L,中性粒细胞显著升高。

2. 病原学检查　取病灶渗出物、分泌物等做涂片或培养,可发现炭疽杆菌。

3. 血清学检查　间接血凝试验、补体结合试验等有助于诊断。

【治疗要点】

1. 一般治疗　患者卧床休息,给予流质、半流质饮食和充足的液体,必要时静脉补液,保证热量供应。

2. 病原治疗　青霉素为首选抗生素。对皮肤炭疽患者可分次肌内注射,疗程7~10 d。对肺炭疽、肠炭疽、脑膜炭疽和败血症型炭疽患者可做静脉滴注,同时合用氨基糖甙类抗生素,疗程延长至2~3周。对青霉素过敏者可使用环丙沙星、红霉素等。

3. 对症治疗　皮肤恶性水肿者可短期应用肾上腺皮质激素。出血严重者应适当输血。对休克、DIC者做相应处理。

4. 局部治疗　对皮肤局部病灶除取标本做诊断外,切忌挤压,也不宜切开引流,以防感染扩散而发生败血症。局部可用1∶2 000高锰酸钾液洗涤,并敷以抗生素软膏。

【预防】

1. 管理传染源　患者应严格隔离至创口愈合,痂皮脱落或症状消失,分泌物或排泄物培养2次阴性(相隔5 d)为止。对患者的用具、分泌物、排泄物及使用过的敷料等均应严格消毒或烧毁,尸体火化。对可疑病畜、死畜应该同样处理,严禁食用或剥皮。接触者应进行医学观察8 d。

2. 切断传播途径　对可疑污染的皮毛原料应消毒后再加工。畜牧收购、调运、屠宰加工要有兽医检疫。防止水源污染,加强饮食、饮水监督。必要时封锁疫区。

3. 保护易感人群　对高危人群可给予炭疽杆菌减毒活菌苗接种。与患者密切接触者,可以应用药物预防。对易感家畜定期进行疫苗接种。畜产品加工厂须改善劳动条件,加强防护设施。

【预后】炭疽患者能否痊愈与就诊的早晚有直接关系,早发现、早诊断、早治疗,治愈率很高,一般不会留下后遗症,也不会有生命危险。

【护理评估】

1. 现病史　评估患者的发病情况和主要临床表现,并注意是否有并发症。

2. 健康史　具体评估内容参见第一章项目七。

【常用护理诊断/合作性问题】

1. 体温过高　与炭疽杆菌引起的炎症反应有关。

2. 皮肤完整性受损　与炭疽杆菌致皮肤局部丘疹、疱疹、皮肤坏死等有关。

3. 潜在并发症　脑膜炎、感染性休克、败血症、DIC。

4. 恐惧　与知识缺乏、担心预后、严格隔离有关。

5. 知识缺乏　缺乏炭疽预防、治疗、护理的知识。

【护理目标】患者能配合降温的处理,体温得到控制,舒适感增加;皮肤溃疡愈合;能正确认识疾病,应对能力增强,恐惧感减轻或消失;没有发生脑膜炎、感染性休克、败血症、DIC等并发症。

【护理措施】

1. 一般护理

(1) 休息与隔离：①执行严密隔离措施，杜绝探视。医护人员接触患者时严格自我防护。污染的器械，患者使用的敷料、垃圾，患者的分泌物、排泄物，病室都应严格消毒。②嘱患者卧床休息，加强危重患者生活护理。

(2) 饮食护理：给予高热量、高蛋白、高维生素、清淡易消化饮食，保证足够的液体摄入，必要时给予静脉营养支持。

2. 病情观察　监测患者生命体征，密切观察神志、面色、四肢温度、毛细血管充盈情况、甲床颜色、尿量等，防止并发症的发生。

3. 对症护理

(1) 发热：参见第一章项目七相关内容。

(2) 皮肤护理：观察局部肿胀情况、水疱及溃疡发展情况。病灶部位禁挤压、触摸、切开引流，坏死组织及焦痂不可剪除。创面用 1∶2 000 高锰酸钾液洗涤，并用抗生素软膏涂抹后包扎。可将患处抬高或固定。

4. 用药护理　嘱患者遵医嘱服药。熟悉常用抗生素的使用方法，注意观察药物的过敏反应和不良反应。

5. 心理护理　患者大部分来自边远牧区，由于语言沟通上的障碍、生活习惯的不同及严密的隔离措施，往往会产生恐惧、焦虑等心理。因此，在护理过程中要重视对患者的心理护理，积极向其讲述炭疽的相关知识和严格隔离的重要性，热情、诚恳地关心帮助患者，使之对疾病有较正确的认识，更好地配合治疗和护理。另外，引导患者家属给予患者心理支持和帮助，促进患者康复。

6. 健康指导　指导患者和家属学习、认识炭疽的相关知识，意识到此病的危害性，从而自觉预防其发生。督促患者修剪指甲，注意个人卫生，禁止用手触摸病变部位，避免蚊虫叮咬。指导患者和家属学会观察病情变化。向患者介绍所服用药物的名称、用法，教会其观察药物的疗效和不良反应。

【护理评价】

(1) 患者体温下降，舒适感增加；皮肤溃疡愈合，未发生严重坏死。

(2) 患者未发生脑膜炎、感染性休克、败血症、DIC 等并发症，或发生后及时得到处理。

(3) 患者应对能力增强，恐惧感减轻或消失。

(4) 患者能陈述隔离的目的，并切实遵守有关制度；能了解预防疾病的重要性及预防方法。

学习效果评价·思考题

1. 炭疽的流行病学特点是什么？
2. 炭疽的临床表现有哪些？
3. 炭疽的治疗要点是什么？
4. 炭疽的预防措施有哪些？

（陈　瑜）

项目十一　细菌性食物中毒

案例导入

患者，男，48岁。因突感恶心、呕吐、腹痛、解水样便2次，至某医院的肠道门诊就诊。体检：体温39.5℃，腹部压痛明显，再次解水样便并带有黏液。此后，陆续有与该患者同样症状的市民来院就诊，经问诊这些患者系同事关系，中午时均食用某快餐店的盒饭，直至次日早晨7:00患者数共计50人。

请问：如果怀疑食物中毒，应如何处理？针对该患者的情况，护士应配合做好哪些方面的工作？

分析提示

当同一天接到相同消化系统症状及体征的患者，且在同一就餐地点时，应考虑食物中毒的可能，因此对患者采取紧急处理的同时，应及时报告医院院内感染科和当地食品卫生监督检验所。措施包括：停止食用中毒食品，及时采集患者的样本（呕吐物、排泄物），以备送检。对患者的急救治疗，护士应全面收集相关资料，包括现病史、健康史、既往史（药物过敏史）、临床表现、化验结果等进行评估；遵医嘱及时开放静脉通道，做好高热患者的护理、饮食指导、心理护理等护理措施的落实，促进患者康复。

【概述】细菌性食物中毒多发生在夏秋炎热季节，主要因食物在制作、储存、出售过程中处理不当被细菌污染所引起。导致发病的原因主要是由于细菌在肠道内大量繁殖引起的急性感染，常见的细菌有沙门氏菌、大肠埃希菌、变形杆菌和韦氏杆菌，污染了这类细菌的食物经过高温蒸煮，细菌多可被杀死，食入后可不引起中毒；另外，由于细菌在食物中大量繁殖，释放出外毒素，毒素被肠道吸收后引起中毒，属于这类中毒的常见细菌有葡萄球菌、肉毒杆菌。被这类细菌污染的食物经高温处理后虽可杀死细菌，却不能破坏毒素，食入后仍可发生中毒。

细菌性食物中毒是由进食被细菌或细菌毒素污染的食物而引起的急性感染中毒性疾病。临床上可分为胃肠型与神经型两大类，其中以胃肠型多见，神经型较少见。胃肠型食物中毒的临床表现以急性肠胃炎为主。

【病原学】引起胃肠型食物中毒的细菌种类很多，沙门菌属是常见的病原菌之一。病原菌广泛存在于猪、牛、羊、狗、鸡、鸭、鼠类的肠、内脏、肌肉中，在22～30℃时能在食物中大量繁殖，但不耐热，60℃ 15～30 min 可杀死，5%苯酚 5 min 亦可杀死。

【流行病学】

1. 传染源　被感染的动物、人和带菌的动物（如家畜、家禽及其蛋品、鱼类及野生动物）为本病主要传染源。

2. 传播途径　通过进食被污染的食物而传播。苍蝇和蟑螂可作为传播媒介。被细菌及其毒素污染的食物经口进入消化道而患病。食品本身带菌或在加工、储存过程中被污染。苍蝇、蟑螂也可作为沙门氏菌、大肠埃希菌污染食物的媒介。

3. 人群易感性　人群普遍易感，感染后所产生的免疫力弱，故可重复感染，多次发病。病后无明显免疫力。

4. 流行特征　多发生在有利于细菌在食物中繁殖的夏秋季，5～10月份较多，7～9月份尤易发生，此与夏季气温高、细菌易于大量繁殖密切相关，可散发，也可集体发病。患者的临床特点是：①发病与食入同一污染食物有明显关系，病情轻重常与进食量有关，停止进食被污染的食物后疫情便可控制；②潜伏期短，突然发病，临床表现以急性胃肠炎为主，肉毒杆菌中毒则以眼肌、咽肌瘫痪为主；③病程较短，多数在2～3 d内自愈。

【临床表现】

在食入污染食物 24 h 内出现急性胃肠炎的表现，一同进食者大批发病。起病急、畏寒或发热、恶心、呕吐。腹部不适，上、中腹持续或阵发性绞痛，水样便或带少量黏液，偶有脓血或血便，严重者可有脱水、酸中毒及休克。潜伏期短，超过 72 h 的患者可基本排除食物中毒。金黄色葡萄球菌食物中毒由存在于食物中的肠毒素引起，潜伏期 1～6 h。产气荚膜杆菌进入人体后产生不耐热肠毒素，潜伏期 8～16 h。侵袭性细菌如沙门氏菌、副溶血弧菌、变形杆菌等引起的食物中毒，潜伏期一般为 16～48 h。

临床表现以急性胃肠炎为主，有恶心、呕吐、腹痛、腹泻等。葡萄球菌食物中毒呕吐较明显，呕吐物含胆汁，有时带血和黏液；腹痛以上腹部及脐周多见；腹泻频繁，多为黄色稀便和水样便。侵袭性细菌引起的食物中毒，可有发热、腹部阵发性绞痛和黏液脓血便。副溶血弧菌食物中毒的部分患者大便呈血水样。产气荚膜杆菌 a 型菌食物中毒的病情较轻，少数 c 型和 f 型可引起出血性坏死性肠炎。摩根菌食物中毒还可发生颜面潮红、头痛、荨麻疹等过敏症状。腹泻严重者可导致脱水、酸中毒，甚至休克。

【诊断】

1. 血常规检查　沙门菌感染者白细胞计数多在正常范围。

2. 粪便检查　粪便中可见白细胞、红细胞。

3. 血清学检查　患病早期及病后 2 周的双份血清特异性抗体升高 4 倍者可明确

诊断。

4. **细菌培养** 将患者的呕吐物、粪便及进食的可疑食物做细菌培养，如获得相同的病原菌有利于诊断。

【**治疗要点**】食物中毒的治疗主要是清除毒物、控制感染、尽快补液和对症治疗，一些特殊细菌引起的中毒，如肉毒杆菌中毒还需要抗肉毒血清等特殊治疗。治疗要点包括：①一般治疗：卧床休息，流质或半流质饮食。感染型食物中毒者床边隔离。②对症治疗：腹泻、腹痛剧烈者暂禁食；不能进食者可补液，纠正水、电解质紊乱和酸中毒；血压下降者予以升压药；高热者用物理降温。③抗菌治疗：感染较重且为感染性食物中毒者，应及时选用抗菌药物，如喹诺酮类药物、氨基糖甙类药物或根据细菌培养及药物敏感试验选用有效抗生素。

【**护理评估**】

1. **现病史** 评估患者腹痛、腹泻的起病情况，大便次数、量、性质，有无诱发因素存在以及伴随症状。

2. **健康史** 包括评估：①一般资料：患者的姓名、性别、年龄、职业、民族、文化程度、住址等；②既往史：药物过敏史等。

【**常见护理诊断/合作性问题**】

1. **腹痛、腹泻** 病情轻重与毒素吸收的性质、程度密切相关。

2. **体液丢失** 与呕吐、腹泻致消耗过多、食欲缺乏、进食减少、热量摄入不足有关。

【**护理目标**】患者情绪稳定，腹痛、腹泻症状减轻，知晓饮食注意事项。

【**护理措施**】

1. **一般护理** 消化道隔离；卧床休息；给予易消化的半流质或流质饮食，注意补充水分。

2. **高热的护理** 体温过高(＞38.5℃)，可给物理降温或遵医嘱药物降温。并给予口腔护理及皮肤护理。

3. **腹泻的护理** 观察大便的次数、性状、量及生命体征，有无脱水及电解质紊乱的表现，排便频繁者注意肛周皮肤护理。

4. **健康教育** 注意食品安全的宣教，不暴饮暴食，不食不洁、变质、腐败的食物。

学习效果评价·思考题

1. 细菌性食物中毒的发病原因及特点有哪些？
2. 细菌性食物中毒的临床表现及护理措施有哪些？
3. 如何对细菌性食物中毒患者进行健康教育？

（劳越仙）

第三章 病毒性疾病患者的护理

> **学习目标**
> 1. 识记病毒感染性疾病的定义、常见症状及体征。
> 2. 理解病毒感染性疾病的专科护理技术及常用诊疗技术。
> 3. 学会常见病毒感染性疾病的护理评估要点和护理措施。
> 4. 学会运用护理程序对常见病毒感染性疾病患者进行正确评估、制订护理计划并实施及评价。

病毒是一类非细胞形态的微生物,寄生在细胞内。有传染性的完整病毒颗粒称为病毒体(virion),主要由核酸和结构蛋白构成。虽然病毒从大小、组成、宿主范围等多方面不同,但它们具有以下基本特征:①病毒的体积很小(20~300 nm),能通过最细的细菌滤器;②病毒由蛋白外壳包着的 RNA 或 DNA 基因组构成,有些病毒在衣壳外有脂蛋白膜包绕;③病毒只能在细胞内繁殖;④病毒在复制前首先脱掉外壳将其基因组解脱;⑤病毒普遍对抗生素具有抵抗作用;⑥病毒在机体引起的炎症反应一般无中性粒细胞反应,而淋巴细胞浸润则常突出。

在病毒性疾病的预防方面,广泛实施预防接种,降低了人群易感性,减少了传染源,有效控制病毒性疾病的蔓延。如天花、脊髓灰质炎、麻疹、乙型脑炎、狂犬病、乙型肝炎等传染病的疫苗自问世以来,相关发病率大幅下降。流行性出血热及获得性免疫缺陷综合征(AIDS)等病毒性疾病的控制也必然依靠有效的疫苗。目前,各种疫苗的研发正在进行中,对各种病毒性疾病的控制和消灭,寄希望于各种有效疫苗的普遍接种及人们健康意识的提高。

项目一 流行性感冒

> **案例导入**
> 患者,男,22岁。因"高热3d伴咳嗽、咳痰、乏力、头痛、四肢酸痛"入院。追问病史,2周前患者母亲有类似症状。无鸟禽接触史,无流感高发地旅游史。曾在医院发热门诊按"肺炎"抗感

染治疗。体温38.5℃,血常规示白细胞计数降低,X线胸片检查示肺炎。3 d后病情未见明显好转,予收治入院。入院后查鼻、咽拭子病毒检测,高度考虑流感病毒所致肺炎。予以床边隔离。患者自诉对所处的环境产生恐惧、焦虑。

请问:该患者入院后护士应从哪些方面对患者进行评估?针对其发热和焦虑可以给予哪些方面的护理干预措施?患者目前存在的主要护理问题是什么?如何为该患者做好康复护理?

分析提示

患者入院后,护士应通过全面收集患者相关资料,包括现病史、既往史、临床表现、影像学检查结果等进行评估,在做好病情观察和疾病护理的同时,重视心理和饮食护理,帮助患者完善各类检查及了解药物的不良反应;根据症状为患者提供专业安全的康复护理措施,做好出院指导和宣教,促进患者健康。

【概述】流行性感冒,简称流感,是一种急性病毒性呼吸道传染病。其抗原性易变,传播迅速。流感主要发生在冬春和秋冬交替季节,甲型和乙型流感常在冬季流行。发病高危人群为65岁以上老年人、儿童,以及心肺疾病、糖尿病、肾脏疾病、贫血和免疫力低下患者。

【病原学】流感病毒属正黏液病毒科,为单股、负链、分节段脱氧核糖核酸(RNA)病毒。常为球形囊膜病毒,直径80～120 nm(图3-1)。根据核蛋白和基质蛋白分为甲、乙、丙3型,其中甲型易暴发、扩散形成大流行。流感病毒不耐热,耐低温和干燥,真空干燥或-20℃以下仍可存活。对甲醛、乙醇及紫外线等均敏感。主要通过空气和呼吸道大颗粒分泌物传播,还可通过接触被污染的手、日常用具等间接传播。流感患者、隐性病毒感染者为主要传染源。流感病毒主要侵入呼吸道纤毛柱状上皮细胞,并在细胞内复制,

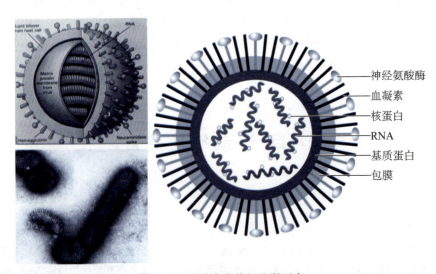

图3-1 流感病毒的细胞学形态

引起细胞变性、坏死与脱落。从病变细胞释放出的病毒或失活或侵入邻近上皮细胞。呼吸道细胞变性和病毒产物引起发热、全身酸痛和白细胞计数减少等。

原发性流感病毒性肺炎的特征是肺泡和细支气管内有血性渗出液,肺切面呈暗红色。镜下病理变化:呼吸道黏膜充血、水肿,伴单核细胞浸润,纤毛上皮细胞变性、脱落,胞质内可见包涵体。重型流感病毒感染可发生 DIC。

【流行病学】流感病毒最大特点是极易发生变异,尤其是甲型流感病毒 H 和 N 型最易发生变异而产生新的亚型,例如 H5N1、H7N9、H9N2、H7N7 等,可引起世界大流行;乙型流感病毒只因其抗原性量的变化而形成变种,不产生新的亚型,可引起散发和小流行;丙型流感病毒无抗原变异性,仅有散发而无流行。20 世纪全球暴发的 4 次流感大流行,分别是"西班牙流感""亚洲流感""香港流感"和"俄罗斯流感"。这 4 次流感大流行与其后的 2009 年甲型 H1N1 流感大流行均导致了严重的后果。在世界范围内,有 20%～30%的人被感染,其中 10%～15%的人发病,死亡患者超过 28 万人。

【临床表现】

1. 潜伏期　潜伏期一般为 1～7 d,多数为 2～4 d。一般无明显临床症状。

2. 临床分型

(1) 单纯型:此型最常见。急起高热,全身症状较重,呼吸道症状较轻。有显著头痛、肌肉关节酸痛、乏力、咽干及食欲缺乏等。部分患者有鼻塞、流涕、干咳等。

(2) 肺炎型(流感病毒性肺炎):起病时与单纯流感相似,但发病 1～2 d 内迅速加重。出现高热、全身衰竭、烦躁不安、咳血性痰液、呼吸急促、发绀。如治疗不当,可死于呼吸与循环衰竭。

(3) 中毒型:极为少见,病毒侵入神经系统和心血管系统引起中毒症状。临床上有脑炎或脑膜炎症状,主要表现为高热、昏迷,成人常有谵妄,儿童可出现抽搐,并出现脑膜刺激征。

(4) 胃肠型:儿童多见,以恶心、呕吐、腹泻、腹痛为主要症状。

(5) 非典型:与单纯型感冒难以区别。

【实验室及其他检查】

1. 血常规检查　白细胞计数正常或减少,嗜酸性粒细胞消失。

2. 病原学检查　①鼻黏膜印片检测抗原:取患者鼻甲黏膜印片,应用免疫荧光抗体技术检测病毒抗原,可快速诊断,有助于早期诊断;②病毒分离:按照《全国流感监测技术指南》要求,进行病毒分离;③核酸检测:用 PCR 直接检测呼吸道分泌物中病毒 RNA。

3. 血清学检查　采双份样本做补体结合实验或血凝抑制实验,抗体效价 4 倍或以上者,可以确诊,但需时长。

4. 其他检查　如 X 线、腰椎穿刺等检查。

【诊断要点】①根据病因、流行病学资料、临床表现可做出初步诊断;②主要与呼吸道感染、流行性脑脊髓膜炎、支原体肺炎等相鉴别;③病原学检查结果阳性可确诊。

> **知识链接**
>
> 感冒主要是指由呼吸道合胞病毒、鼻病毒、腺病毒、冠状病毒和副流感病毒引起的上呼吸道感染。流感与感冒的区别见表3-1。
>
> 表3-1 流感与感冒的区别
>
> | 特点 | 流感 | 感冒 |
> | --- | --- | --- |
> | 传染性 | 丙类传染病 | 非传染病 |
> | 季节性 | 有明显季节性 | 季节性不明显 |
> | 发热程度 | 多高热,可以伴有寒战 | 不发热或轻、中度热,无寒战 |
> | 发热持续时间 | 3～5 d | 1～2 d |
> | 全身症状 | 重,可有头痛、全身肌肉酸痛、乏力 | 少或没有 |
> | 并发症 | 中耳炎、肺炎,甚至脑膜炎或脑炎 | 罕见 |
> | 病程 | 5～10 d | 1～3 d |
> | 病死率 | 较高,可死于呼吸与循环衰竭 | 较低 |

【治疗要点】

1. **对症治疗** 可减轻症状、缩短病程和预防并发症。

2. **抗感染治疗** 早诊断、早治疗。治疗介入尽可能在发病24～48 h内。治疗药物以抗病毒药物(金刚烷胺、金刚乙胺、奥司他韦、扎那米韦)及清热解毒类中药(金银花、连翘)等为主。若继发细菌感染,应同时应用抗生素。

3. **预防性治疗** 加强监测,做好暴发调查和控制,及时接种流感疫苗。

> **知识链接**
>
> 流感是人类至今尚不能有效控制的世界性传染病。接种流感疫苗是降低季节性流感发病率、减少大流行期间发病率和死亡率的最重要干预措施之一。每年的冬季至次年春季是流感的发病高峰,常常出现局部范围的暴发。流感疫苗接种最佳时间:9～12月。流感疫苗适用人群:所有6个月龄以上并且没有疫苗接种禁忌证的人。不宜接种流感疫苗的人群:①对鸡蛋过敏者,因流感疫苗本身含有鸡蛋成分;②孕妇;③处于慢性病的急性发作期和发热性疾病的患者,可在康复2周后接种流感疫苗。

【护理评估】

1. 现病史　评估患者的发病情况和主要临床表现。

2. 健康史　①一般资料:患者的性别、年龄、所在地区近期是否有流感流行,是否与流感患者有密切接触,近期是否注射过流感疫苗等;②既往史:既往有无发热和类似发病史,有无过敏史。

3. 各类检查　如护理检查、实验室及辅助检查结果。

4. 心理-社会评估　包括评估患者的心理承受能力、对疾病的认知程度及社会支持系统等。

【护理诊断】

1. 体温过高　与流感病毒感染有关。

2. 营养失调　与长期发热、恶心、呕吐、热量摄入不足有关。

3. 疼痛　与病毒产物有关。

4. 活动无耐力　与体温过高造成的疲倦有关。

5. 恐惧、焦虑　与疾病对身体带来的损害、隔离环境有关。

6. 有传播感染的危险　与传播途径有关。

7. 潜在并发症　感染性休克、呼吸衰竭、循环衰竭等。

【护理目标】

1. 门诊患者　①患者情绪稳定,焦虑恐惧减轻;②体温维持在正常范围;③了解正确的自我防护方法。

2. 住院患者　①体温维持在正常范围;②营养的摄取适应新陈代谢的需要;③疼痛与不适得到缓解;④维持机体正常活动;⑤情绪稳定,焦虑减轻;⑥有效预防传染;⑦并发症得到及时发现和处理或无并发症发生。

【护理措施】

1. 门诊患者

(1) 迅速诊断并隔离是防控传染病的有效手段。询问患者主诉,观察发热情况,如有流感症状,及时到发热门诊就诊。输液患者中80%以上为不同程度上呼吸道感染者,护士可对他们做好流感防控知识的宣教工作:①让轻症患者居家休息观察,减少交叉感染概率;②发放口罩;③咳嗽、打喷嚏时用纸巾捂住口鼻,然后将污染纸巾扔进污物袋内;④在拥挤的输液室内避免近距离讲话,防止飞沫传播;⑤养成良好的个人卫生习惯,勤洗手,饭前便后、处理污染物品及打喷嚏、咳嗽和清洁鼻子后均要用肥皂彻底洗手。

(2) 做好失访患者追踪,实施流感个案管理。

(3) 提高家属检测率。

2. 住院患者

(1) 一般护理:流感急性期,应嘱患者卧床休息,保暖;给予高热量、高蛋白、高维生素、易消化的流质或半流质饮食,忌食油腻食物;定期监测体温。恢复期可适当运动,以增强抵抗力。

(2) 隔离:严密实施呼吸道隔离,让本病患者在同一病区集中;流感症状严重者,对其进行单独隔离治疗。保持室内通风,每天 2~3 次,每次 30 min,室温保持在 15~20 ℃ 之间,每天病室消毒 2 次。指导患者在打喷嚏、咳嗽时用纸巾将口、鼻捂住,然后将用过的纸巾丢入医疗垃圾袋中,待医院集中处理。每天用含氯消毒液对患者床、桌椅、生活用品及地面等进行擦拭。如果地面被呼吸道分泌物污染,则应在擦拭之前让含氯消毒液溶液作用于地面 0.5 h。医护人员在诊疗过程中应戴好帽子、口罩,每次诊疗完毕及时洗手。

(3)物理降温:对体温持续保持在 39 ℃ 以上的患者,应采用物理降温方法,如冰敷、乙醇擦浴等。在实施物理降温时,应严格执行各种降温方法的操作要点。必要时遵医嘱使用药物降温。各种降温处理 0.5 h 后,测量患者体温并准确记录。同时嘱患者多喝水,以补充因发热而增加的机体水分消耗,并加快体内毒素的排泄。

(4)用药指导:患儿应避免应用阿司匹林,以免诱发严重的 Reye 综合征(即脑病-肝脂肪变综合征,是甲型或乙型流感病毒感染肝脏、神经系统的并发症。临床表现为恶心、呕吐、嗜睡、昏迷和惊厥等神经系统症状,伴肝大、肝功能轻度损害)。金刚乙胺有一定的中枢神经系统不良反应,如头晕、嗜睡、失眠和共济失调等,老年及血管硬化者慎用,孕妇及癫痫患者禁用。应密切观察用药后的疗效和不良反应。

(5)心理支持:多数患者对流感缺乏充分的认识,对发病期的临床表现及所处的隔离环境产生恐惧、焦虑心理,进而不配合治疗。护士应对其进行近距离的操作,消除心理隔阂,获得信任,使其更加积极配合护理工作。鼓励社会人员及亲朋好友对患者进行精神支持,减少患者被遗弃感。

(6)健康指导:做好疾病预防指导,流感流行时应尽可能减少公众集会和集体娱乐活动,尤其是室内活动,以防止疫情扩散。向患者及家属强调积极配合治疗、休息及隔离的重要性。指导患者将使用过的食具煮沸,衣物、手帕等用含氯消毒液消毒或阳光下暴晒 2 h。接种疫苗是预防本病的关键措施,因此应向患者和家属讲述预防接种的重要性。

学习效果评价・思考题

1. 流感的主要临床表现及治疗方法有哪些?
2. 流感的传播途径有哪些?
3. 流感常见的护理诊断有哪些?
4. 如何对流感患者进行健康指导?

(丁君蓉)

项目二 病毒性肝炎

案例导入

患者,男,42 岁。1 个月前无明显诱因出现皮肤、巩膜黄染,尿色加深,呈浓茶样,伴乏力、食欲减退,进行性加重。肝功能检查:丙氨酸氨基转移酶(ALT)1 975 IU/L,天冬氨酸氨基转移酶(AST)1 498 IU/L,总胆红素 95.60 μmol/L,直接胆红素 45.1 μmol/L,碱性磷酸酶 159 U/L,乙型肝炎表面抗原(+),HBV-DNA:2.3×10^5。B 超检查示:慢性肝损。既往史:20 年前确诊乙型肝炎大三阳,未经治疗。家族史:母亲、姐姐患有慢性乙型肝炎。

请问:该患者入院后护士应从哪些方面进行护理评估?患者目前主要存在哪些护理问题?应从哪些方面给予护理?如何做好患者及家属的健康教育?

分析提示

护士应全面评估患者,包括现病史、既往史、临床表现、实验室指标等,根据患者的病毒分型给予针对性的护理措施和健康指导,帮助患者正确认知疾病,指导患者合理安排饮食和休息。

【概述】病毒性肝炎(viral hepatitis)简称肝炎,是由多种肝炎病毒引起的以肝脏炎症和坏死病变为主的一组全身性传染性疾病。按病原学分类目前确定有甲型、乙型、丙型、丁型及戊型肝炎,各型临床表现相似,以乏力、食欲缺乏、肝大、肝功能异常为主要表现,部分患者出现黄疸。甲型及戊型肝炎主要表现为急性肝炎,而乙型、丙型及丁型肝炎可转化为慢性肝炎,并可发展为肝硬化,且与肝癌的发生有密切的关系。

【病原学】肝炎的病原体是肝炎病毒,目前已证实的肝炎病毒有甲、乙、丙、丁、戊 5 种,亦不排除有未发现的肝炎病毒存在。

1. 甲型肝炎病毒(hepatitis A virus,HAV) HAV 属于小 RNA 病毒科的嗜肝病毒属。感染后在肝细胞内复制。在电镜下可见充实病毒的缺陷型,有抗原性,但无传染性。HAV 对外界抵抗力较强、耐酸碱,能耐 56℃ 30 min,室温下可生存 1 周,在贝壳类动物、污水、海水、泥土中可存活数月。60℃ 12 h 部分灭活;煮沸 5 min 全部灭活。紫外线(1.1W,0.9 cm 深)1 min、1.5～2.5 mg/L 余氯 15 min、3% 甲醛 5 min 可灭活。

2. 乙型肝炎病毒(hepatitis B virus,HBV) HBV 属于嗜肝 DNA 病毒科。在电镜下可见 3 种病毒颗粒:①Dane 颗粒,又称大球形颗粒;②小球形颗粒;③管状颗粒。HBV 的抵抗力很强,能耐 60℃ 4 h 及一般浓度的消毒剂,在血清中 30～32℃可保存 6 个月,-20℃可保存 15 年,但煮沸 10 min、65℃ 10 h 或高压蒸汽消毒可使之灭活。

3. 丙型肝炎病毒(hepatitis C virus,HCV) HCV 属于黄病毒科,丙型肝炎病毒属。HCV 基因组为线状单股正链 RNA。目前可将 HCV 分为 6 种不同基因型,1、2、3

型可再分亚型,我国以 1b 型为主。基因分型有助于指导抗病毒治疗。氯仿(10%～20%,v/v)、甲醛(1:1 000)6 h 及 60℃ 10 h 可使 HCV 灭活。

4. 丁型肝炎病毒(hepatitis D virus,HDV) HDV 是一种缺损 RNA 病毒,必须有 HBV 或其他嗜肝 DNA 病毒辅助才能复制、表达。

5. 戊型肝炎病毒(hepatitis E virus,HEV) HEV 属弯状病毒科。HEV 对高热、氯仿、氯化铯敏感。

【流行病学】

1. 甲型肝炎

(1) 传染源:甲型肝炎无病毒携带状态,传染源主要是急性期患者和隐形感染者。隐形感染者因其数量多,又不易识别,是最重要的传染源。潜伏期后期及黄疸出现前数日传染性最强。

(2) 传播途径:主要经口-粪传播,污染的水源、食物可导致暴发流行,日常生活密切接触多为散发性发病,输血传播罕见。

(3) 人群易感性:成人感染后可获终身免疫力。初次接触 HAV 的儿童易感性强。我国甲型肝炎以学龄前儿童发病率最高,青年次之。秋冬季发病率较高。

2. 乙型肝炎

(1) 传染源:HBV-DNA 复制的急、慢性乙型肝炎患者和无症状慢性病毒携带者。

(2) 传播途径:①血液传播:是主要传播方式,包括使用未经严格消毒的医疗器械、针刺、输血和血制品、共用牙刷及剃刀等;②生活密切接触传播:是次要传播方式,主要与接触患者的各种体液和分泌物、排泄物有关,患者的唾液、精液和阴道分泌物中均可存在 HBV;③母婴传播:主要经胎盘、产道分娩、哺乳和喂养等方式传播。随着乙型肝炎疫苗联合乙型肝炎免疫球蛋白的应用,母婴传播已大为减少;④性传播。

(3) 人群易感性:乙型肝炎表面抗体(HBsAb)阴性者均易感。高危人群包括:母亲为乙型肝炎表面抗原(HBsAg)阳性的新生儿、密切接触 HBsAg 阳性携带者、反复输血者或血制品者、有多个性伴侣者、血液透析患者、使用不洁注射器及经常接触血液的医务工作者、职业献血员等。随着年龄增长,经隐性感染获得免疫力的比例增加。感染或接种疫苗后出现 HBsAb 者具有免疫力。

3. 丙型肝炎

(1) 传染源:急、慢性患者和病毒携带者。

(2) 传播途径:与乙型肝炎相似。①血液传播:是 HCV 感染的主要方式,包括输血和血制品、静脉注射毒品、使用非一次性注射器和针头、使用未经严格消毒的医疗器械、针刺、共用剃须刀及牙刷、文身等;②性传播;③生活密切接触及母婴传播。

(3) 人群易感性:人群普遍易感。目前检测到的抗 HCV 并非保护性抗体。

4. 丁型肝炎

(1) 传染源:主要是急、慢性丁型肝炎患者和 HDV 携带者。

(2) 传播途径:输血或血制品是主要传播途径之一,其他包括经注射和针刺传播、日常生活密切接触、围生期传播等。

(3) 人群易感性：人类对 HDV 普遍易感，分为混合型感染和重叠感染两种形式。前者是指 HBV 和 HDV 同时感染；后者是指在 HBV 感染基础上感染 HDV，这类人群对 HDV 的易感性更强。目前仍未发现 HDV 的保护性抗体。

5. **戊型肝炎** 传染源和传播途径与甲型肝炎相似。戊型肝炎患者或隐性感染者是主要传染源，主要经口-粪传播。散发为主，暴发流行均由粪便污染水源所致。春冬季高发，隐性感染为主。

【**分期与临床表现**】潜伏期：甲型肝炎 2～6 周，平均 4 周；乙型肝炎 30～180 d，平均 70～80 d；丙型肝炎 2～28 周，平均 8 周；丁型肝炎 28～140 d；戊型肝炎 15～75 d，平均 6 周。甲型和戊型肝炎主要表现为急性肝炎。乙、丙、丁型肝炎除了表现为急性肝炎外，慢性肝炎更常见。5 种肝炎病毒之间可出现重叠感染或混合感染，导致病情加重。

1. **急性肝炎** 分为急性黄疸型肝炎和急性无黄疸型肝炎。

(1) 急性黄疸型肝炎：典型的临床表现有阶段性，分 3 期，病程 1～4 个月。

1) 黄疸前期：平均 5～7 d。表现为：①畏寒、发热、乏力及全身不适等；②消化系统症状：食欲缺乏、厌油、恶心、呕吐、腹胀、腹痛和腹泻等；③其他症状：部分乙型肝炎患者可出现荨麻疹、斑丘疹、血管神经性水肿和关节痛等。本病期末出现尿黄。

2) 黄疸期：持续 2～6 周。前期症状好转，而黄疸逐渐加深，尿色加深如浓茶，皮肤、巩膜黄染，约 2 周达到高峰。部分患者有肝内阻塞性黄疸的表现，出现短暂粪便颜色变浅、皮肤瘙痒等。体检常见肝大，质软，有轻压痛及叩击痛。部分患者有轻度脾大。血清胆红素和转氨酶升高、尿胆红素阳性。

3) 恢复期：平均持续 4 周。消化道症状消失，黄疸逐渐消退，肝脾回缩，肝功能逐渐恢复正常。

(2) 急性无黄疸型肝炎：较黄疸型肝炎多见。主要表现为消化道症状，多较黄疸型肝炎轻。因不易被发现而成为重要的传染源。

2. **慢性肝炎** 见于乙、丙、丁型肝炎。进一步分为轻度、中度和重度。

(1) 轻度慢性肝炎：反复出现乏力、食欲缺乏、厌油、肝区不适、肝大伴轻压痛，也可有轻度脾大。部分无症状体征。肝功能轻度异常。只有少数发展为中度慢性肝炎。

(2) 中度慢性肝炎：症状、体征和实验室检查介于轻度和重度之间。

(3) 重度慢性肝炎：有明显或持续出现的肝炎症状、体征，包括乏力、食欲缺乏、厌油、腹胀、腹泻；面色灰暗、蜘蛛痣、肝掌或肝脾大。肝功能持续异常。

3. **重型肝炎（肝衰竭）** 是一种最严重的临床类型，病死率高，各型肝炎均可引起肝衰竭。

(1) 临床表现：①黄疸迅速加深，血清胆红素>171 μmol/L；②肝脏进行性缩小，出现肝臭；③出血倾向，凝血酶原活动度（PTA）<40%；④迅速出现腹水、中毒性巨结肠；⑤肝性脑病早期可出现计算能力下降、定向障碍、精神行为异常、烦躁不安、嗜睡和扑翼样震颤等，晚期可发生昏迷，深反射消失；⑥肝肾综合征表现为少尿，甚至无尿，电解质、酸碱平衡紊乱及血尿素氮升高等。

(2) 肝衰竭分型：可分为 4 种类型。

1) 急性肝衰竭：起病较急，早期即出现上述肝衰竭的临床表现，尤其是病后 2 周出现Ⅱ度以上肝性脑病、肝脏明显缩小、肝臭等。

2) 亚急性肝衰竭：急性黄疸型肝炎起病 15～26 周内出现上述肝衰竭临床表现。肝性脑病多出现在疾病的后期，腹水明显。此型病程可长达数月，易发展为坏死性肝硬化。

3) 慢加急性肝衰竭：在慢性肝病基础上出现急性肝功能失代偿。

4) 慢性肝衰竭：在慢性肝炎或肝炎后肝硬化基础上发生肝衰竭。

(3) 肝衰竭发生的诱因：①病后未适当休息；②并发各种感染，常见胆系感染、原发性腹膜炎等；③长期大量饮酒；④服用对肝脏有损害的药物，如异烟肼、利福平等；⑤合并妊娠。

4. **淤胆型肝炎**　以肝内胆汁淤积为主要表现，又称为毛细胆管型肝炎。病程可达 2～4 个月或更长时间。临床表现似急性黄疸型肝炎，但自觉症状较轻，黄疸较深且具有以下特点：①"三分离"特征：黄疸深，但消化道症状轻，ALT 升高不明显，PTA 下降不明显。②"梗阻性"特征：在黄疸加深的同时，伴全身皮肤瘙痒，粪便颜色变浅或灰白色；血清碱性磷酸酶（ALP）、谷氨酰转肽酶（γ-GT）和胆固醇显著升高，尿胆红素增加，尿胆原明显减少或消失。

5. **肝炎后肝硬化**　在肝炎基础上发展为肝硬化，表现为肝功能异常及门静脉高压。

知识链接

肝掌是指慢性肝炎特别是肝硬化后，患者双手手掌两侧的大、小鱼际和指尖掌面有粉红色斑点和斑块，色如朱砂，加压后即变成苍白色，解除压迫后又呈红色，掌心颜色正常，可看见大量扩展连片的点片状小动脉（图 3-2）。肝掌为慢性肝炎、肝硬化的重要标志之一。

蜘蛛痣是指肝病时由于雌激素在肝脏代谢障碍，使体内雌激素水平增高而引起的毛细血管扩张。蜘蛛痣大小不一，大者直径可达 1.5 cm，中央的痣体隆起皮面，玻片压诊可见搏动，肉眼可见痣体周围的毛细血管扩张，呈放射状排列。好发于躯干以上部位，尤以面、颈和手部多见（图 3-3）。

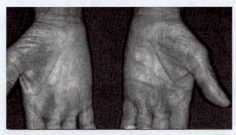

图 3-2　肝掌

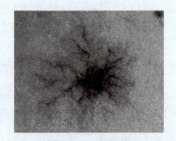

图 3-3　蜘蛛痣

【实验室检查】

1. **甲型肝炎** ①常规检查：包括血常规、肝功能、电解质、尿常规等；②特异性血清学标志物检查：血清 IgM 型甲型肝炎病毒抗体（抗-HAV IgM）是早期诊断甲型肝炎的特异性指标。

2. **乙型肝炎**

（1）血清学检测 HBV 标志物

1）HBsAg 和抗-HBs 检测：HBsAg 阳性是 HBV 感染的主要标志，血清抗-HBs 的出现是 HBV 感染恢复的标志。注射过乙型肝炎疫苗者，也可出现血清抗-HBs 阳性，提示已获得 HBV 的特异性免疫。

2）HBcAg 和抗-HBc 检测：在血清中一般不能检测出 HBcAg。血清抗-HBc 阳性，提示感染过 HBV，可能为既往感染也可能为现症感染。如抗-HBc IgM 阳性，提示为急性乙型肝炎。如抗-HBc IgM 和抗-HBc IgG 均为阳性，提示慢性乙型肝炎（CHB）急性发作。

3）HBeAg 和抗 HBe 检测：血清 HBeAg 阳性，提示有 HBV 复制，抗-HBe 阳性提示既往感染过 HBV。

（2）血清 HBV-DNA 检测：是病毒复制和传染性强弱的直接指标。

（3）HBV 基因分型和耐药变异检测：对正确选择抗病毒药物起一定指导作用，同时在抗病毒治疗过程中能指导及时调整治疗方案，减少因耐药引起的肝功能损害。

3. **丙型肝炎** 检测血清抗 HCV、HCV-RNA。

4. **丁型肝炎** 血清中检测到 HDVAg 或 HDV-RNA，或从血清中检测抗-HDV，为确诊依据。

5. **戊型肝炎** 检测抗-HEV IgM 和抗-HEV IgG。抗-HEV IgM 是近期 HEV 感染的标志。

【诊断】

（1）有进食未煮熟的海产品，尤其是贝壳类食物等，或饮用被污染的水和食用其他不洁食物史，有助于甲、戊型肝炎的诊断。

（2）有不洁注射史、手术史及输血和使用血制品史、与肝炎患者密切接触史等，有助于乙、丙、丁型肝炎的诊断。

（3）临床表现为食欲缺乏、恶心、呕吐等消化道症状，黄疸、肝脾大、肝功能损害者应考虑本病。

（4）确诊需肝炎病原学的检查结果。

【治疗要点】治疗原则为综合性治疗，以适当休息、合理营养，辅以药物治疗为主，避免饮酒及使用损害肝脏的药物。

1. **急性肝炎** 患者卧床休息，以清淡、易消化且营养丰富的食物为主。予以一般支持治疗，进食少或胃肠道症状明显者，如出现呕吐、腹泻，可静脉补充葡萄糖、水溶性维生素及 10% 氯化钾等。本型大部分为自限性疾病，不需抗病毒治疗。急性丙型肝炎要早期使用干扰素来抗病毒治疗。

2. **慢性肝炎** 除了适当休息和营养外，还需要保肝、抗病毒和对症治疗等。根据慢性肝炎临床分度、有无黄疸、有无病毒复制及肝功能受损、肝纤维化的程度等进行治疗。

(1) 一般保肝药物和支持疗法：①补充 B 族维生素，如复合维生素 B；②给予促进解毒功能的药物；③给予促进能量代谢的药物；④给予促进蛋白代谢的药物；⑤给予改善微循环的药物，可通过改善微循环起退黄作用；⑥输注白蛋白或血浆。

(2) 降转氨酶药物：具有非特异性降转氨酶作用的药物有五味子制剂、联苯双酯及垂盆草冲剂等。

(3) 免疫调节药物：提高机体抗病毒免疫力。

(4) 抗病毒药物：①干扰素：能抑制 HBV-DNA 及 HCV-RNA 的复制。慢性丙型肝炎患者只要 HCV-RNA 阳性均应抗病毒治疗，疗程为 6～12 个月。联合使用利巴韦林可提高疗效。干扰素一般用于 10～65 岁患者，有严重心、肾功能不全及肝硬化失代偿期禁用。②核苷(酸)类似物：对 HBV-DNA 复制有强抑制作用，无明显不良反应。主要药物有：拉米夫定、阿德福韦、替比夫定、恩替卡韦核苷(酸)类似物。此类药物安全性和耐受性良好，但在临床应用中也有少见，罕见严重不良反应的发生，如肾功能不全、肌炎、横纹肌溶解、乳酸酸中毒等，应引起关注。

3. 肝衰竭

(1) 一般治疗及支持疗法：患者应卧床休息；减少蛋白摄入，以减少肠道对氨的吸收；静脉输注白蛋白、血浆；保持水和电解质平衡，防止和纠正低血钾。静脉滴注葡萄糖，补充维生素 B、维生素 C 及维生素 K。

(2) 促进肝细胞再生：选用肝细胞生长因子或胰高血糖素-胰岛素(G-I)疗法等。

(3) 并发症的防治

1) 出血的防治：①使用止血药物；②给予新鲜血浆或凝血因子复合物补充凝血因子；③给予 H_2 受体拮抗剂，如雷尼替丁、法莫替丁等防治消化道出血；④必要时，使用环状十四氨基酸或八肽合成类似物的生长抑素；⑤出现 DIC 时，根据情况补充凝血成分，慎用肝素。

2) 肝性脑病的防治：①氨中毒的防治：低蛋白饮食，口服诺氟沙星抑制肠道细菌，口服乳果糖酸化肠道和保持排便通畅，静脉使用乙酰谷氨酸钠或门冬鸟氨酸降低血氨。②恢复正常神经递质：左旋多巴静脉滴注或保留灌肠，可进入大脑转化为多巴胺，取代假性神经递质(如羟苯乙醇胺等)，起到促苏醒作用。③维持氨基酸比例平衡：应用支链氨基酸静脉滴注。④防治脑水肿：用甘露醇快速静脉滴注，必要时加用呋塞米，以提高脱水效果。

3) 继发感染的防治：重症肝炎常伴多菌种多部位感染，如肝胆系统感染、原发性腹膜炎，以革兰阴性菌感染为多见。治疗可选用半合成青霉素如哌拉西林、第 2 或第 3 代头孢菌素(如头孢西丁、头孢噻肟)。有厌氧菌感染时可用甲硝唑。并发真菌感染，应加用氟康唑等抗真菌药物。有条件者可加用丙种球蛋白或胸腺素提高机体免疫力。

4) 肝肾综合征的防治：避免引起血容量降低的各种因素。避免使用损害肾脏的药物。少尿时应扩充血容量，可选用低分子右旋糖酐、血浆或白蛋白。使用扩张肾血管药物，如小剂量多巴胺，以增加肾血流量。应用利尿剂如呋塞米等。

(4) 人工肝支持系统和肝移植：目前国内外已应用人工肝支持系统(ALSS)治疗肝

衰竭的患者,目的是替代已丧失的肝脏功能,清除患者血中的毒性物质,延长患者生存时间,为肝移植赢得时机。

(5) 中医中药:可用茵栀黄注射液辅助治疗。

> **知识链接**
>
> ### 慢性病毒性乙型肝炎抗病毒治疗的适应证
>
> 一般适应证包括:①HBeAg 阳性者,HBV-DNA>10^5 拷贝/ml;HBeAg 阴性者,HBV-DNA>10^4 拷贝/ml;②ALT>正常值上限 2 倍;如用干扰素治疗,ALT<正常值上限 10 倍,血清总胆红素应<正常值上限 2 倍;③ALT<正常值上限 2 倍,但肝组织学显示 Knodell 组织学活动指数(histological activity index,HAI)4,或炎症坏死≥G2,或纤维化≥S2(图 3-4)。
>
>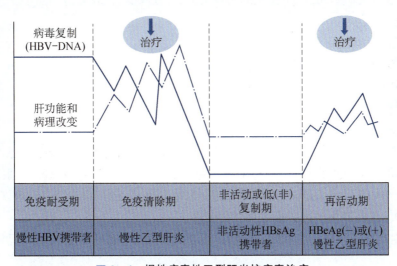
>
> 图 3-4 慢性病毒性乙型肝炎抗病毒治疗
>
> 对持续 HBV-DNA 阳性、达不到以上治疗标准但有以下情形之一者,也应考虑给予抗病毒治疗:①对 ALT 大于正常上限且年龄>40 岁患者,应考虑抗病毒治疗。②对 ALT 持续正常但年龄较大者(>40 岁),应密切随访,最好进行肝活检;如果肝组织学显示 Knodell HAI 4,或炎症坏死≥G2,或纤维化≥S2,应积极给予抗病毒治疗。③动态观察发现有疾病进展的证据(如脾脏增大)者,建议行肝组织学检查,必要时给予抗病毒治疗。
>
> 在开始治疗前应排除由药物、乙醇或其他因素所致的 ALT 升高,也应排除应用降酶药物后 ALT 暂时性正常。在一些特殊病例如肝硬化或服用联苯结构衍生物类药物者,其 AST 水平可高于 ALT,此时可将 AST 水平作为主要指标。

【护理评估】

(1) 询问患者是否有肝炎家族史,有无与肝炎患者密切接触史,如共用牙刷、剃须刀等物品。

(2) 询问患者近期有无进食不洁的水和食物(如水生贝类)、周围环境的卫生情况和居住条件如何等。

(3) 询问患者近期有无输注过血液和血制品、血液透析和有创性检查治疗,有无静脉药物依赖、意外针刺伤、不安全性接触、文身、文眉等。

(4) 询问患者是否服用过对肝脏有损害的药物;有无嗜酒史;是否接种过疫苗。

【常见护理诊断/合作性问题】

1. 活动无耐力　与肝功能受损、能量代谢障碍有关。
2. 营养失调:低于机体需要量　与食欲缺乏、呕吐、腹泻、消化和吸收功能障碍有关。
3. 有皮肤完整性受损的危险　与胆盐沉着刺激皮肤神经末梢引起瘙痒、长期卧床、肝衰竭、大量腹水形成有关。
4. 有感染的危险　与免疫功能低下有关。
5. 潜在并发症　出血、干扰素的不良反应、肝性脑病、肾衰竭。

【护理目标】

(1) 患者活动能耐受。

(2) 患者黄疸消退,能进食,营养状况良好。

(3) 患者了解干扰素的不良反应及用药注意事项。

【护理措施】

1. 提高活动无耐力

(1) 休息与活动:急性肝炎、慢性肝炎活动期及肝衰竭期患者应卧床休息,以降低机体代谢率,增加肝脏的血流量,有利于肝细胞修复。待症状好转、黄疸减轻、肝功能改善后,可逐渐增加活动量,以不感疲劳为原则。肝功能恢复正常1~3个月后可恢复日常活动及工作,但仍应避免过度劳累和重体力劳动。

(2) 生活护理:加强基础护理,病情严重者需协助患者做好进餐、沐浴、卫生、如厕等生活护理。

2. 促进营养平衡

(1) 告知合理饮食的重要性:告知患者及家属肝脏是营养代谢的重要器官。肝功能受损时,糖原合成减少,蛋白质、脂肪代谢障碍。合理的饮食可以改善患者的营养状况,促进肝细胞再生和修复,有利于肝功能恢复。

(2) 饮食原则

1) 肝炎急性期:患者出现明显的食欲缺乏、厌油、恶心、呕吐等症状时,宜以清淡、易消化、富含维生素的食物为主,不宜进食高营养食物或强迫进食。如进食量不能满足生理需要,可遵医嘱静脉补充葡萄糖、脂肪乳和维生素。

2) 黄疸消退期:消化道症状减轻后,可逐渐增加饮食,少食多餐,应避免暴饮暴食。慢性期患者饮食原则:卧床或休息者能量摄入以 84~105 kJ/(kg·d) 为宜,恢复期以 126~147 kJ/(kg·d) 为宜。蛋白质 1.5~2.0 g/(kg·d),以优质蛋白为主,如牛奶、瘦猪肉、鱼等;碳水化合物 300~400 g/d,以保证足够热量;脂肪 50~60 g/d,多选用植物油;多食新鲜蔬菜、水果等富含维生素的食物。

3) 其他:各型肝炎患者不宜长期摄入高糖高热量饮食,尤其有糖尿病倾向和肥胖者,以防诱发糖尿病和脂肪肝。腹胀者可减少产气食品(牛奶、豆制品)的摄入。血氨升高者禁止摄入含蛋白质饮食,以蔬菜、水果为主。戒烟、禁酒。

(3) 观察胃肠道症状:观察患者的食欲,如果患者消化道症状较重,特别是伴有中毒性肠麻痹所致的进行性腹胀,则提示病情重。

(4) 评估患者营养情况:每周测量体重,体重应维持在病前水平或略有增加。评估每天进食量,监测有关指标,如红细胞计数、血红蛋白水平等。

3. **防治出血并发症**

(1) 病情观察:注意有无皮肤瘀点、瘀斑、牙龈出血、鼻出血,有无呕血、黑便等消化道出血的症状。有活动性出血时,观察患者的心率、血压、呼吸及意识变化,必要时予以心电监护,准确记录出入液量。如出现烦躁不安、面色苍白、皮肤湿冷、四肢冰凉,提示微循环血液灌注不足。

(2) 体位:大出血时患者应绝对卧床休息,平卧位时可将下肢略抬高,以保证脑部供血。

(3) 保持呼吸道通畅:呕吐时,应头偏向一侧,防止窒息或误吸。及时清除气道内的分泌物、血液、呕吐物,保持呼吸道通畅。给予吸氧。

(4) 立即开放静脉通道:配合医生迅速、准确实施治疗,予以输液、输血、止血等各类抢救措施。

(5) 饮食:急性出血期予以禁食,出血停止后改为营养丰富、易消化、无刺激性半流质软食,少量多餐,逐步过渡到正常饮食。避免粗糙、坚硬、刺激性食物。

(6) 避免诱发出血:指导患者不要用手挖鼻子、用牙签剔牙,应使用软毛牙刷。鼻出血者可用0.1%肾上腺素棉球压迫止血或予以吸收性明胶海绵填塞止血。

4. **防治干扰素治疗不良反应**

(1) 用药前宣教:使用干扰素进行抗病毒治疗时,应在用药前向患者说明干扰素治疗的目的、意义和可能出现的不良反应,使患者积极配合治疗、坚持治疗。

(2) 用药期间护理:干扰素的不良反应与干扰素剂量有密切的关系。嘱患者不要自行停药或加减量,必须在医生的指导下用药。用药不当易引起病毒变异或增加药物的不良反应。治疗过程中应监测:①血常规:开始治疗后的第1个月,应每1～2周检查1次,以后每月检查1次,直至治疗结束;②肝功能:治疗开始后每月检查1次,连续3次,以后随病情改善可每3个月检查1次;③病毒学标志:治疗开始后每3个月检查1次;④其他检查:每3个月检测1次甲状腺功能、血糖和尿常规等指标,应定期评估精神状态。

(3) 干扰素常见的不良反应及处理措施:①发热:一般在注射干扰素的最初3～5次发生,以第1次注射后的2～3 h发热最明显,可伴有头痛、肌肉、骨髓酸痛、疲倦无力等。此反应随治疗次数增加逐渐减轻。应嘱患者多饮水,卧床休息,可在睡前注射,或在注射同时服用解热镇痛药。②胃肠道反应:部分患者可出现恶心、呕吐、食欲缺乏、腹泻等胃肠道症状,一般对症处理,严重者应停药。③脱发:有1/3～1/2的患者在疗程的中、后期出现脱发,停药后可恢复。④肝功能损害:极少数患者发生肝功能损害,出现黄疸、ALT增高等,酌情继续治疗或停药。⑤神经精神症状:极少数患者在疗程的后期可出现忧郁、焦虑等神经精神症状,严重者应减药量或者停药。⑥血常规改变:白细胞计数降低较常见,若白细胞在 $3.0×10^9/L$ 以上应坚持治疗,可遵医嘱给予升白细胞药物。当白细胞显著减少,$<3.0×10^9/L$ 或中性粒细胞计数$<0.75×10^9/L$,或血小板计数$<50×10^9/L$ 时,可减少干扰素的剂量,甚至停药。

5. **防治肝性脑病**

(1) 观察患者意识变化:发现肝性脑病的早期征象,如冷漠或欣快,出现理解力和近期记忆力减退、定向力障碍、计算能力下降、行为异常,以及扑翼样震颤。监测生命体征及瞳孔变化,定期复查血氨、肝肾功能及电解质。

(2) 去除和避免诱发因素:①避免使用催眠镇静药、麻醉药等;②避免使用快速利尿剂和大量放腹水,及时处理严重的呕吐和腹泻;③预防感染;④保持大便通畅,防止便秘;⑤预防和控制上消化道出血,上消化道出血可使肠道产氨增多,从而使血氨升高。禁食或限制饮食者,应避免发生低血糖。

(3) 合理饮食:血氨升高时,应限制蛋白质的摄入,每天提供足够的热量和维生素,以碳水化合物为主要食物。

(4) 昏迷患者的护理:取仰卧位,头偏向一侧,保持呼吸道通畅,做好口、眼部护理,对眼睑闭合不全、角膜外露患者可用生理盐水纱布覆盖眼部。保持床单位平整干燥,加强生活护理,协助翻身,预防压疮。

(5) 其他:加强意外防护措施,烦躁的患者遵医嘱予以约束,昏迷者予以拉起床栏。

【预防及健康指导】预防原则:管理传染源、切断传播途径、保护易感人群。

1. **管理传染源、切断传播途径** 甲型和戊型肝炎为消化道传播,重点在于加强粪便管理,保护水源,严格饮用水的消毒,加强食品卫生和食具消毒。乙、丙、丁型肝炎预防重点则在于防止通过血液和体液传播。对供血者进行严格筛查,做好血源监测。推广一次性注射用具,医疗器械要严格消毒灭菌。大力推广安全注射,并严格遵循医院感染管理中的标准预防原则。服务行业所用的理发、刮脸、修脚、穿刺和文身等器具也应严格消毒;注意个人卫生,不和任何人共用剃须刀和牙具等用品。若性伴侣为 HBsAg 阳性者,应接种乙型肝炎疫苗或采用安全套;在性伴侣健康状况不明的情况下,一定要使用安全套以预防乙型肝炎及其他血源性或性传播疾病。HBsAg、HBeAg、HBV-DNA 和 HCV-RNA 阳性者应禁止献血和从事托幼、餐饮业工作。

2. **保护易感人群** 甲型肝炎流行期间,易感者可接种甲型肝炎减毒活疫苗,对接触者可接种人血清免疫球蛋白以防止发病。乙型肝炎疫苗全程需接种 3 针,按照 0、1、6 个月程序,即接种第 1 针疫苗后,间隔 1 个月及 6 个月注射第 2 和第 3 针疫苗。新生儿接种乙型肝炎疫苗要求在出生后 24 h 内接种,越早越好。母亲为 HBsAg 阳性者,新生儿应在出生后立即注射高效价乙型肝炎免疫球蛋白(HBIG),剂量应≥100 IU,同时在不同部位注射乙型肝炎疫苗,在 1 个月和 6 个月时分别接种第 2 和第 3 针乙型肝炎疫苗,可显著提高阻断母婴传播的效果。HBIG 对暴露于 HBV 的易感者也适用。对医务人员、保育员及与 HBsAg 阳性者密切接触者,也应考虑给予乙型肝炎疫苗接种。完成疫苗接种程序后 1~3 个月,如 HBsAb>10 IU/L,显示已有保护作用。新生儿在出生 12 h 内注射 HBIG 和乙型肝炎疫苗后,可接受 HBsAg 阳性母亲的哺乳。

3. *意外暴露后的乙型肝炎预防*　在意外接触 HBV 感染者的血液和体液后,应立即检测 HBV-DNA、HBsAg、HBsAb、HBeAg、HBcAb 及肝功能,并在 3 个月和 6 个月后复查。如已接种过乙型肝炎疫苗,且已知 HBsAb>10 IU/L 者,可不进行特殊处理。如未接种过乙型肝炎疫苗,或虽接种过乙型肝炎疫苗,但 HBsAb<10 IU/L 或 HBsAb 水平不详,应立即注射 HBIG 200~400 IU,并在不同部位接种第 1 针乙型肝炎疫苗(20 μg),于 1 个月和 6 个月后分别接种第 2 和第 3 针乙型肝炎疫苗(各 20 μg)。

4. *疾病知识指导*　慢性乙型和丙型肝炎可反复发作,诱因常为过度劳累、暴饮暴食、酗酒、不合理用药、感染、不良情绪等。应向患者及家属宣传病毒性肝炎的居家护理和自我保健知识。慢性患者和无症状病毒携带者应做到:①正确认识疾病,保持乐观情绪;②恢复期应生活规律,劳逸结合;③加强营养,适当增加蛋白质摄入,但要避免长期高热量、高脂肪饮食,戒烟酒;④不滥用药物,如吗啡、苯巴比妥类、磺胺类及氯丙嗪等药物,以免加重肝损害;⑤食具、用具和洗漱用品应专用,家中密切接触者可行预防接种。

5. *用药指导与病情监测*　告知患者遵医嘱予以抗病毒治疗的重要性,明确用药剂量、使用方法、认识漏用药物或自行停药可能导致的风险。急性肝炎患者出院后第 1 个月复查 1 次,以后每 1~2 个月复查 1 次,半年后每 3 个月复查 1 次,定期复查 1~2 年。慢性肝炎患者定期复查肝功能、病毒的血清学指标、肝脏 B 超和与肝纤维化有关的指标,以指导调整治疗方案。

【护理评价】

(1) 患者活动能耐受,活动时不感到疲劳。

(2) 患者的肝功能各项指标恢复正常,体重正常或略有增加。

(3) 患者的了解疾病相关知识,掌握出院后居家护理,能正确活动、服药。

学习效果评价·思考题

1. 急性乙型肝炎的主要临床表现及治疗方法有哪些?
2. 乙型肝炎的传播途径有哪些?
3. 病毒性肝炎常见的护理诊断有哪些?
4. 肝衰竭的常见并发症有哪些?
5. 如何对病毒性肝炎患者进行健康教育?

(李卫红)

项目三　获得性免疫缺陷综合征

案例导入

张先生,49岁。2周前出现轻微食欲缺乏、恶心,偶有头痛、咽痛,腰背部有小片红斑样皮疹,有痒感,体温正常。2 d前参加单位无偿献血,HIV抗体检测阳性,即来院就诊。诊断:HIV感染。患者对HIV检测结果强烈质疑,反复向医护人员述说自己平时洁身自好,无不良嗜好,泪流满面哀求医护人员复查。

请问:护士应从哪些方面对患者进行评估?患者处于该病的哪一期?应从哪些方面给予患者护理?患者目前存在的主要护理问题是什么?如何做好患者的健康教育及随访?

分析提示

护士应全面评估患者,包括现病史、既往史、临床表现、实验室指标等并做好记录,同时重视患者心理和健康教育,帮助患者及家属正确认知疾病、积极配合治疗。

【概述】获得性免疫缺陷综合征(acquired immune deficiency syndrome,AIDS)简称艾滋病,是由人类免疫缺陷病毒(human immunodeficiency virus,HIV)引起的一种严重的传染性疾病。

知识链接

HIV是一种感染人类免疫系统细胞的慢病毒,属反转录病毒的一种。普遍认为,HIV的感染导致艾滋病,艾滋病是后天性细胞免疫功能出现缺陷而导致严重随机感染和(或)继发肿瘤并致命的一种疾病。艾滋病自1981年在美国被识别并发展为全球大流行至2003年年底,已累计导致2 000多万人死亡。

【病原学】HIV是单链RNA病毒,分两型,即HIV-1型和HIV-2型,两型均能引起AIDS,但多数AIDS由HIV-1型引起。HIV-1型呈圆形或椭圆形,直径为90～140 nm,外层为类脂包膜,表面有球状突起,此为外膜蛋白gp120。gp120的下端与贯穿病毒包膜的运转蛋白gp41相连接。病毒的核心部分呈圆柱状,含有两条完全相同的正链RNA。HIV-2型的抗原特性与HIV-1型不同,也选择性地侵犯$CD4^+$ T细胞,但毒力弱。

HIV既有嗜淋巴细胞性又有嗜神经性,主要感染$CD4^+$ T细胞。HIV侵入人体后一般经2～3个月HIV抗体才阳转,最长可达6个月,此抗体不是中和抗体,不属于保护性抗体。在感染窗口期抗体阴性。

【流行病学】

1. 传染源　患者和无症状病毒携带者是本病的传染源。患者的传染性最强，无症状病毒携带者更具有流行病学的意义。病毒主要存在于其血液、精液、子宫和阴道分泌物中。乳汁、唾液、泪水、皮肤等均能检出病毒。

2. 传播途径

(1) 性传播：是本病的主要传播途径，欧美等发达国家以同性恋和两性传播为主，约占70%。我国异性性乱交和同性恋者中 HIV 感染率呈上升趋势，有可能成为今后的主要传播途径。

(2) 血液传播：①注射途径传播主要是指静脉毒瘾者之间共用针头，在我国 HIV 感染者中，静脉毒瘾者共用针具为主要传播途径；②在某些地区不规范的单采血浆是 HIV 传播的主要途径。

(3) 母婴传播：感染本病的孕妇可以通过胎盘、产程中及产后血液、分泌物或喂奶等途径感染婴儿。

(4) 其他：病毒携带者的器官移植及人工授精等的感染率很低。医护人员意外地被 HIV 污染的针头或其他物品刺伤也可被感染。HIV 在外界干燥环境下，抵抗力很弱，短时间内将会失去活性和感染力，所以握手、拥抱、共用办公用具、卧具和浴池等不会传播艾滋病。一般性接吻、共同进餐、咳嗽或打喷嚏也不可能传播。蚊虫叮咬不会传播艾滋病，因蚊子不是 HIV 的适宜宿主，在其体内数小时或 2~3 d HIV 即消失。

3. 人群易感性　不分种族，不分性别，各个年龄的人群均可感染。从目前统计资料看，发病年龄以 15~49 岁的人居多。

【分期与临床表现】HIV-1 型侵入机体后经 2~10 年的无症状期发展为艾滋病，HIV-2 型所需的时间更长。我国将艾滋病分为 3 期，即急性感染期、无症状期与艾滋病期。临床将急性感染期和无症状感染期的患者称为 HIV 感染者，进入艾滋病期患者称为艾滋病患者。

1. 急性感染期　感染 HIV 2~4 周后，部分患者出现发热、出汗、咽痛、头痛、恶心、食欲缺乏、全身不适、关节肌肉痛等症状，可有红斑样皮疹、腹泻、全身淋巴结肿大、血小板计数减少、$CD4^+T$ 细胞计数/$CD8^+T$ 细胞计数比例倒置。HIV 感染人体初期，血清中虽有病毒和 P24 抗原存在，但 HIV 抗体尚未产生，此时临床检测不出 HIV 抗体，故称为窗口期，此期大多为 2~3 周，少数可长至 6 个月。

2. 无症状感染期　本期由急性感染症状消失后延伸而来，临床上没有任何症状，但体内有病毒复制，免疫系统受损，$CD4^+T$ 细胞逐渐下降。HIV 抗体阳性，具有传染性。此期可持续 2~10 年或更长。

3. 艾滋病期　本期为 HIV 感染的终末阶段，主要表现为各种机会性感染和肿瘤（图 3-5，图 3-6）。外周血 $CD4^+T$ 细胞数明显降低甚至耗竭，常在 $200×10^6/L$（200 个细胞/μl）以下，HIV-RNA 水平明显升高。主要表现为持续 1 个月以上的发热、盗汗、腹泻；体重减轻常超过 10%。部分患者表现为神经精神症状，如记忆力减退、精神淡漠、

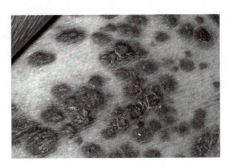
图 3-5　艾滋病并发症卡波希肉瘤的皮肤表现

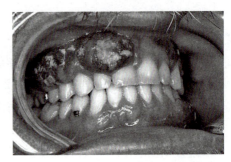
图 3-6　艾滋病发病期的口腔表现

性格改变、头痛、癫痫及痴呆等。另外,还可出现持续性全身性淋巴结肿大。

【诊断】艾滋病的诊断需要根据患者是否有流行病学史、HIV 抗体检查结果,以及是否存在机会性感染等进行确诊。如果患者 HIV 抗体阳性,同时 $CD4^+T$ 细胞数 $<200\times10^6/L$(200 个细胞/μl),也可诊断为艾滋病。

> **知识链接**
>
> 艾滋病诊断方法:HIV 抗体测试一般以抽取血液为主,有个别机构则采用尿液样本化验。以往,血液测试报告需等候 1 天至数天不等,自从民间团体引入新兴的快速测试后,HIV 抗体血液检测结果缩短至数分钟至 10 多分钟不等。近年新兴的唾液快速测试,免除传统抽血的痛楚。

【治疗要点】目前临床上最常用的治疗艾滋病的方法为高效抗反转录病毒治疗(highly active antiretroviral therapy,HAART)。

1. **抗病毒治疗**　HAART 的目的是最大限度抑制病毒复制,降低 HIV 相关的病死率,延缓艾滋病临床进程,重建及维持免疫系统,提高生存质量和存活率,显著降低母婴传播危险性。

2013 年,国际艾滋病专家委员会推荐 HAART 方案优先选择药物,然而,鉴于我国可获得的抗病毒药物种类有限,对于未接受过抗病毒治疗(服用奈韦拉平预防母婴传播的妇女除外)患者的推荐标准一线治疗方案为:齐多夫定(zidovudine,AZT)或替诺福韦(tenofovir disoproxil,TDF)+拉米夫定(lamivudine,3TC)+奈韦拉平(nevirapine,NVP)/依非韦伦(efavirenz,EFV)。

2. **并发症的治疗**　①卡氏肺孢子虫肺炎:可用戊烷脒或复方磺胺甲𫫇唑;②卡波希肉瘤:可用叠氮胸苷(AZT)与 α 干扰素联合治疗;③弓形体病:可用乙酰螺旋霉素或盐酸克林霉素治疗;④巨细胞病毒感染:可用更昔洛韦治疗;⑤隐球菌脑膜炎:应用氟康唑

或两性霉素B治疗。

3. **支持及对症治疗** 输血、补充维生素及营养物质。明显消瘦者可给予乙酸甲地孕酮改善食欲。

4. **预防性治疗** 结核菌素试验阳性者用异烟肼治疗1个月。$CD4^+T$细胞$<200\times10^6/L$(200个细胞/μl)者可用复方磺胺甲恶唑预防肺孢子虫肺炎。针刺或实验室意外感染者,2h内用AZT等治疗,疗程4~6周。

【护理评估】

1. **现病史** ①局部:腰背部有小片红斑样皮疹,有痒感,体温正常;②全身:轻微食欲缺乏,恶心,偶有头痛、咽痛,无体温升高、脉搏加速等征象。

2. **健康史** ①一般资料:患者的姓名、性别、年龄、职业、民族、文化程度、住址等;②既往史:手术史、过敏史、性交史、既往日常生活型态、嗜好,女性患者需了解月经史、婚育史。

3. **家族史** 了解患者的家族中有无人患本病。

4. **各类检查** 如护理体检、实验室检查、其他特殊检查结果。

5. **心理评估** 运用行为观察、访谈技术、心理测试技术,对患者的心理承受能力、疾病的认知程度及社会支持等进行评估。

6. **社会评估** 包括职业及工作情况、生活中有何应激事件发生、目前享有的医疗保健待遇、经济状况、家庭成员对患者的态度和疾病的了解、社会支持系统状况。

【常见护理诊断/合作性问题】

1. **否认** 与在无准备前提下得知病情诊断,不知道如何应对有关。

2. **焦虑** 与对疾病的性质和程度、预后情况不了解有关。

3. **恐惧** 与疾病对身体带来的损害及对生命的威胁有关。

4. **腹泻** 与药物不良反应、机会性感染有关。

5. **体温过高** 与HIV感染或机会性感染有关。

6. **皮肤完整性受损** 与病毒、真菌感染及卡波希肉瘤有关。

7. **活动无耐力** 与疲乏和虚弱有关。

8. **有传播感染的危险** 与传播途径有关。

9. **潜在并发症** 与各类机会性感染和肿瘤的发生、心理症状有关。

10. **营养失调:低于机体需要量** 与长期发热、腹泻致消耗过多、食欲缺乏、进食减少、热量摄入不足有关。

【护理目标】

1. **门诊者** ①患者情绪稳定,焦虑恐惧减轻;②能正确自述服药方案;③了解正确的自我照护方法。

2. **住院患者** ①各类并发症症状得到缓解或减轻,并可以耐受;②并发症得到及时发现和处理。

【护理措施】

1. **门诊者** ①根据国家要求,按随访周期(为首诊、上药、2周、1个月、2个月、

3个月、6个月,共7次)给予评估、护理干预及健康教育;②做好失访患者追踪;③提高同伴检测率;④实施艾滋病个案管理。

2. **住院患者** ①按传染病一般护理常规护理;②血液隔离及保护性隔离;③护士在护理患者时做好自我防护,戴口罩、穿隔离衣、戴手套,接触血液、体液时必要时戴护目镜,处理物品、利器时防止皮肤刺伤;④被患者血液、体液、排泄物污染的一切物品均应严格消毒,常$1×10^{-6}\mu g/L$含氯消毒液;⑤对长期腹泻的患者,应做好肛周护理,每次大便后用温肥皂水清洗局部,再用吸水软布印干,防止皮肤糜烂;⑥做好口腔护理和皮肤护理,防止继发感染;⑦做好心理护理,防止意外事故的发生;⑧发生机会性感染或机会性肿瘤时,按相应护理常规护理;⑨注意休息,避免劳累,给予高热量、高蛋白、高营养、清淡可口的饮食;⑩严密观察生命体征及病情变化,当有不明原因的发热或明显的肺部、胃肠道或中枢神经系统症状时,及时告知医生;⑪房间终末消毒用$1×10^{-6}\mu g/L$含氯消毒液擦墙面、桌、床及地面等物;⑫被褥用臭氧消毒30 min,房间呈密闭状态紫外线空气消毒30 min。

【健康教育】

1. **一般性指导** 向患者讲解本病的基本知识、传播途径、预防措施及保护他人和自我保护的方式等。

2. **心理指导** 由于人们对本病的恐惧心理和特殊的流行病学特征,患者往往受到他人的回避,甚至歧视,极易产生恐惧、焦虑、孤独及悲观失望的心理,护士应从心理上给予支持、同情和帮助,鼓励其恢复正常人的生活。设法让患者摆脱与世隔绝的忧虑和痛苦处境,树立起战胜疾病的信心。

3. **饮食指导** 以谷类为主,多吃蔬菜、水果和薯类,常吃奶类、豆类及制品,辅以鱼、禽、蛋、瘦肉类,少吃肥肉和荤油,应清淡少盐。禁食未烹熟的肉类、海鲜。建议服用抗病毒药物初期(前6个月)尽量禁食海鲜等易过敏的食物。

4. **个人防护** ①私人物品如剃须刀、牙刷、针具及其他可刺破皮肤的锐器等不能与人共用。②在家庭中一般护理感染者或患者后,用肥皂仔细洗手是最简便和有效的防护措施。特别是接触患者体液和排泄物(血液、精液、阴道分泌物、尿、粪便及呕吐物等)或处理被体液污染过的地方,一定要戴橡胶手套,先用卫生纸抹净这些体液,并将用过的卫生纸装入塑料袋内扎紧后焚烧处理,再用75%乙醇仔细擦抹干净。③感染者或患者使用过的废弃物,如卫生纸、卫生巾、医疗纱布、敷料、棉条等应装入塑料袋内进行焚烧处理,不要作为垃圾丢弃。

5. **休息、活动指导** 在急性感染期和艾滋病期患者应卧床休息,以减轻症状;无症状感染期可以坚持工作,但要避免劳累,保证充足睡眠。

6. **预防指导** 本病目前尚无有效的治疗方法,关键是预防;使用一次性注射器、输液器,患者使用过的医疗器械应做到一人一用一消毒;感染者和患者禁止危险性行为,禁止以任何理由捐献器官或献血;禁止吸毒;洁身自好,遵守性道德,任何情况下坚持使用安全套。

【护理评价】

1. **门诊患者** ①知晓所用药物名称,按时、按剂量、正确服药;②能识别药物不良反应,并正确处理;③做好自我管理;④情绪稳定,态度积极,正常回归社会。

2. **住院患者** ①并发症的症状得到控制和缓解;②情绪稳定,了解疾病相关知识,积极配合医务人员的诊疗和护理;③营养状况改善;④掌握出院后自我照护要点;⑤医护人员向临终患者及其家属提供包括生理、心理、社会等方面支持,使临终患者生命得到尊重,家属的身心健康得到维护,使患者在临终时无痛苦并安宁、舒适地走完人生最后旅程。

学习效果评价·思考题

1. 艾滋病的主要临床表现及治疗方法有哪些?
2. 艾滋病的传播途径有哪些?
3. 艾滋病常见的护理诊断有哪些?
4. 如何对艾滋病患者进行健康教育?

(张 林)

项目四 流行性乙型脑炎

案例导入

患儿,男11岁。因"发热伴头痛3d,神志不清半天"入院。患儿3d前出现头部不适,具体不详,伴有高热39℃,精神差,出现呕吐胃内容物。当地医院考虑急性肠胃炎伴中度脱水,脑膜炎不能除外,予以对症治疗后无好转。询问家长预防接种史不详,居住地周围无养猪者。入院时患儿浅昏迷,瞳孔等大等圆,直径2 mm,对光反射迟钝;体温38.6℃(肛温),心率128次/分,呼吸36次/分;四肢有可疑蚊虫叮咬痕迹,双上肢屈曲握拳位,四肢肌张力高,颈项强直。查血白细胞$25.56×10^9$/L,中性粒细胞94.1%。考虑流行性乙型脑炎收入重症监护室,予以吸氧、镇静抗癫痫、抗炎、降颅压激素等对症治疗。

请问:患儿目前存在的护理问题有哪些?如何制订相应的护理措施?如何做好乙型脑炎预防的健康指导?

分析提示

护士应向患儿家属介绍流行性乙型脑炎的传染源、传播途径及临床表现的相关知识点,对患儿疾病程度进行判断,实施专科护理,并做好疾病防治宣教。

【概述】 流行性乙型脑炎(epidemic encephalitis B)简称乙脑,是由乙脑病毒经蚊虫叮咬传播感染所致的急性中枢神经系统感染,属人畜共患的自然疫源性疾病。1935年在日本首次分离到乙脑病毒,因此本病又称为日本脑炎。

【病原学】 乙脑病毒属于虫媒病毒黄病毒科黄病毒属。病毒颗粒呈对称20面体球形,直径约50 nm,内含核衣壳蛋白(C)与核酸构成的核心,外面为脂蛋白包膜,其表面有包膜糖蛋白构成的刺突(E),包膜内侧为膜蛋白(M)。病毒基因组为单股正链RNA,全长为11 kb。E蛋白是病毒体主要结构蛋白,在致病性及免疫性方面起到十分重要的作用,被认为是细胞受体的结构蛋白,介导病毒侵入细胞,可使宿主产生广泛体液与细胞免疫反应,诱导有效的保护性免疫。

乙脑病毒具有较强的嗜神经性,对温度、乙醚、酸等都很敏感,能在乳鼠脑组织内传代,在鸡胚、猴肾及HeLa细胞中可以生长并复制,适宜在蚊体内繁殖的温度为25~30℃。

【流行病学】

1. **传染源** 猪是主要传染源。猪的感染高峰期比人类流行高峰早1~2个月。本病动物的感染率依次为马、牛、羊、狗、猫、鸡、鸭、鹅等。

2. **传播途径** 三带喙库蚊传播乙脑的能力最强,伊蚊和按蚊也能传播此病。病毒在蚊肠道细胞繁殖后移行至唾液腺,蚊感染后10~12 d能传播乙脑病毒,并可经卵传代越冬。蚊是乙脑病毒的长期储存宿主。人与人之间的传播未见报道,但有实验室感染病例发生。

3. **人群易感性** 人群对乙脑普遍易感,绝大多数易感者呈无症状隐形感染,仅少数发病。流行地区主要发病对象为10岁以下儿童,以2~6岁发病率最高,随着疫苗免疫预防的实施,乙脑患者的发病年龄构成也发生变化,开始向大龄儿童和成人发展。病后1周血清中出现特异性抗体,可产生持久免疫力。

4. **流行特征** 乙脑主要分布在东南亚地区,如日本、中国、朝鲜、印度、马来西亚等国家。自推广乙脑疫苗接种以来,我国乙脑年平均发病率逐年降低。我国乙脑高发省在西南与中原地区,包括贵州、重庆、四川、陕西、云南和河南。本病发病高峰多为夏秋季,热带地区全年散发,亚洲温带和热带北部地区呈季节性分布。我国乙脑发病在5月份开始上升,7~8月份为高峰期,9月份开始明显下降,南方地区流行早于北方。

【分期与临床表现】 潜伏期一般为5~15 d,大多呈隐形感染和轻症,仅少数出现中枢神经系统症状,典型患者病程分以下4个阶段。

1. **初期** 病初3 d为病毒血症期,临床表现有发热、精神委靡、食欲缺乏、轻度嗜睡及头痛。体温持续在39℃左右。此期常无明显神经系统症状,容易误认为上呼吸道感染。

2. **极期** 病程第3~10天,体温持续升高达40℃以上并持续不退至极期结束。全身症状加重,出现明显神经系统症状及体征。意识障碍加重,可出现昏迷、惊厥,患者有不同程度脑水肿和颅内高压。严重者表现为反复或持续惊厥、肌张力增高、体温升高;呈浅昏迷或深昏迷,瞳孔大小不等或对光反射迟钝;呼吸节律改变,甚至出现中枢性呼吸衰竭和脑疝;少数可累及脊髓,出现弛缓性瘫痪。

3. 恢复期 患者体温下降,意识逐渐清醒。重症患者表现为中枢性发热,低热持续不退 2 周以上;神经系统功能紊乱,表现为多汗、失眠等;神志呆滞、反应迟钝、部分记忆丧失、精神及行为异常;肢体强直性瘫痪或有癫痫样发作。如 6 个月后症状无改善进入后遗症期。

4. 后遗症期 5%～20%患者有不同程度后遗症。表现为意识异常、智力障碍、痴呆、癫痫样发作及肢体强直性瘫痪等。

根据病情轻重,乙脑可分为以下 4 型,以轻型和普通型多,占 2/3,重型及极重型的病死率在 10%左右。

1. 轻型 神志清,体温 38～39℃,嗜睡,轻度颈项强直及脑膜刺激症状,一般无惊厥,病程 1 周,无后遗症。

2. 普通型 体温 39～40℃,昏睡,头痛,呕吐,出现浅昏迷。脑膜刺激症状明显,深、浅反射消失,有 1 次或数次短暂惊厥,病程 10～14 d。无或有轻度恢复期神经精神症状,一般无后遗症。

3. 重型 体温持续在 40℃或更高,出现不同程度昏迷,反复或持续惊厥,病程在 2 周以上。可有恢复期神经精神症状,部分患者可有不同程度后遗症。

4. 极重型 初期体温迅速上升到 40.5～41℃或更高。反复发作难以控制的惊厥。1～2 d 转入深昏迷,肢体强直,有重度脑水肿,发生中枢性呼吸衰竭或脑疝,病死率高,存活者一般都有严重后遗症。

【诊断】诊断主要依靠流行病学资料、临床表现和实验室检查。

1. 流行病学资料 易感者多见于 10 岁以下的儿童,多见于 7～9 月份有蚊子的季节。

2. 临床表现 起病急,有发热、头痛、呕吐、嗜睡表现,重症患者可出现惊厥、昏迷、颈项强直和脑膜刺激征症状。

3. 实验室检查

(1) 血常规检查:白细胞计数(10～20)×10^9/L,儿童可达到 40×10^9/L。病初时中性粒细胞可达到 80%以上,1～2 d 后淋巴细胞占优势,部分患者始终血常规可正常。

(2) 脑脊液检查:无色透明,压力增高,白细胞计数增高,蛋白质轻度增高,葡萄糖和氯化物正常。

(3) 血清学检查:血和脑脊液中监测特异性 IgM 抗体,乙脑病毒 IgM 抗体在感染后 4～7 d 出现,2～3 周达到高峰,IgM 抗体捕获酶联免疫法的敏感性和特异性达 95%。

4. 影像学检查 如 CT、MRI 及脑电图检查等可出现异常。

【治疗】以对症支持治疗为主。急性期治疗方案如下。

1. 一般治疗 保证足够营养,补液量应根据有无呕吐及进食情况而定。昏迷患者做好鼻饲护理,观察患者意识、精神、生命体征及瞳孔变化等。

2. 对症治疗

(1) 高热:予以物理降温及药物治疗,保持室内温度适宜(25℃左右),使患者体温保持在 38℃左右。

(2) 控制颅内压:患者处于头部抬高 15～30°的半卧位,以利于脑脊液回流,改善脑灌注,应使用药物积极控制惊厥。甘露醇是临床最常用的脱水剂,间隔快速静脉输注,一般 30 min 内输注结束。

(3) 惊厥:可使用药物控制惊厥,并积极处理引起惊厥的原因,如高热、脑水肿、气道分泌物堵塞等。

(4) 呼吸障碍和呼吸衰竭:予以吸痰、保持呼吸道通畅,必要时行气道插管或切开,辅助通气。

(5) 循环障碍:如为血容量不足引起的以扩容为主。

(6) 其他:抗病毒药物、激素等对症治疗。恢复期治疗以理疗、推拿、按摩等康复功能锻炼为主。

【预防】预防乙脑的重要措施:①通过防蚊、灭蚊切断乙脑病毒的传播途径;②注射乙脑疫苗,以保护易感人群;③猪是乙脑传播的主要动物,饲养场应做好环境卫生,如有条件,最好对母猪进行免疫接种。

> **知识链接**
>
> 乙脑疫苗的接种,详见国家计划免疫接种规定。
> 乙脑减毒活疫苗接种 2 剂次,儿童 8 个月龄和 2 周岁各接种 1 剂次。
> 乙脑灭活疫苗接种 4 剂次,儿童 8 个月龄接种 2 剂次,2 周岁和 6 周岁各接种 1 剂次。

【护理评估】

1. 现病史　①局部:四肢有可疑蚊虫叮咬痕迹,双上肢屈曲握拳位;②全身:患儿呈浅昏迷,瞳孔等大等圆,对光反射迟钝,体温升高,心率加快,呼吸加快,四肢肌张力高,颈项强直。

2. 健康史　①一般资料:患者姓名、性别、年龄、家庭住址、民族等;②既往史:预防接种史、既往日常生活型态、过敏史、手术史等。

3. 家族史　患者家族中有无人患本病。

4. 各类检查　如护理体检、实验室检查、其他特殊检查结果。

5. 心理评估　评估患者的心理状态,如有无恐惧、焦虑等。

6. 社会评估　居住地附近有无养猪情况,患者的家庭经济状况,家庭成员对疾病的了解和对患者的态度等。

【常见护理诊断/合作性问题】

1. 体温升高　与疾病引起中枢病变有关。

2. 意识障碍　与疾病引起中枢病变有关。

3. 清理呼吸道无效　与昏迷后无法自行清理呼吸道有关。

4. 有损伤的危险　与癫痫、惊厥发作有关。

5. **有感染的危险** 与意识障碍后各类导管留置有关。

6. **营养不足：低于机体需要量** 与意识障碍，无法保证营养摄入有关。

7. **潜在并发症** 如支气管肺炎、废用综合征等。

【护理目标】各类并发症能及时被发现和处理；各类并发症能缓解或减轻，并可以耐受。

【护理措施】

1. 急性期护理

(1) 按传染病一般护理常规进行护理。

(2) 患者置于重症监护室，保持室内安静，有防蚊措施。

(3) 密切监测生命体征、意识、瞳孔变化等，及时记录；予以吸氧，头部抬高15～30°，半卧位；双侧床栏保护，避免意外损伤发生。

(4) 保证静脉通道通畅，予以镇静、抗病毒、降颅压、激素等药物对症支持治疗。

(5) 记录24 h出入液量；必要时予以鼻饲，保证足够营养摄入。

(6) 予以物理或药物降温，保证患者体温能有所控制。

(7) 做好各类导管护理，如有气管插管或气管切开、机器辅助呼吸患者，做好气道护理，及时清除分泌物，保证气道通畅。

(8) 及时留取各种标本，协助做好腰椎穿刺等操作，以提供疾病发展的动态信息。

(9) 做好无菌操作，避免感染发生。

(10) 协助做好各类生活护理，避免压疮等情况发生。

(11) 保持肢体功能位置，避免肢体挛缩。

(12) 备齐各类抢救物品，熟练掌握抢救配合工作。

2. 恢复期护理 观察患者的病情，如意识、生命体征、肢体功能等情况；保证足够营养摄入；做好康复指导工作。

3. 健康教育 做好乙脑预防知识介绍；根据患者情况做好推拿、按摩、热敷等康复指导工作。

【护理评价】患者体温得到控制；未发生意外损伤；能保持气道通畅，清除分泌物；能保证每天营养摄入；并发症能及时发现并处理。

学习效果评价·思考题

1. 简述乙脑的定义及临床表现。
2. 乙脑的预防措施包括哪些？
3. 乙脑常见的护理诊断有哪些？

（仝　婕）

项目五　水痘和带状疱疹

案例导入

患儿,男,4岁。发热4d,全身丘疹、疱疹伴瘙痒3d。4d前出现发热,胸背、颈部皮肤出现红斑、丘疹,逐渐变成疱疹;皮疹增多,面部、头皮、躯干、四肢出现米粒至绿豆大小疱疹。发疹前有发热、打喷嚏、流涕、呕吐。患儿母亲18d前患水痘,现已基本痊愈,遗留少许痂未脱落。体检:体温38.3℃,脉搏125次/分,呼吸26次/分,精神委靡。头面部、躯干、四肢密集红斑、丘疹、米粒至绿豆大小疱疹,疱周有红晕,躯干有少数皮疹结痂,四肢远端皮疹较少。

请问:护士应从哪些方面对患儿进行评估?患儿处于疾病的哪一期?应从哪些方面给予护理?患儿目前存在的主要护理问题是什么?如何做好患儿的健康教育及隔离措施?

分析提示

护士应全面评估患儿,包括现病史、既往史、临床表现、实验室指标等并做好记录,同时重视患儿的皮肤护理,帮助患儿平稳度过患病期。

【概述】水痘和带状疱疹是由同一病毒,即水痘-带状疱疹病毒(varicella-zostervirus,VZV)所引起的两种不同表现的疾病。VZV在儿童初次感染引起水痘,恢复后病毒潜伏在体内,少数患者在成人后病毒再发而引起带状疱疹。水痘为小儿常见急性传染病,临床以发热,皮肤黏膜分批出现斑疹、丘疹、疱疹及结痂并同时存在为特征,全身症状轻微。带状疱疹多见于成人,其特征为沿身体单侧感觉神经相应皮肤阶段出现成簇的疱疹,常伴局部神经痛。

【病原学】VZV呈球形,直径为150~200 nm,核酸为DNA,有立体对称的衣壳,在细胞内繁殖。其外为20面体核衣壳,衣壳表面有一层脂蛋白包膜。该病毒仅有1个血清型,可在人胚成纤维细胞、甲状腺细胞中繁殖,产生局灶性细胞病变,细胞核内出现嗜酸性包涵体和多核巨噬细胞。人为VZV的唯一的宿主。VZV生活能力较弱,不耐高温,不能在痂皮中存活,对乙醚敏感,但能在-65℃疱疹液中存活8年。

【流行病学】

1. **传染源**　水痘患者为主要传染源,自水痘出疹前1~2 d至皮疹干燥结痂时,均有传染性。易感儿童接触带状疱疹患者,也可发生水痘,但少见。

2. **传播途径**　主要通过空气飞沫传播,直接接触水痘疱疹液也可感染。

3. **人群易感性**　人群普遍易感,但学龄前儿童发病最多。6个月以内的婴儿由于获得母体抗体,发病较少。妊娠期间患水痘可感染胎儿。病后获得持久免疫,但可发生带状疱疹。

4. 流行特征　水痘呈全球分布,全年均可发生,以冬春季多见,散发性,但偏僻地区偶可暴发,城市可每 2~3 年发生周期性流行。主要为 2~10 岁的儿童发病。带状疱疹多见于成人,90% 病例为 50 岁以上老年人或有慢性疾病及免疫缺陷者。

【发病机制与病理改变】VZV 经上呼吸道侵入机体,在呼吸道黏膜细胞中复制,而后进入血流,到达单核-巨噬细胞系统内再次增殖后释放入血流,引起病毒血症而发病。水痘的皮疹分批出现与病毒间歇性播散有关。水痘的皮损为表皮棘细胞气球样变性、肿胀,胞核内嗜酸性包涵体形成,邻近细胞相互融合形成多核巨细胞,继而有组织液渗出形成单房性水泡。泡液内含大量病毒。由于病变浅表,愈后不留瘢痕。

并发肺炎者,肺部呈广泛的间质性炎症、散在灶性坏死实变区、肺泡出血及炎性细胞浸润。并发脑炎者,神经细胞变性坏死,点状出血及血管周围脱髓鞘性改变。

带状疱疹患者,在皮肤病变相应的脊髓后根神经节及星状细胞中,可见核内包涵体。炎症可浸入脊髓后角,少数也可延及前角,且可在脑脊液中查见病毒,脑脊液细胞增多者,亦不少见。病变部皮下神经纤维可有部分变性,传入感觉纤维功能的完整性亦可受损。

【分期与临床表现】本病的一般潜伏期为 12~21 d,平均 14 d。

1. 典型水痘及非典型水痘

(1) 分期及临床表现

1) 前驱期:成人于皮疹出现前 1~2 d 可先低热或中度热并有头痛、咽痛、咳嗽等症状。患儿则皮疹和全身症状多同时出现,无前驱期症状。

2) 发疹期:皮疹先见于躯干、头部,逐渐延及面部,最后到达四肢。皮疹分布以躯干为多,面部及四肢较少,呈向心性分布。开始为粉红色帽针头大的斑疹,数小时内变为丘疹,再经数小时变为疱疹,从斑疹→丘疹→疱疹→开始结痂,短者仅 6~8 h。皮疹发展快是本病特征之一。疱疹稍呈椭圆形,直径 2~5 mm,疱疹基部有一圈红晕,当疱疹开始干时红晕亦消退,皮疹往往很痒。水痘初呈清澈水珠状,以后稍混浊,疱疹壁较薄易破。水痘皮损表浅,按之无坚实感,数日后从疱疹中心开始干结,最后成痂,经 1~2 周脱落。无继发感染者痂脱后不留瘢痕。因皮疹分批出现,故在病程中可见各期皮疹同时存在,尤其是在发疹第 2~3 天,同一部位常常可见到各阶段的皮疹,此为水痘皮疹的另一重要特征。鼻、咽、口腔、外阴等处黏膜也可发疹,黏膜疹易破溃成溃疡,常有明显疼痛。

以上为典型水痘,皮疹不多,全身症状亦轻。重者皮疹密布全身,甚至累及内脏(如肺部),全身症状亦重,热度高,热程长。成人水痘常属重型。妊娠早期患水痘可致胎儿畸形。免疫功能低下者可出现非典型水痘,如大疱型、出血型、坏疽型水痘。

(2) 并发症:水痘并发症一般不多见,较常见的并发症有以下几种。

1) 继发性细菌性感染:包括局部皮疹化脓性继发感染、蜂窝织炎、急性淋巴结炎、丹毒、败血症等。

知识链接

近年来,美国报道水痘患儿并发 A 组链球菌感染,多发生于出水痘的第 3~6 天时,可表现为局部红肿的蜂窝织炎,或者链球菌中毒性休克样综合征,均病情危重,病死率较高,需特别注意,及时采取防治措施。

2) 水痘脑炎:水痘脑炎发病率低于 1‰,多发生在病程第 3~8 天,但病死率为 5%~25%。其他少见的神经系统并发症有横断性脊髓炎、周围神经炎、视神经炎等。

3) 原发性水痘肺炎:多见于成人水痘患者和免疫受损者。

4) 其他:水痘与 Reye 综合征(急性脑病及脂肪变性)常发生于水痘后期,伴呕吐、不安和激惹,可进展到脑水肿。脑部的病理改变与高氨有关。由于阿司匹林也被认为与 Reye 综合征有关,因此国外认为水痘感染时最好禁用阿司匹林退热。心肌炎、肾炎、关节炎、肝炎等均少见。

2. **带状疱疹** 发病初期常有沿感觉神经节段的局部疼痛、瘙痒等,1~4 d 后沿周围神经分布区出现成簇的皮疹,1~3 d 内发展成米粒或绿豆大小的疱疹,成簇排列成带状。皮疹一般 5~10 d 后结痂,2~3 周后脱痂。可以发生于任何感觉神经分布区,但以胸段肋间神经分布区多见。非典型带状疱疹可以表现为无疹性带状疱疹、播散性带状疱疹、带状疱疹性脑脊髓炎、带状疱疹性运动瘫痪和带状疱疹后神经痛。特殊表现:眼带状疱疹、耳带状疱疹、带状疱疹后遗神经痛、其他不典型带状疱疹。

【实验室检查】

1. **血常规检查** 白细胞计数正常或降低,淋巴细胞比例增高。

2. **血清抗体检测** 早期及恢复期双份血清抗体效价升高≥4 倍有诊断意义。

3. **病毒检测** 取新鲜疱疹液在电镜下观察,可见水痘病毒颗粒;PCR 方法检测鼻咽部分泌物,可测到水痘病毒,为敏感和快速的早期诊断手段。

【诊断要点】

1. **流行病学资料** 如发病时是否为流行季节,有无水痘或带状疱疹接触史,过去是否接种或全程预防注射,当地是否有水痘流行等。

2. **临床表现** 一般根据皮疹特点(开始时间、特殊形态、分布部位与发展规律)及较轻的全身症状(成人可较重),参考过去无水痘病史及最近 2~3 周内有与水痘或带状疱疹患者接触史,即可做出诊断。带状疱疹根据单侧性发疹、多数水泡簇集成群、排列成带状、沿周围神经分布、发疹前后其发疹部位有神经痛即可诊断。

3. **病毒检测** 病毒检测是早期实验室诊断手段。

【治疗要点】

1. **一般治疗** 发热体温高者,可给予退热剂;皮肤瘙痒者,可用 2%~5% 碳酸氢钠液涂敷,疼痛可用阿昔洛韦湿敷。一般忌用糖皮质激素,因可使 VZV 在体内增殖或扩散,使病情恶化。

2. **抗病毒治疗** 可酌情选用干扰素、阿糖腺苷或阿昔洛韦等抗病毒药物,可以减轻症状和缩短病程。

3. **对症治疗** 皮肤继发感染者应根据细菌敏感试验选用抗菌药物。因脑炎出现脑水肿颅内高压者应用20%甘露醇脱水。水痘不宜应用肾上腺皮质激素治疗,因为可导致病毒扩散。但在病程后期水痘已结痂,若并发重症肺炎或脑炎,中毒症状重和病情危重者可酌情使用。

【预防】

1. **管理传染源** 患者需行飞沫及接触隔离,自出疹开始满6 d,或全部疱疹干燥结痂为止。痂皮无传染性。呼吸道分泌物及被污染的物品应消毒。无并发症者可在家隔离,防止与易感儿童及孕妇接触。易感者接触后检疫3周(可自接触后第11天起观察),带状疱疹患者不必隔离,但应避免与易感儿童及孕妇接触。

2. **切断传播途径** 一般房间只需通风换气,不必终末消毒;幼托机构宜用紫外线消毒。

3. **保护易感人群**

(1) 被动免疫:在接触患者后72 h内用高效价水痘-带状疱疹免疫球蛋白5 ml肌内注射,有预防效果。由于血制品固有的安全性问题,故水痘-带状疱疹免疫球蛋白的应用范围仅限于暴露于水痘患者的以下情况:细胞免疫缺陷者、免疫抑制剂长期治疗者、患有严重疾病(如白血病、淋巴瘤及其他恶性肿瘤)者。其理由是,这类患者一旦感染VZV后可能表现为重症水痘,病情的严重性将超过输用血制品可能带来的某些风险问题。

(2) 主动免疫:近年来,尝试用水痘-带状疱疹灭活疫苗或减毒活疫苗,主要用于水痘高危易感者,有一定的预防效果,据称保护力可持续10年以上。

【预后】只要未继发严重细菌感染,普通型水痘预后良好,愈后局部亦不会留下瘢痕。但是,免疫功能低下、继发严重细菌感染的水痘患者、新生儿水痘或播散性水痘肺炎、水痘脑炎等严重患者,病死率可高达5%~25%。水痘脑炎的幸存者还可能会留下精神异常、智力低下、癫痫发作等后遗症。

【护理评估】

1. **现病史** ①局部:伴全身皮疹、疱疹等;②全身:发热、乏力、食欲缺乏。

2. **健康史** ①一般资料:患者姓名、性别、年龄、职业、民族、文化程度、住址等;②既往史:是否有既往传染病史、家庭生活人群发病史;③过敏史:是否有药物或其他物质过敏史;④其他:患儿有无在流行地区居住史、与水痘或带状疱疹患者有密切接触史、是否注射过疫苗等。

3. **各类检查** 如护理体检、实验室检查、其他特殊检查结果。

4. **心理评估** 运用行为观察对患儿心理承受能力、对疾病的认知程度及社会支持等进行评估。

【常见护理诊断/合作性问题】

1. **发热** 与病毒血症有关。

2. **皮肤完整性受损** 与水痘病毒引起的皮疹和继发细菌感染有关。

3. 疼痛 与黏膜疱疹破溃或带状疱疹引起的神经痛有关。

【护理目标】患儿能配合疱疹的处理,舒适感增加;能正确认识疾病,应对能力增强,焦虑、恐惧感减轻或消失;没有发生继发性细菌性感染、脑炎、肺炎等并发症。

【护理措施】

1. 一般护理 水痘患儿的隔离期应自出疹开始到出疹后 6 d,或隔离至全部水痘疱疹干燥结痂为止。接触水痘患儿的疱液时需要戴手套。室内要通风,保持室内空气新鲜。易感者接触水痘患儿后隔离检验 3 周,若曾做被动免疫者应延长至 4 周。吃富有营养易消化的饮食,如面条、稀饭、牛奶、豆浆、鸡蛋等。要多喝开水和绿豆汤,并多吃维生素 C 含量丰富的水果、蔬菜。

2. 病情观察 因水痘患儿偶可发生播散性水痘,并发肺炎、心肌炎,如发现患儿高热不退、咳喘或呕吐、头痛、烦躁不安或嗜睡,应及时找医生诊治。

3. 对症护理

(1) 发热护理:患儿中度热可以多饮水或温水擦浴,不必用药物退热。

(2) 皮疹护理:患儿所穿衣服应宽大,被褥整洁,不宜过厚,勤换洗,以免因造成患者不适增加痒感。应剪短指甲,婴幼儿可戴并指手套,睡眠时将双手包起,以防抓破皮肤导致继发感染或留下瘢痕。保持皮肤清洁,用温水擦洗皮肤,严禁肥皂水擦洗,以减少对皮肤的刺激。

一般无合并症的水痘皮疹,不需做特殊处理,如患儿因皮肤瘙痒吵闹时,设法分散其注意力,或用温水洗浴;用含 0.25% 冰片的止痒炉甘石洗剂,2%～5% 碳酸氢钠液湿敷或洗拭;有继发感染者,局部用抗生素软膏,或口服或静脉使用抗生素控制感染。皮疹处也可用治疗仪照射,有止痒、防止继发感染、加速疱疹干涸及结痂脱落的效果。

(3) 疼痛护理:如口腔黏膜破溃引起的疼痛,临床上常用 1∶5 000 氯己定(洗必泰)溶液漱口,或用含有抗生素及可的松等药膜,贴于溃疡上,有减轻疼痛、保护溃疡面、促进愈合的作用。带状疱疹引起的神经痛可适当使用止痛剂,如口服加巴喷丁或肌内注射特耐,也可用针灸疗法。

4. 心理指导 皮肤瘙痒引起患儿强烈的烦躁心理,应转移患儿的注意力,提倡父母亲积极的爱抚,可经常逗抱患儿或一起做游戏、讲故事。

5. 健康指导 做好疾病的知识宣教,如流行病学特点、主要症状等,帮助患儿和家属正确认识疾病,树立康复的信心。指导患儿和家属细心观察、及早识别病情变化及皮肤的护理方法。向患儿及家属强调积极配合治疗、休息及隔离的重要性。嘱患儿养成良好的个人卫生习惯,流行期间避免前往空气流通不畅、人口密集的公共场所。指导患儿遵医嘱用药,且能识别所服药物的不良反应。接种疫苗是预防本病的关键措施,因此应向患儿和家属讲述预防接种的重要性。

【护理评价】

(1) 患者的各种症状得到缓解或减轻,特别是带状疱疹患者的局部疼痛明显好转。

(2) 患者食欲好转,情绪稳定,积极配合医务人员的诊疗和护理。

(3) 患者未发生继发感染、肺炎、脑炎等并发症,或发生后及时得到发现和处理。

(4) 患者能陈述隔离的目的,并切实遵守有关制度;能了解预防疾病的重要性及预防方法。

> **学习效果评价·思考题**
> 1. 水痘的流行病学特点是什么?
> 2. 水痘的临床表现有哪些?
> 3. 水痘的治疗要点是什么?
> 4. 如何对水痘患儿及家属进行健康指导?

(廖 威 朱咏梅)

项目六 狂 犬 病

> **案例导入**
>
> 患者,男,31岁。于1月17日被宠物狗咬伤左手示指,有皮肤破损及出血,但未予处理伤口。2月10日无明显诱因下出现发热,当时未测体温,无寒战,并开始出现怕风,吹风后感浑身不适,具体难以描述,情绪躁动不安,无鼻塞、咽痛、咳嗽、腹泻等不适。2月11日上述症状无好转遂就诊,体温38℃,门诊拟"狂犬病可能"收住入院。患者入院后情绪狂躁不安,予对症治疗,但患者病情进一步进展,次日晨患者死亡。
>
> 请问:该患者入院后,护士应从哪些方面进行评估?患者处于狂犬病的哪一期?应从哪些方面给予护理?患者目前存在的主要护理问题是什么?如何做好家属的宣教和个人防护?
>
> **分析提示**
>
> 护士应对患者进行全面评估,包括现病史、既往史、临床表现、实验室指标等并做好记录,同时重视患者和他人的安全保护及家属的宣教工作,帮助患者及家属正确认知疾病、严格防护、控制感染。

【概述】狂犬病(rabies)又名恐水症(hydrophobia),是指由狂犬病毒侵犯中枢神经系统引起的急性人畜共患传染病。人狂犬病多因病犬或病兽咬伤而感染,临床表现有极度兴奋、恐惧不安、恐水、怕风、流涎、咽肌痉挛和进行性瘫痪等。

> **知识链接**
>
> 外貌健康而携带狂犬病毒的动物也可起传染源的作用感染人类。广东省疾病预防控制中心对1 258只健康犬用免疫荧光法做脑带病毒率调查,发现阳性率为17.73%。1989年,北京市29例狂犬病死亡病例中有10例是被无症状犬咬伤后发病死亡的。另外,随着家庭犬、猫等宠物量的快速增加,宠物将越来越成为人感染狂犬病的重要传染源。

【病原学】狂犬病毒是属于弹状病毒科狂犬病毒属的一种嗜神经病毒。病毒呈子弹形,大小约为75 nm×180 nm,主要由核衣壳和包膜组成。基因组为单股负链RNA病毒。包膜上的糖蛋白具有免疫原性,能诱生中和抗体,并具有血凝集性。从自然条件下感染的人或动物体内分离的病毒称为野毒株,致病力强,脑外途径接种后,易进入脑组织和唾液腺繁殖,潜伏期较长。野毒株连续在家兔脑内多次传代获得的病毒株称为固定毒株,其毒力减弱,潜伏期短,对人和犬失去了致病力,但仍保持其免疫原性,可供制备疫苗。

狂犬病毒对理化因素的抵抗力低,易被紫外线、碘液、高锰酸钾及乙醇等灭活,加热60℃ 30 min或100℃ 2 min即可灭活,但可耐受低温。

【流行病学】

1. 传染源　本病的主要传染源是携带狂犬病毒的病犬,占80%~90%,其次是猫和狼。发达国家的野生动物(如狐狸、食血蝙蝠、臭鼬和浣熊等)逐渐成为重要传染源。隐性感染的犬、猫等动物也有传染性。患病动物唾液中含有大量的病毒,于发病前5 d即具有传染性。病毒主要通过被咬伤、抓伤的皮肤损伤处进入人体。黏膜也是病毒的侵入门户,患病动物的唾液污染眼结合膜等也可致病。

2. 传播途径　人患狂犬病的原因大部分是由于被携带有狂犬病病毒的狗咬伤引起的,实验室或蝙蝠群居洞穴中的含毒气溶胶可经呼吸道传播,少数可通过对病犬宰杀、剥皮、切割等过程中吸入含病毒的气溶胶感染。病毒通过咬伤传播是非咬伤传播的50倍以上。

3. 人群易感性　人群普遍易感,动物饲养者、兽医、动物实验员和勘探者是本病的高危人群。人被病犬咬伤后的发病率为15%~30%,被病狼咬伤后的发病率可达50%~60%。是否发病与咬伤部位、创伤程度、伤口处理、疫苗接种和机体免疫力等情况有关,如咬伤位于神经血管分布丰富处(头面部、颈部和手部)或咬伤程度严重,伤口深大者发病率高;咬伤后未及时清创、咬伤后未及时全程注射狂犬疫苗、被咬者中免疫功能低下者发病率高。

【发病机制与病理改变】狂犬病毒自皮肤或黏膜破损处侵入体内后,主要对神经组织具有强大亲和力,其病程可分为3个阶段:①病毒侵入外周神经:病毒先在感染部位小量繁殖后侵入近处的外周神经。②侵入中枢神经系统:沿神经的轴索向中枢神经向心性扩展,至脊髓的背根神经节再大量繁殖,入侵脊髓并很快到达脑部,主要侵犯脑干、小脑等处的神经细胞,一般不进入血流形成病毒血症。③向各器官离心性扩散:病毒从中枢神经向周围神经及其所支配的组织扩散,导致非神经组织感染。由于迷走、舌咽及舌下脑神经核受损,导致吞咽肌及呼吸肌痉挛,出现恐水、吞咽和呼吸困难等症状。交感神经受累时可出现唾液分泌和出汗增多。迷走神经节、交感神经节和心脏神经节受损时引起心血管功能紊乱,可至猝死。狂犬病症状出现之前,唾液腺已受感染,病毒在唾液中大量增殖并随之排出体外。

主要病理改变为急性弥漫性脑脊髓炎,其中以大脑基底面海马回和脑干、小脑处病变最为严重,其特征性病变是在神经细胞内见有圆形或椭圆形的嗜酸性包涵体,又称内格里小体(Negri body),为狂犬病毒的集落,与红细胞大小相似,染色后呈樱桃红色,具有诊断意义。

【分期与临床表现】人被狂犬病病犬咬伤,发病率为30%～60%。咬伤后是否发病,与受伤部位、伤势程度及病畜唾液中的病毒量有关。潜伏期长短不一,5 d至19年或更长,通常为3～8周。咬伤部位距头部越近、伤口越深、伤者年龄越小,则潜伏期越短。病程一般不超过6 d,发病后病情重、进展迅速,病死率极高。典型临床经过可分为以下3期。

1. 前驱期 此期持续1～4 d,起病时可有低热、头痛、倦怠、恶心、全身不适等类似感冒症状,继而渐呈兴奋状态,烦躁、失眠,恐惧不安,对声、光、风等刺激有喉部紧缩感。最有意义的早期症状是在愈合伤口周围及神经支配区有发痒、疼痛、麻木及蚁走等异样感觉。

2. 兴奋期 此期为1～3 d,患者逐渐进入高度兴奋状态,表现如下。

(1) 恐水:表情恐怖,对外界刺激极度敏感,限制其行动常会引起反抗。本病最具有特征性的症状是恐水,最初为吞咽口水时诱发咽部肌肉收缩,继而逐渐加重,患者极度口渴,但不敢饮水,即便听水声、见水或仅提及水也可引起咽喉肌严重痉挛。患者常因声带痉挛而声音嘶哑,严重时出现全身肌肉阵发性抽搐和强直性惊厥,可因呼吸肌痉挛而出现呼吸困难和发绀。外界各种刺激(如声、光、触动等)均可激发或加重上述症状。

(2) 发热:体温升高达38～40℃。

(3) 交感神经功能亢进:表现为大量流涎、大汗淋漓、心率加快、血压升高等。

此期多数患者神志清楚,极度痛苦,少数可出现狂躁、幻听、幻觉等精神失常症状,甚至有攻击或咬伤他人的危险。

3. 麻痹期 患者由安静进入昏迷状态,肌肉痉挛停止,全身弛缓性瘫痪,最后因呼吸和循环衰竭而死亡,此期一般为6～18 h。

本病的并发症有肺炎、气胸、心律不齐、心衰、上消化道出血、急性肾衰竭等。

【实验室及其他检查】

1. 血常规检查 白细胞计数轻至中度增多,中性粒细胞占80%以上。

2. 脑脊液检查 细胞数及蛋白质稍增高,葡萄糖及氯化物正常。

3. 病毒分离 患者的唾液、脑脊液、泪液及颈背部皮肤活检物接种于鼠脑分离到病毒,可明确诊断。但操作较复杂,且需1周才有结果,对早期临床诊断意义不大。

4. **内格里小体检查** 取狂犬病动物及患者死后的脑组织做切片染色,镜检在神经细胞内找到内格里小体可确诊,阳性率为70%~80%。

5. **免疫学检查** 用ELISA法检测脑组织涂片、唾液、尿沉渣中的病毒抗原可在数小时内出结果,阳性率约为40%。血液或脑脊液中和抗体检测,对未接种疫苗者有诊断价值。

6. **核酸检测** 反转录酶-聚合酶联反应(RT-PCR)可用于检测狂犬病毒RNA,灵敏度高,对血清学阳性但未能分离到病毒者,有助于诊断。

【诊断要点】
1. **流行病学资料** 有无被犬或猫咬伤史。
2. **临床表现** 有恐惧不安、恐水、怕风等发作性咽肌痉挛,先兴奋后麻痹的典型表现,可做出临床诊断。
3. **细菌学检查** 确诊有赖于检查病毒抗原,及在病毒核酸或尸检脑组织中找到内格里小体。

【治疗要点】被狂犬病毒携带动物或狂犬病患病动物咬伤后人是否发病与伤口处置、狂犬病疫苗和免疫球蛋白使用的及时性和规范性有很大关系。

1. 感染后的处理

(1)伤口的处理:WHO规定,暴露后的伤口应及时(2 h内)进行处置,包括彻底冲洗和消毒处理,可大大降低暴露者感染的风险。包括:①暴露后要尽快用20%的肥皂水或0.1%苯扎溴铵(新洁尔灭)反复冲洗至少30 min,再用大量清水冲洗,然后用无菌脱脂棉将伤口处残留液吸尽,避免在伤口处残留肥皂水。②针对较深伤口的处置,要用注射器或高压脉冲器械伸入伤口深部进行灌注清洗,做到全面彻底,再挤出污血冲洗后用75%乙醇擦洗和5%浓碘酒反复涂拭或苯扎溴铵消毒。伤口一般不予缝合和包扎,以便排血引流。③使用狂犬病免疫球蛋白在伤口及周围行局部浸润注射,余下血清进行肌内注射。

(2)预防接种:目前对狂犬病的主要预防措施为被动物咬伤后接种狂犬病疫苗;疫苗接种后机体可产生抗狂犬病病毒抗体(免疫应答)从而对机体起保护作用。狂犬病疫苗全程接种后抗体检测对狂犬病的预防起着指导性作用,全程接种5针后第14天抽取静脉血,分离血清,采用ELISA法检测抗狂犬病病毒抗体水平。对接种后暂未产生抗体者进行加强免疫十分重要,必要时可应用狂犬病免疫球蛋白。狂犬病疫苗和免疫球蛋白联合使用可最大限度地防止狂犬病的发生。①对多部位重度暴露患者,应及时使用狂犬病免疫球蛋白,它能特异性地中和狂犬病病毒,起到被动免疫作用。因此,应用越早效果越好。人源狂犬病免疫球蛋白半衰期为14~21 d,可为疫苗诱发主动免疫赢得时间,使用剂量为20 IU/kg,总量的一半在伤口周围做浸润注射,剩余剂量做肌内注射。②于第0(注射当天)、3、7、14、28天各接种狂犬病疫苗1个剂量(儿童用量相同),必须按时完成全程免疫。全程接种狂犬病疫苗后14 d,体内血清狂犬病病毒中和抗体滴度应达到0.5 IU/ml以上,未能达到者需加强免疫,直至血清狂犬病病毒中和抗体滴度>0.5 IU/ml。

2. 发病后的处理　迄今无特效药,一旦发病,预后极差。发病后仅以对症支持和综合治疗为主。将患者置于单间,采取严密隔离措施,防止唾沫污染,尽量保持环境和患者安静,减少光、风、声等刺激。狂躁或痉挛发作时可用地西泮或巴比妥类药物镇静,有脑水肿者给予脱水剂治疗。加强监护,必要时行气管切开,间歇正压吸氧;注意内环境稳定,维持呼吸和循环功能,防止继发感染等;也可使用干扰素、阿昔洛韦、利巴韦林等抗病毒治疗。

【预防】

1. 管理传染源　严格犬的管理,捕杀野犬、狂犬、狂猫及其他狂兽,并应立即焚毁或深埋。

2. 切断传播途径　对家犬应进行登记与预防接种,进口动物必须检疫。

3. 保护易感人群　高危人群如接触狂犬病的工作人员、兽医、山洞探险者、动物管理人员,应进行暴露前的疫苗接种,每次 2 ml,肌内注射,共 3 次,于 0、7、21 d 进行,2～3 年加强注射 1 次。若被犬、猫(尤其野犬、野猫)等动物咬伤或抓伤,应进行全面预防接种。

【预后】目前尚无有效的治疗方法,被感染狂犬病的动物咬伤而未接种狂犬病疫苗者发病率达 10%～70%,而一旦发病,病死率几乎为 100%。近年来,由于养犬数量的增加及宠物热的出现,我国狂犬病的疫情有上升趋势,其病死率居传染病之首。及时、正确地采取预防措施是降低狂犬病发病率和提高生存率的关键。

【护理评估】

1. 现病史　①局部:被犬或猫咬伤的部位及数量,伤口部位感觉异常,对伤口的处置及预防接种。②全身:不同程度的乏力、食欲缺乏、头痛、周身不适、发热,体温≥38.5℃,出现烦躁、怕风、恐水、流涎等典型症状。

2. 健康史　①一般资料:患者姓名、性别、年龄、职业、民族、文化程度、住址等。②既往史:手术史、过敏史,既往日常生活型态、嗜好,女性患者需了解月经史、婚育史。

3. 家族史　了解患者家族中有无类似患者。

4. 实验室及其他辅助检查结果　如病原学检查结果、免疫学检查结果。

5. 心理-社会评估　评估患者的心理承受能力、对疾病的认知程度及社会支持系统状况。

【常用护理诊断/合作性问题】

1. **恐惧**　与疾病引起死亡的威胁有关。
2. **皮肤完整性受损**　与病犬、病猫等动物的咬伤或抓伤有关。
3. **有受伤的危险**　与患者极度兴奋、狂躁、挣扎有关。
4. **有窒息的危险**　与病毒损害中枢神经系统导致呼吸肌痉挛有关。
5. **营养失调:低于机体需要量**　与吞咽困难、不能进食和饮水有关。
6. **有传播感染的危险**　与传播途径有关。

【护理目标】

(1) 患者情绪稳定,无焦虑恐惧。

(2) 被动物咬伤、抓伤后及时处置伤口。

(3) 减少光、风、声等刺激,保持环境安静;床栏、约束带保护,防止其自伤或伤人;严格防护,控制感染。

(4) 及时、全程、足量接种狂犬疫苗和使用被动免疫制剂。

(5) 为宠物接种狂犬疫苗,防止宠物之间狂犬病的传播。

【护理措施】

1. 一般护理　　实施严密接触隔离,将患者安置于安静、避光的单人房间内,由专人护理;有恐水及吞咽困难者应禁食禁饮,可采取鼻饲高热量流质饮食,以补充营养,注意在痉挛发作的间歇期或应用镇静剂后徐徐注入;必要时予静脉输液,保证每天摄入量及维持水和电解质平衡,准确记录出入液量。

2. 病情观察　　注意有无高度兴奋、恐水、怕风表现;生命体征是否稳定,有无体温升高、血压上升、心率加快、呼吸困难、发绀等;观察患者的意识状态,有无痉挛发作或迟缓性瘫痪(发作部位和持续时间),发作时有无出现幻觉和精神异常等;密切观察病程进展,定时记录神志、面色及生命体征,尤其应注意呼吸频率、节律的改变。

3. 对症护理

(1) 减轻惊厥与抽搐:对烦躁不安者,为了防止其自伤或伤人,应加床栏保护或适当约束,适当遮蔽输液装置。此外,医疗、护理操作要有计划安排并简化,动作要轻要快,并在使用镇静剂后集中进行,以免诱发咽喉肌痉挛、兴奋和狂躁。

(2) 保持呼吸道通畅,维持正常呼吸功能:若有严重呼吸衰竭,不能自主呼吸者,应配合医生行气管插管、气管切开或使用人工呼吸机辅助呼吸。

(3) 高热:参见第一章项目七相关内容。

4. 用药护理　　遵医嘱使用镇静药时严格掌握药物剂量,观察有无呼吸抑制现象。

5. 心理护理　　由于本病无特效治疗,发病后病情进展迅速,而多数患者(除疾病后期昏迷者)神志尚清醒,面对疾病的进展、痉挛发作等引起的痛苦和恐惧不安,患者常失去应对能力;又因咽喉肌或全身肌肉的痉挛,导致吞咽、呼吸困难而出现痛苦挣扎,在濒死过程中,患者害怕孤独面对死亡,迫切希望得到亲人及医护人员的关心和心理支持。因此,护理人员应给予更多的关心和加倍的爱护,多安慰患者,语言严谨,尽量减少患者独处。根据患者心、身、社会各方面的需要,提供必要的帮助,以减轻其忧虑不安和恐惧的心理。此外,医护人员还应注意支持和安慰其家人,使其稳定情绪、密切配合,有利于治疗顺利进行。

6. 健康指导

(1) 疾病知识宣教:使人们了解狂犬病是对人类生命威胁最大的人畜共患传染病,介绍本病的原因、发病的特点和临床经过,以及预防的重要性等。向家属解释患者兴奋、狂躁的原因,告知避免水的刺激,室内不要放置水容器,不可洗澡,以免引起患者全身抽搐发作。

(2) 告知暴露前预防的措施:如加强犬类的管理;遵循鼓励登记制度和定期给宠物接种疫苗;告之高危人群暴露前的预防接种疫苗的重要性,可采取 0、7、28 d 共 3 次接种疫苗,并每两年加强 1 次。

(3) 介绍暴露后预防的方法:若被犬、猫(尤其野犬、野猫)等动物咬伤或抓伤后,应及时进行彻底清创,以及全程、规范的接种狂犬疫苗。教育有被动物咬伤史者应避免各种诱因,如受寒、劳累、惊吓或悲痛等,并进行全程预防接种。接种期间应戒酒,多休息,尽可能防止发病。

(4) 个人防护:护理患者时做好自我防护,戴口罩,穿隔离衣,戴手套,戴护目镜,近距离接触患者使用器具遮挡,防止唾沫污染。患者使用过的废弃物,如卫生纸、卫生巾、医疗纱布、敷料、棉条等应装入塑料袋内进行焚烧处理,不要作为垃圾丢弃。

【护理评价】

(1) 患者伤口已处置。

(2) 患者及时、全程、足量接种狂犬疫苗和使用被动免疫制剂。

(3) 患者体温下降,舒适感增加;已正确使用床栏、约束带,确保安全;已正确防护,控制感染。

(4) 宠物接种狂犬疫苗,防止本病在宠物之间的传播。

学习效果评价·思考题

1. 狂犬病的流行病学特点是什么?
2. 狂犬病的主要临床表现有哪些?
3. 狂犬病的治疗要点是什么?
4. 如何对狂犬病患者进行健康宣教?

(查丽俊)

项目七 流行性腮腺炎

案例导入

患儿,女,7 岁。因"左腮腺肿大 23 d,意识不清 20 d,抽搐 19 d"入院。患儿 23 d 前出现左侧腮腺部位肿大,有压痛,伴发热、头痛,无呕吐、咽痛、咳嗽及腹泻。19 d 前夜间患儿出现呼之不应,到当地医院就诊,出现持续性抽搐,间隔数分钟,反复发作。7 d 前患儿抽搐逐渐停止。当地医院行头部 MRI 扫描提示大脑、脑干弥漫性病变。经脱水、激素、抗病毒等治疗,上级医院收入病房。既往史:出生、发育基本正常。2 年前曾患腮腺炎,几天后自愈。体查:消瘦,体温38.1℃,血压 95/65 mmHg,双眼睑水肿,心律齐,双肺未闻及干、湿啰音,腹平软,浅昏迷。双侧瞳孔不等大,左瞳孔直径2 mm,右瞳孔直径1.5 mm,对光反射灵敏。四肢肌张力低,腱反射亢进。复查MRI提示脑肿胀消退,大脑半球病灶明显减少,脑电图提示中度异常脑电图,诊断为病毒性脑炎。予以抗病毒、降颅压、糖皮质激素、促醒、保护脑细胞、保护胃黏膜及高压氧、对症支持治疗。患儿症状好转。

请问:该患儿入院后护士应从哪些方面进行评估?应从哪些方面给予护理?患儿住院期间存在的主要护理问题是什么?如何依据护理评估,制订相应的护理计划,促进患儿康复?如何做好患儿的健康教育及随访?

分析提示

患儿入院后,护士应通过全面收集患儿相关资料,包括现病史、既往史、临床表现、实验室检查结果等进行评估,在做好病情观察和疾病护理的同时,重视基础护理工作;采取有效的措施,避免并发症发生。

【**概述**】流行性腮腺炎(epidemic parotitis,mumps)是由腮腺炎病毒(mumps virus,MuV)引起的急性呼吸道传染病,临床以腮腺非化脓性肿胀、疼痛伴发热为主要症状。流行性腮腺炎传染性强,很容易在学校、托幼机构中流行,其带来的并发症也对儿童健康有较大影响。腮腺炎疫苗推广接种前,流行性腮腺炎广泛流行于世界各国,年发病率为(100~1 000)/10万,未接种疫苗人群几乎每人都感染过腮腺炎,感染常伴有并发症。

流行性腮腺炎也是一种疫苗可预防的呼吸道传染病,其传染性仅次于麻疹和水痘。据WHO统计,截至2005年底,其57%成员国将流行性腮腺炎疫苗纳入国家免疫规划,其中大部分使用麻疹-腮腺炎-风疹联合减毒活疫苗。WHO认为,接种流行性腮腺炎减毒活疫苗是预防流行性腮腺炎的唯一有效方法。

知识链接

历史上在很少发现流行性腮腺炎患者的偏远山区、海岛及人迹稀少的地区,在流行性腮腺炎病毒传入后可引发流行。流行性腮腺炎具有地域分布特点,随着人群中保护性抗体的消长,以往有流行性腮腺炎流行的地区,表现为周期性流行,无明显的季节特点。

【**病原学**】MuV属副黏病毒科,单股RNA病毒,对腺体和神经组织有亲和性。本病毒抵抗力弱,不耐热,一般室温下,经2~3 d其传染性消失。对紫外线及一般消毒剂敏感,但耐寒,人是唯一的病毒宿主。

【**流行病学**】MuV在唾液、鼻咽分泌物中通过飞沫传播,也可接触传播。孕妇感染本病可通过胎盘传染胎儿,而导致胎儿畸形或死亡,流产的发生率也增加。全年均可发病,春、冬两季是流行性腮腺炎的好发期,呈流行或散发。流行性腮腺炎暴发疫情主要发生于学校,尤其是小学,男性高于女性,与国内外有关文献报道基本一致。成人中80%曾患过显性或隐性感染。儿童患者无性别差异,病后可有持久免疫力。

【临床表现】

1. 典型患者　潜伏期14~25 d,平均18 d。多数无前驱症状,少数病例可有发热、肌肉酸痛、周身不适、食欲缺乏等前驱症状。发病1~2 d后出现颧骨弓或耳部疼痛,腮腺逐渐肿大,体温随之上升可达40℃以上。通常先单侧腮腺肿大,2~4 d后对侧也肿大,双侧肿大者约占75%。因腮腺导管阻塞,咀嚼和进食时疼痛加剧。腮腺肿大于48 h达高峰,持续4~5 d后逐渐消退。

2. 不典型患者　无腮腺肿胀,而以脑膜炎、睾丸炎等为主要表现。也有仅见颌下腺及舌下腺肿胀。腮腺肿胀的特征性表现：①腮肿边缘不清、皮肤颜色不改变、无脓液;②腮腺管口红肿;③肿大时间为发病1~3 d开始;④肿大顺序为先一侧后双侧,再颌下腺、舌下腺;⑤肿大部位以耳垂为中心;⑥肿大特点是色泽亮而不红,质地坚韧、触痛,局部皮肤温度增高,边界不清;⑦腮腺导管堵塞,开口红肿、无脓;⑧加重因素有言语、进食、咀嚼等;⑨血清淀粉酶增高。

3. 并发症

(1) 神经系统并发症:如脑膜炎,多见于学龄期儿童。主要表现发热、头痛、呕吐、嗜睡等,颈有抵抗感,甚少惊厥。如发生脑炎则可能留有永久性后遗症,甚至死亡。

(2) 生殖器官并发症:①睾丸炎和(或)附睾炎:多见于青春期后男孩,多单侧受累,表现为发热、头痛、睾丸肿胀、变硬、疼痛和触痛;②卵巢炎:5%的成年女患者可发生卵巢炎,出现下腹疼痛,一般不影响生育。

(3) 胰腺炎:常于腮腺肿大数日后发生,可有恶心、呕吐、上中腹疼痛和压痛。

【实验室及其他检查】

1. 血常规检查　白细胞计数正常或稍低,淋巴细胞相对增多。

2. 血清和尿淀粉酶测定　90%患者的血清淀粉酶有轻中度增高,有助诊断。淀粉酶增高程度与腮腺肿胀成正比。无腮腺肿大的脑膜炎患者,尿中淀粉酶也可升高。疑并发胰腺炎时进一步测定血清脂肪酶。

3. 脑脊液检查　无脑膜炎表现的患者,约50%病例白细胞计数轻度升高,可分离出该病毒。

4. 血清学检查　特异性IgM抗体敏感性强、特异性强,可作为早期诊断依据但不作为常规应用。

5. 病毒分离　可在早期患者的唾液、尿、血、脑脊液中分离到病毒。

【诊断】

1. 流行病学资料　根据流行季节、当地流行情况及发病前2~3周内有接触史可协助诊断。

2. 临床表现　起病急,发热、腮腺肿大,多为双侧,呈非化脓性炎症的特点。

3. **典型病例** 根据临床表现结合流行病学资料,即可做出临床诊断。不典型病例的诊断需依靠血清学检查。

【治疗要点】目前临床上尚无特效疗法。

1. **抗病毒治疗** 利巴韦林,1 g/d,儿童15 mg/kg,疗程5~7 d。腮腺肿胀较重时,可适当应用镇痛剂,局部涂敷中药,醋调如意金黄散、紫金锭或青黛散。仙人掌除刺捣烂外敷,鱼腥草捣烂外敷。

2. **并发症的治疗**

(1) 脑膜炎或脑膜脑炎:密切观察患者的体温、脉搏、呼吸、神志的变化,及时发现脑膜脑炎的症状并报告医生。予以抗病毒、激素、降颅压、促醒、保护脑细胞治疗。

(2) 睾丸炎:嘱患者卧床休息,用丁字带将睾丸托起,协助患者生活需要。予局部冷敷或用2%普鲁卡因局部封闭治疗疼痛,也可给予解热止痛剂,静脉滴注氢化可的松等。干扰素除对急性腮腺炎、病毒性睾丸炎有较好疗效外,还对防止睾丸萎缩有明显效果。

(3) 急性胰腺炎:嘱患者饮食中应控制脂肪和淀粉的摄入量,避免暴饮暴食,尤其是高脂肪饱餐,尽量为患者提供少油、无刺激、易消化饮食。

(4) 心肌炎:密切观察患者的心率与心律,及早发现心律失常,如室性早搏、不同程度的房室传导阻滞等,严重者可出现急性心力衰竭等。急性期需完全卧床休息,症状好转方能逐步起床活动。病室内应保持新鲜空气,注意保暖。

3. **支持及对症治疗** 卧床休息。进易消化、清淡饮食,避免酸性食物,保持口腔清洁,预防细菌感染。高热时可用物理降温或解热剂,保证液体入量。

【护理评估】

1. **现病史** ①局部:评估口腔黏膜是否清洁卫生、腮腺导管有无红肿及脓性分泌物;②全身:其他腺体、器官受累的表现,及时了解血常规、血和(或)尿淀粉酶等化验结果。

2. **健康史** ①一般资料;②既往史:手术史、过敏史、既往日常生活型态、喂养史、发育史等。

3. **家族史** 了解患者家族中有无人患本病。

4. **各类检查** 如护理体检、实验室检查、其他特殊检查结果。

5. **心理-社会评估** 评估患者及家属对疾病的认知程度及社会支持等。

【常见护理诊断/合作性问题】

1. **体温过高** 与腮腺炎病毒感染有关。

2. **疼痛** 与腮腺肿胀有关。

3. **营养失调:低于机体需要量的危险** 与高热及疼痛导致的进食困难有关。

4. **潜在并发症:脑膜炎或脑膜脑炎、睾丸炎、急性胰腺炎、心肌炎** 与病毒侵犯相关腺体和器官有关。

【预防】我国流行性腮腺炎报告发病率仍比发达国家高,应进一步完善麻疹-腮腺炎-风疹联合疫苗儿童免疫规划,提高疫苗接种率。加强基层医疗卫生机构的培训,加大主动监测和主动搜索的力度,提高报告的及时性,及时对患者采取隔离措施。

【护理目标】

1. 门诊患者　患者疼痛程度降低,体温下降,了解正确的自我照护方法。

2. 住院患者　患者疼痛程度降低,体温下降,各类并发症症状得到缓解或减轻,并可以耐受。

【护理措施】

1. 门诊患者　①选用中药制剂腮腺局部外敷,减轻疼痛。加强口腔护理,勤刷牙,保持口腔黏膜清洁,预防继发细菌感染;②指导患者和家属,监测体温变化,如有高热及时来医院治疗;③避免和其他儿童密切接触。

2. 住院患者　①按传染病一般护理常规护理。②呼吸道隔离,隔离患者卧床休息直至腮腺肿胀完全消退。③急性期卧床休息。④保证营养及液体的摄入。给予清淡易消化的流食、半流食,勿进食酸性食物,以免加剧腮腺疼痛。⑤病情观察包括:a. 对生命体征的观察,尤其是体温、脉搏;b. 腮腺肿痛的表现及程度;c. 口腔黏膜的评估,是否清洁卫生、腮腺导管有无红肿及脓性分泌物;d. 其他腺体、器官受累的表现;e. 及时了解血常规、血和(或)尿淀粉酶等化验结果。⑥对症支持治疗。高热者给予物理降温。局部疼痛可选用中药制剂局部外敷,减轻疼痛。加强口腔护理,勤刷牙,保持口腔黏膜清洁,预防继发细菌感染。⑦根据所患并发症如睾丸炎、脑膜脑炎等给予相应护理。对并发脑膜脑炎者,除了做好病情观察外,做好眼、口腔的清洁护理,加强皮肤护理,遵医嘱给予脱水剂如甘露醇等,防止患者坠床。

【健康教育】

(1) 本病为自限性疾病,大多预后良好。

(2) 宣传流行性腮腺炎的预防措施,积极宣传预防接种的重要性,特别做好儿童的预防接种工作。

(3) 流行期间,幼儿园、学校等儿童比较集中的机构,教室要注意通风,保持空气流通,并加强消毒。

(4) 做好与疾病相关的知识教育。本病除可引起腮腺病变外,亦可致睾丸及其他腺体、器官受累,应注意观察。

【护理评价】

1. 门诊患者　①执行口腔清洁的指导,饮食正确,避免酸性食物;②遵医嘱局部敷药,疼痛减低;③做好自我管理,了解正确的自我照护方法;④体温下降。

2. 住院患者　①体温下降;②遵医嘱局部敷药,疼痛减低;③并发症的症状得到控制和缓解,没有出现其他并发症,并能及时察觉并发症;④合适饮食,营养状况改善;⑤掌握出院后自我照护要点。

> **学习效果评价·思考题**
> 1. 流行性腮腺炎的病因和流行病学特点有哪些？
> 2. 流行性腮腺炎的治疗和预后如何？
> 3. 流行性腮腺炎常见的护理诊断有哪些？
> 4. 如何对流行性腮腺炎患者进行健康教育？

（杨晓莉）

项目八　传染性单核细胞增多症

> **案例导入**
>
> 患者，女，24岁。因"反复发热半月余，颌下淋巴结肿大1周"入院。伴咽痛，全身红色斑丘疹，恶心、呕吐。用美罗培南、磷霉素抗感染治疗后患者再次出现躯干、四肢多发红色斑丘疹，肝脾未及增大，颈部数颗肿大淋巴结，最大如花生米样大小，活动可，伴轻压痛。腹部B超检查提示脾大。入院时查体：体温38.3℃，脉搏104次/分，呼吸24次/分，血压115/80 mmHg。神志清醒，疲乏，外周血白细胞计数$3.7×10^9$/L。入院第2天查EBV-IgG(+)。3 d后复查，白细胞计数升高至$15.2×10^9$/L，中性粒细胞14%，异型淋巴细胞24%。生化结果显示：ALF 714 U/L，AST 456 U/L，ALP 250 U/L，γ-GT 227 U/L。骨髓常规检查未见明显异常。心肌酶谱示：LDH 287 U/L，HBDH 287 U/L，AST 490 U/L。心脏B超检查提示左室壁增厚，心包少量积液，二尖瓣和三尖瓣轻度反流。胸片检查提示两下肺支气管病变，心影轻度增大。经阿昔洛韦、阿拓莫兰、甘力欣、辅酶A等治疗，出院时肝功能正常，症状消失。
>
> 请问：护士应从哪些方面给予护理？患者住院期间存在的主要护理问题是什么？如何依据护理评估和护理诊断，制订相应的护理措施及观察并发症？如何做好患者的健康教育及随访？
>
> **分析提示**
>
> 患者入院后，护士应通过全面收集患者相关资料，包括现病史、既往史、临床表现、实验室检查结果等进行评估，在做好病情观察和疾病护理的同时，重视基础护理工作；采取有效的措施，避免并发症发生。

【概述】传染性单核细胞增多症（infectious mononucleosis，IM）是由EB病毒（Epstein-Barr virus，EBV）感染所致的急性传染病。

> **知识链接**
>
> 早在1889年,一位德国医生将一种由发热、咽炎、淋巴结肿大为特征的临床综合征命名为"腺热"。1920年,Sprunt 和 Evans 首次描述了 IM 的临床特征。在1968年,EBV 被确定为 IM 的病原体。
>
> 1958年,Burkitt 根据乌干达儿童淋巴瘤流行特点,提出 Burkitt 淋巴瘤的病毒病因假说。1964年,Epstein、Barr 和 Achong 在 Burkitt 淋巴瘤细胞系观察到病毒颗粒,称为 Epstein-Barr 病毒(EBV),又名人类疱疹病毒4型(HHV-4)。

EBV 感染是儿科较为常见的病毒感染性疾病,感染方式有复制性感染和潜伏性感染,后者最为常见。在发展中国家的发病高峰年龄在2~6岁,在发达国家则多见于青少年,发病高峰年龄在20~30岁。EBV 先在咽部淋巴组织内增殖,后导致病毒血症,继之累及淋巴系统、组织器官。发病机制尚未完全阐明,认为与免疫病理关系密切,除主要由于 B 细胞、T 细胞交互作用外,还有免疫复合物沉积及病毒对细胞的直接损害等因素有关。

【病原学】EBV 是一种嗜淋巴细胞的 DNA 病毒,病毒核酸为双链 DNA,以线性分子插入宿主细胞染色体 DNA 的整合方式和以环状分子游离细胞中的形式存在。EBV 有5种抗原成分,均能产生各自相应的抗体。EBV 与约1%的肿瘤发病有关。成熟的 EBV 呈球形,基本结构可分为类核、核衣壳和包膜3部分。在人体内,EBV 首先感染 B 细胞。此外,EBV 亦可感染上皮细胞、T 细胞、NK 细胞、平滑肌细胞及单核细胞等。几乎100%的多发性硬化患者的 EBV 抗体呈阳性,在临床发病前数年多已有 EBV 抗体滴度上升,发病间存在相关性。

【流行病学】隐性感染者和患者是本病的传染源,病毒大量存在于其唾液腺及唾液中,可持续或间断地排毒达数周、数月,甚至数年。本病全年可发,但以秋末和冬初为多,患者感染后可获得较为稳固的免疫力。

IM 在世界各地均有发生。在美国,IM 的年发病率为(345~671)/10万。IM 主要发生于儿童和青少年,90%的成人在儿童时期曾有无症状感染,40岁以上的群体中仅约10%对 EBV 易感。在我国,IM 的好发年龄是学龄前期。根据血清学调查,我国3~5岁儿童的 EBV VCA-IgG 抗体阳性率达90%以上。根据 Chan CW 对香港不同年龄组儿童发病率的研究,最高发病率在2~4岁组。国内报道的儿童 IM 的常见临床表现包括发热、咽峡炎、淋巴结肿大、肝大、脾大、双眼睑水肿、皮疹等。

【临床表现】

1. 临床表现 本病病程1~3周,少数迁延至1个月或数月,个别可达数年。IM 患者常有一些并发症状,如在神经系统表现为头痛、颈项强直等,也可见癫痫、昏迷及其他弥散性脑部病变。IM 患者呼吸系统中主要为肺部受累,抗生素治疗无效;可伴发心肌炎和累及肾实质和间质的肾炎、腮腺肿大。其他并发症还有咽峡部继发感染、脾破裂、胃肠道出血、自身免疫性溶血性贫血、再生障碍性贫血、粒细胞缺乏及血小板减少症等。

婴幼儿 EBV 感染者常无明显症状,或仅有轻微的不典型表现,伴血清 EBV 抗体阳性。青春期及成人感染者则症状典型。起病后,多数患者表现为乏力、头痛、畏寒、食欲缺乏、恶心及轻微腹泻等前驱症状,为期不超过 1 周。

临床表现为:①发热:几乎可见于所有患者。一般为中度发热,持续数日至数周。部分患者可持续 1 个月至数月。②咽峡炎:常见咽部、扁桃体及腭垂充血肿胀,伴咽痛。③淋巴结肿大:约 60% 的患者有浅表淋巴结肿大,全身淋巴结受累,常在热退后数周才消退。④肝、脾大:本病肝大者多在肋下 2 cm 以内,可有 ALT 升高,部分患者有黄疸。半数以上患者有轻度脾大,伴疼痛和压痛,偶有脾破裂;⑤皮肤、黏膜皮疹:约 1/3 的患者可发生多形性皮疹,多于躯干,在 4~6 d 出现,持续 1 周左右消退。部分患者可出现黏膜疹,表现为在软、硬腭交界处有针尖大小的小出血点。在我国,本病以低龄儿童发病为多,故临床应多考虑儿童中的常见症状,以提高确诊率。

2. 并发症

(1) 肺炎:咳嗽伴有肺部 X 线影像学改变。

(2) 肝功能损害标准:①排除肝炎病毒、支原体等不典型微生物感染引起的肝功能损害;②ALT>40 U/L。同时符合 2 项可诊断为肝功能损害。

(3) 心肌损害:有心电图心肌受损改变或心肌酶肌酸激酶及同工酶(CK-MB)≥25 IU/L。

(4) 血液系统受累:①贫血:血红蛋白在新生儿期<145 g/L;1~4 个月龄时<90 g/L;4~6 个月龄时<100 g/L;6 个月龄~6 岁时<110 g/L;6~14 岁时<120 g/L。②血小板计数减少:外周血血小板计数<100×10^9/L。③中性粒细胞减少:中性粒细胞计数,0~1 岁时<1.0×10^9/L;1~10 岁时<1.0×10^9/L;10~14 岁时<1.8×10^9/L。

【诊断】

1. 原发性 EBV 感染 IM 的诊断标准　①有下列临床症状中的 3 项:发热,咽炎,颈淋巴结肿大、肝大、脾大;②原发性 EBV 感染的血清学证据,满足下列 2 项中任 1 项:a. 抗 EBV VCA-IgM 和抗 EBV VCA-IgG 抗体阳性,且抗 EBV 核抗原(EBNA)-IgG 阴性(EBV VCA 为 EB 病毒衣壳抗原;EBV NA 为 EB 病毒核心抗原);b. 抗 EBV VCA-IgM 阴性,但抗 EBV VCA-IgG 抗体阳性,且为低亲和力抗体(提示原发性急性 EBV 感染)。同时满足以上 2 项者可诊断为 EBV 感染 IM。

2. Paul-Bunnell 嗜异凝集试验　在发病早期,血清中出现的嗜异性抗体,能聚集绵羊红细胞,在发病 1~2 周即可检出,3~4 周达高峰,其于恢复期迅速下降,不久即消失。若连续测定嗜异性抗体凝集度有上升趋势,其诊断价值更大。

3. EBV 抗体检测　抗体检测包括 EBNA、VCA、膜抗原(MA)、EA 相关的抗体,临床常测 VCA-IgM 及 VCA-IgG。该项目阳性是早期、敏感、特异的临床诊断依据,97% 的感染早期患者可见特异性 EBV VCA-IgM。

4. EBV-DNA 的实时定量 PCR 检测　DNA 的实时定量 PCR 检测可有效诊断和

检测 EBV 相关 IM,对于年幼、不典型者及有免疫抑制的 IM 患者更是如此。在再发 IM 的诊断中,EBV 病毒载量测定要优于血清学检测。

【治疗要点】IM 为自限性疾病,患者大多预后良好,病死率约为 1%,多由严重的并发症,如脾破裂、脑膜炎、心肌炎等所致。

1. 药物治疗

(1) 对症治疗:高热患者可用退热剂。咽痛者给予生理盐水漱口或西瓜霜润喉片含服。对高热、咽痛剧烈者,应注意咽部继发细菌感染,可做咽拭子培养并使用抗生素。

(2) 抗病毒治疗:有较多研究显示,更昔洛韦治疗 IM 比利巴韦林等有更好的疗效,而合用丙种球蛋白效果更优。但亦有不同看法,认为用阿昔洛韦、更昔洛韦、利巴韦林、干扰素等治疗 IM 并不能有效缩短患者的病程。

(3) 基因工程药物:有研究表明,基因工程药物 α-1b 干扰素具抗病毒作用,有助于恢复患者的免疫功能,可阻断病毒颗粒复制,清除 EBV,有较好的抗病毒作用,可明显缩短临床疗程,减轻临床症状。

2. 并发症的治疗 若出现继发细菌感染可使用抗生素。对于心肌炎、声门水肿、溶血性贫血、脑炎及神经根炎等重症者,可用泼尼松等皮质激素类药物,有利于其恢复。脾脏显著增大时应避免剧烈运动,以防破裂。

3. 支持及对症治疗 急性期应卧床休息,加强护理,避免发生严重并发症。

4. 预防性治疗 最有效的阻断传播途径在于 EBV 疫苗的研发和推广接种。

【护理评估】

1. 现病史 评估有无皮肤、黏膜皮疹;有无咽峡炎、淋巴结肿大及肝脾大;有无伴随症状,如发热、乏力、头痛、畏寒、食欲缺乏、恶心及轻微腹泻等。

2. 健康史 ①一般资料:患者姓名、性别、年龄、职业、民族、文化程度、住址等;②既往史:手术史、过敏史、性交史、既往日常生活型态、嗜好,儿童患者需了解喂养史和发育状况。

3. 家族史 了解患者家族中有无人患本病。

4. 各类检查 如护理体检、实验室检查、其他特殊检查结果。

5. 社会评估 包括职业及工作情况、生活中有何应激事件发生、目前享有的医疗保健待遇、经济状况、家庭成员对患者的态度和对疾病的了解、社会支持系统状况。

【常见护理诊断/合作性问题】

1. 体温过高 与病毒感染有关。

2. 潜在并发症 肝炎、心肌炎、肾炎、血小板减少性紫癜。

3. 营养失调:低于机体需要量 与发热致消耗过多、摄入不足有关。

【护理目标】

1. 门诊患者 患者体温下降,了解正确的自我护理方法。

2. 住院患者 患者体温下降;并发症得到及时发现和处理;各类并发症症状得到缓解或减轻,并可以耐受。

【护理措施】

1. 门诊患者 包括给予评估、及早诊断和治疗;给予护理干预及健康教育,做好个人防护。

2. 住院患者

(1) 按传染病一般护理常规护理。严格遵守标准预防的原则,急性期做好呼吸道隔离。

(2) 本病起病急,进展快,上呼吸道黏膜红肿,分泌物多,因咽喉疼痛不易咳出,随时有窒息的危险。设专人护理,备好吸痰器;安置床旁心电监护仪,配合医生做好气管切开准备。

(3) 严密观察生命体征变化,对危重患者派专人护理,24 h 不间断监测生命体征,每小时监测脉搏、呼吸、血压、血氧饱和度及体温情况;随时观察意识、面色、呼吸、四肢末梢循环情况。根据病情需要及时检查血常规、肝肾功能、电解质等生化指标,如有异常及时通知医生,尽早处理。准确记录患者 24 h 出入量,了解水电解质平衡情况,为治疗提供动态依据。

(4) 体温≥38.5℃时及时给予降温,小儿高热时防止惊厥。

(5) 对咳嗽、咽痛的患者给予止咳、祛痰药物,必要时给予雾化吸入。扁桃体红肿、有分泌物时用生理盐水擦拭,再涂以阿昔洛韦液,每天 2 次。

(6) 进食时患者取半卧位,加强口腔护理,饮食以清淡、易消化、高热量、高维生素、高蛋白的流质或半流质饮食为主。

(7) 保持病室安静,保证患者休息,减少体力消耗。

(8) 保持皮肤清洁,勤换内衣裤。

【健康教育】

(1) 患者应进食清淡、易消化、高蛋白、高维生素的流食或半流食。

(2) 出院后用药为保肝与消炎药两种,应定时按量服用。

(3) 出院 1 个月后应随访复查血常规、血涂片及肝功能。

(4) 适当参加体育运动,增强体质,避免剧烈运动,防止受凉感冒。

【护理评价】

1. 门诊患者　患者做好自我管理,了解正确的自我照护方法;体温下降。

2. 住院患者　患者体温下降;早期发现并发症,并发症的症状得到控制和缓解;肝功能正常,营养状况改善;掌握出院后自我照护要点。

学习效果评价·思考题

1. IM 的主要临床表现及治疗方法有哪些?
2. IM 常见的护理诊断有哪些?
3. 如何对 IM 患者进行健康教育?

(杨晓莉)

项目九　麻　　疹

> **案例导入**
>
> 患者,女,22岁。高热3d,伴咽痛、畏光、流泪、眼结膜红肿,口腔黏膜处有白色斑点,全身皮肤多发红色米粒状皮疹等。
>
> 请问:护士应从哪些方面对该患者进行评估?患者处于典型麻疹的哪一期?患者目前存在的主要护理问题是什么?应从哪些方面给予护理?如何做好患者的健康教育?
>
> **分析提示**
>
> 护士应全面评估患者,包括现病史、既往史、临床表现、实验室指标等并做好记录,同时重视患者心理和健康教育,避免并发症的发生。

【概述】麻疹(measles)是由麻疹病毒引起的急性呼吸道传染病,其传染性极强,多见于儿童。临床主要特征为发热、流涕、咳嗽、眼结合膜炎,以出现特殊的科氏斑(又称麻疹黏膜斑)和广泛的皮肤斑丘疹,疹退后遗留色素沉着伴糠麸样脱屑为特征。

【病原学】麻疹病毒属副黏病毒科,与其他的副黏病毒不同之处为无特殊的神经氨酸酶活力,无亚型。麻疹病毒电镜下呈球形,直径为100~250 nm,衣壳外有囊膜,囊膜有血凝素,有溶血作用(图3-7)。麻疹病毒核心为单负链RNA,不分节段,基因组全长约16 kb,基因组有N、P、M、F、H、L 6种基因,分别编码6种结构和功能蛋白。在前驱期和出疹期内,可在鼻分泌物、血和尿中分离到麻疹病毒。麻疹病毒只有1个血清型,抗原性稳定(疫苗免疫稳定)。麻疹病毒体外抵抗力弱,对干燥、日光、高温均敏感,紫外线、过氧乙酸、甲醛、乳酸和乙醚等对麻疹病毒均有杀灭作用,但在低温中能长期保存。麻疹病毒适应在人、猴、犬、鸡的组织细胞中生长增殖,经细胞培养连续传代后,病毒无致病

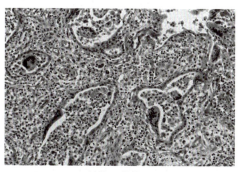
(低倍显微镜下)

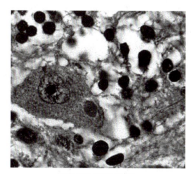
(高倍显微镜下)

图3-7　麻疹病毒

性,但仍保持免疫性。

【流行病学】

1. 传染源　患者为唯一传染源。一般认为发病前 2 d 至出疹前后 5 d 均有传染性。

2. 传播途径　主要是通过呼吸道飞沫传播。患者咳嗽、打喷嚏时,病毒随飞沫排出到达易感者的呼吸道或眼结合膜而致感染。

3. 人群易感性　人群普遍易感。本病传染性极强,易感者接触后 90% 以上均发病,病后可获得持久免疫力。

4. 流行病学特征　冬春季发病较多,好发于 6 个月~5 岁小儿。

【分期与临床表现】

1. 典型麻疹

(1) 潜伏期:6~21 d,一般为 10 d 左右,感染严重或经输血获得感染者潜伏期可短至 6 d。接受过免疫制剂(全血、血清、免疫球蛋白等)或曾接种过麻疹疫苗而发病时,则潜伏期可延长至 3~4 周。在潜伏期末 1~2 d 可从上呼吸道分泌物中排出麻疹病毒。有些患者于接触麻疹患者数小时后,出现暂时性轻度上呼吸道症状及低热,甚至有一过性皮疹,但甚罕见。

(2) 前驱期:从发热到出疹前,一般持续 3~5 d。此期临床上主要表现为上呼吸道(包括眼结合膜)炎症的卡他症状。有发热、咳嗽、流鼻涕、流眼泪、畏光等,伴有不同程度的全身不适。常伴食欲缺乏,甚至呕吐、腹泻等胃肠道症状。体格检查可见口腔及咽部黏膜充血明显,发病后 2~3 d 可在第 2 磨牙对面的颊黏膜上出现科氏斑(图 3-8),为麻疹前驱期的特征性体征,有麻疹早期诊断价值。此种细小口腔内疹,呈白色,直径 0.5~1 mm,散在于鲜红湿润的颊黏膜上。初起时仅数个,很快增多,且可融合,扩散至整个颊黏膜。科氏斑一般维持 2~3 d,迅速消失,有时在出疹后 1~2 d 还可见到。个别患者在前驱期开始时见到颈、胸、腹部出现风疹样或猩红热样或荨麻疹样皮疹,数小时内消退,称为前驱疹。

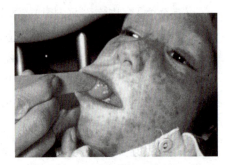

图 3-8　麻疹的科氏斑

(3) 出疹期:发病 3~4 d 时发热、呼吸道症状明显加重,出现皮疹。皮疹首先从耳后、发际,渐及前额、脸面、颈部,自上而下至胸、腹、背、四肢,直至手心、脚底,2~3 d 就波及全身。皮疹以斑丘疹为主,开始时颜色鲜红,压之退色,大小不等,直径 2~5 mm,分布稀疏分明。至出疹高峰时皮疹数目增多,聚集融合成片,色泽也渐转暗,但疹间皮肤正常(图 3-9)。随着出疹达到高峰,全身中毒症状加重,体温进一步升高,可达 40℃ 以上,并有精神委靡、嗜睡倦怠,或终日烦躁不安,咳嗽加重有痰,唇舌干燥,咽极度充血,眼睑水肿,分泌物多。颈部淋巴结及肝、脾大,肺部常闻及干、湿啰音。胸部 X 线检查,可见纵隔淋巴结肿大,肺纹理增粗。

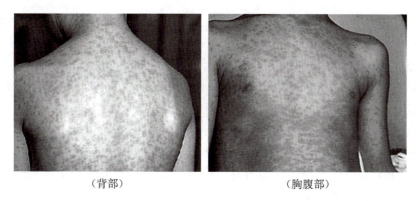

（背部）　　　　　　　　　（胸腹部）

图 3-9　皮肤的斑丘疹

（4）恢复期：皮疹和中毒症状发展到高峰后，体温常于 1~2 d 内较快下降，随之患者精神好转，呼吸道症状减轻，食欲好转，但咳嗽常可延续较久。一般体温下降后 2~3 d 皮疹按出疹顺序依次消退，留下浅棕色色素沉着斑，伴糠麸样细小脱屑，以躯干为多，2~3 周内退尽。

2. 非典型麻疹

（1）重型麻疹：大多由于患者体质弱、营养不良、免疫力低下或伴有继发性细菌感染等，使麻疹病情加重。①中毒性麻疹：有严重中毒症状，体温高达 40℃ 以上，伴有气促、发绀、心率快，甚至谵妄、抽搐、昏迷。②休克性麻疹：除具有中毒症状外，出现循环衰竭，表现为面色苍白、发绀、四肢厥冷、心率加快、血压下降，皮疹暗淡稀少或皮疹刚出又突然隐退。③出血性麻疹：皮疹为出血性，形成紫斑，压之不褪色，同时可有脏器出血。④疱疹性麻疹：皮疹呈疱疹样融合成大泡，高热、中毒症状严重。

（2）轻型麻疹：大多因患者体内对麻疹病毒有一定的免疫力所致，如 6 个月内婴儿、近期接受过被动免疫或以往曾接种过麻疹疫苗，表现为发热程度低、发热时间短，皮疹稀疏色淡，无科氏斑，呼吸道症状轻，一般无并发症，病程在 1 周左右。

> **知识链接**
>
> 　　成人麻疹发病率逐渐增加，与儿童麻疹不同处为：①肝损发生率高；②胃肠道症状多见，如恶心、呕吐、腹泻及腹痛；③骨骼肌病，包括关节和背部痛；④科氏斑存在时间长，可达 7 d，眼部疼痛多见，但畏光少见。

（3）异型麻疹：主要发生在以往接种过麻疹灭活疫苗 4~6 年后，再接触麻疹急性期患者，就可引起异型麻疹。表现为突发高热，达 39℃ 以上，伴头痛、肌痛、腹痛、乏力等，而上呼吸道卡他症状不明显，可有干咳，多无流鼻涕、眼泪、眼结合膜炎等。多数患者无典型科氏斑。起病后 2~3 d 出现皮疹，从四肢远端的腕部、踝部开始，向心性扩散到达四肢近端及躯干,以下身为多,很少扩散到乳头线以上部位,偶见于头面部。呼吸道症状虽不严重,但肺部有时可闻及啰音。

【诊断】典型麻疹诊断并不难,在麻疹流行期间有麻疹接触史,出现急起的发热、上呼吸道卡他症状,眼结合膜充血、畏光、流泪,口腔科氏斑及皮疹等典型临床表现即可诊断。确诊依赖于检出特异性 IgM 抗体或检出麻疹病毒。

【治疗要点】

1. 一般治疗　①患者卧床休息,室内保持适当的温度和相对湿度,有畏光症状时室内光线要柔和;②给予容易消化的富有营养的食物,补充足量水分;保持皮肤、黏膜清洁;③补充维生素 A,减少并发症的发生。

2. 对症治疗　①高热时可用少量退热剂;②烦躁时可适当给予镇静剂;③剧咳时用镇咳祛痰剂;④继发细菌感染时给予抗生素。

3. 并发症的治疗　①喉炎:雾化吸入以稀释痰液。应用抗生素,有喉头水肿时可使用肾上腺皮质激素,喉梗阻严重时及早行气管切开。②肺炎:同一般肺炎治疗。③心肌炎:出现心力衰竭者可应用强心、利尿、肾上腺皮质激素。④脑炎:治疗基本同乙型脑炎的治疗。

【护理评估】

1. 现病史　①局部:口腔颊黏膜上出现科氏斑,皮肤出现斑丘疹;②全身:有发热、咳嗽、流鼻涕、流眼泪、畏光等,伴有不同程度的全身不适。

2. 健康史　①一般资料:患者姓名、性别、年龄、职业、民族、文化程度、住址等;②既往史:有无与麻疹患者密切接触史,是否接种过疫苗。

3. 各类检查　如护理体检、实验室检查、其他特殊检查结果。

4. 心理-社会评估　评估患者的心理承受能力、对疾病的认知程度及社会支持程度等。

【常见护理诊断/合作性问题】

1. 发热　与病原体感染后释放内、外源性致热源有关。

2. 有皮肤完整性受损的危险　与病原体和(或)其代谢产物引起皮肤、黏膜损伤及毛细血管炎症有关。

3. 有感染的危险　与机体免疫力低下有关。

4. 有传播感染的危险　与病毒播散有关。

5. 营养失调:低于机体需要量　与发热后进食少有关。

【护理目标】患者体温正常;皮肤完整;无继发感染;并发症得到及时发现和处理。

【护理措施】

1. 高热的护理　患者绝对卧床休息至皮疹消退、体温正常。室内空气新鲜,每天通风 2 次(避免直接吹风以防受凉),保持室温 18~22℃,相对湿度 50%~60%。衣被穿盖适宜,忌捂汗,出汗后及时擦干并更换衣被。监测体温,观察热型。高热患儿可用小量退热剂,忌用醇浴、冷敷,以免影响透疹,导致并发症。

2. 皮肤黏膜的护理　及时评估透疹情况。保持床单整洁干燥与皮肤清洁,每天用温水擦浴更衣 1 次(忌用肥皂)。腹泻患儿注意其臀部清洁,勤剪指甲,防抓伤皮肤引起继发感染。

3. **五官的护理** 加强五官的护理,室内光线宜柔和,常用生理盐水清洗双眼,再滴入抗生素眼液或眼膏,可加服维生素 A 预防眼干燥症。防止呕吐物或泪水流入外耳道发生中耳炎。及时清除鼻痂、翻身拍背助痰排出,保持呼吸道通畅。加强口腔护理,可用生理盐水或复方硼砂溶液含漱。

4. **饮食护理** 发热期间给予清淡易消化的流质饮食,如牛奶、豆浆、蒸蛋等,做到少量多餐,以增加食欲利于消化。多饮水,利于排毒、退热、透疹。恢复期应添加高蛋白、高维生素的食物。

5. **病情观察** 麻疹并发症多且重,为及早发现,应密切观察病情。出疹期如透疹不畅、疹色暗紫、持续高热、咳嗽加剧、鼻扇喘憋、发绀、肺部啰音增多,为并发肺炎的表现。重症肺炎可致心力衰竭。

【健康教育】

1. **一般指导** 麻疹传染性较强,向患者及家属介绍麻疹的相关知识,使其有充分的心理准备,并积极配合隔离、消毒、治疗和护理。

2. **疾病预防指导**

(1) 管理传染源:患者呼吸道隔离至出疹后 5 d,伴呼吸道并发症者应延长至出疹后 10 d。

(2) 切断传播途径:流行期间避免到公共场所或人员聚集的地方,出入应戴口罩,患者的房间每天紫外线消毒或通风 0.5 h 以上。

(3) 保护易感人群:①主动免疫:主要对象为婴幼儿,8 个月以上未患过麻疹者均应接种麻疹减毒活疫苗,7 岁进行复种,在流行期间应急接种,以防止传染病扩散;②被动免疫:接触麻疹后 5 d 内立即采用被动免疫,如注射免疫血清蛋白预防发病。

【护理评价】

(1) 患者体温降至正常,皮疹出齐、出透,皮肤完整性未受损,无继发感染。

(2) 并发症是否得到控制和缓解。

(3) 患者及家属了解疾病相关知识,能做好消毒隔离、皮肤护理等。

学习效果评价·思考题

1. 麻疹的主要临床表现及治疗方法有哪些?
2. 麻疹的传播途径有哪些?
3. 麻疹常见的护理诊断有哪些?
4. 如何对麻疹患者进行健康教育?

(徐文琪)

项目十　脊髓灰质炎

案例导入

患儿,女,8个月。因"发热、多汗、烦躁、头痛、呕吐3d,下肢肌肉疼痛2d"入院。患儿出生后未曾服用过脊髓灰质炎疫苗。查体:体温38℃,脉搏125次/分,呼吸25次/分。左下肢肌力Ⅰ级,右下肢肌力Ⅱ级,双下肢肌张力减低。双侧腹壁不对称,右侧膨隆。膝腱反射未引出。

请问:该患儿入院后,护士应从哪些方面对其进行评估?患儿目前存在的主要护理问题是什么?如何对该患儿及其家长做好健康指导?

分析提示

患儿入院后,护士应全面收集患儿相关资料,包括现病史、既往史、临床表现、实验室检查结果等进行评估,在做好病情观察和疾病护理的同时,重视心理护理;针对发热、疼痛等症状,提供相应的护理措施,并密切观察病情变化;对患儿和家长做好疾病指导和宣教,尤其是疾病预防和促进康复的指导。

【概述】脊髓灰质炎(poliomyelitis)是指由脊髓灰质炎病毒所致的急性传染病。临床表现主要有发热、咽痛和肢体疼痛,部分患者可发生弛缓性麻痹。儿童发病率较成人高,普种疫苗前尤以婴幼儿患病为多,故又称小儿麻痹症(infantile paralysis)。自普遍采用疫苗预防本病后,发病率已大大下降。

知识链接

全球消灭脊髓灰质炎行动

1988年,在166个会员国代表出席的第四十一届世界卫生大会上,通过一项全世界消灭脊髓灰质炎的决议。它标志着由WHO、国际扶轮社、美国疾病控制和预防中心及联合国儿童基金会率先发起的全球消灭脊髓灰质炎行动正式启动。这是继1980年消灭天花、1980年美洲在消灭脊髓灰质炎方面取得进展,以及国际扶轮社承诺筹措资金以保护所有儿童免受该疾患之苦之后的又一行动。1994年,WHO美洲区域(36个国家)被认定为无脊髓灰质炎。2000年WHO西太平洋区域(包括中国在内的37个国家和地区)及2002年6月欧洲区域(51个国家)也获得认证。总体来说,自全球消灭脊髓灰质炎行动启动以来,脊髓灰质炎病例数量减少了99%以上。

【病原学】脊髓灰质炎病毒为 RNA 病毒，呈小圆球形颗粒状，无包膜。它在外界的生活力较强，在污水和粪便中可存活数月，低温下可长期存活。在酸性环境中较稳定，对高温及干燥敏感。

【流行病学】

1. 传染源　隐性感染者、病毒携带者和患者是主要传染源，前两者不仅人数众多，且不易被发现和控制，因而对疾病的散布和流行起着重要作用。

2. 传播途径　以粪-口感染为主要传播方式。感染初期主要通过患者鼻咽部排出病毒，随着病程进展，病毒随之由粪便排出，通过污染的双手、食物、日常用品等可使之播散。饮水污染常引起暴发流行。

3. 人群易感性　人群普遍易感，感染后获得对同型病毒的持久免疫力。6 个月以下婴儿从母体获得特异抗体而不易感染，6 个月后抗体逐渐消失而成为易感者。年长儿大多经过隐性感染获得自动免疫力，抗体水平再度增高，故 6 个月～5 岁儿童发病率最高。

4. 流行特征　温带多见，终年散发，以夏秋为多。自婴幼儿广泛应用脊髓灰质炎疫苗后，世界各地发病年龄有逐步提高趋势，以学龄儿童和少年为多。

【发病机制】脊髓灰质炎病毒侵入人体后在淋巴组织生长繁殖，且向局部排出病毒。若此时人体产生多量特异性抗体，可将病毒控制在局部，形成隐性感染。否则病毒进一步侵入血流（第 1 次病毒血症），在各处非神经组织繁殖后再次大量进入血液循环（第 2 次病毒血症）。若此时血液循环中的特异性抗体足以将病毒中和，则疾病发展至此为止，此阶段在临床上相当于本病的前驱期。少数患者可因病毒毒力强或机体免疫力低，病毒可随血流经血脑屏障侵犯中枢神经系统。多种因素可影响疾病的转归，如受凉、劳累、局部刺激、损伤、手术（预防注射、扁桃体摘除术、拔牙等）及免疫力低下等均有可能促使瘫痪的发生。

【分期与临床表现】

1. 临床分型　潜伏期一般 5～14 d。按症状轻重及有无瘫痪可分为不同临床类型。

(1) 隐性感染（无症状型）：占全部感染者的 90%～95%。感染后无症状出现，病毒繁殖仅停留在消化道，可从鼻咽部和粪便中分离出病毒，体内可查到特异性中和抗体。

(2) 顿挫型（轻型）：占全部感染者的 4%～8%。病毒侵袭全身非神经组织，临床症状缺乏特异性。患者可出现发热、咽部不适、扁桃体肿大等上呼吸道感染症状；恶心、呕吐、腹泻等胃肠道症状；关节、肌肉酸痛等流感样症状。

(3) 无瘫痪型：脊髓灰质炎病毒侵入中枢神经系统，且沿神经纤维散布全身。但多数患者可在前驱期后 1～6 d 无症状或症状较轻，而后进入此期。

(4) 瘫痪型：占全部感染者的 1%～2%。在无瘫痪型临床表现基础上，再加上累及脊髓前角灰、白质，脑及脑神经的病变，导致瘫痪。

2. 临床分期　按瘫痪患者的病情发展过程，临床上可分以下 5 期。

(1) 前驱期：起病急缓不一，大多有低热或中等度热，乏力不适，伴有咽痛、咳嗽等上呼吸道症状，或有恶心、呕吐、腹泻等消化道症状。上述症状持续数小时至 3～4 d，患者体温迅速下降而痊愈。一部分患者进入瘫痪前期。

(2) 瘫痪前期：可在发病时即出现本期症状，或紧接前驱期后出现。体温再次上升（双峰热），出现头痛、颈、背、四肢肌痛、感觉过敏等神经系统症状。患儿拒抚抱，动之即哭，坐起时以上肢向后支撑，呈特殊三脚架体态。面颊潮红，多汗，大多精神兴奋，易哭闹或焦虑不安。可有颈项强直，克氏征、布氏征阳性，腱反射、浅反射后期减弱至消失，但无瘫痪。一般患者经3~4 d后体温下降，症状消失而痊愈。少数患者在本期末出现瘫痪而进入瘫痪期。

(3) 瘫痪期：一般于起病后3~4 d出现肢体瘫痪，可突然发生或先有短暂肌力减弱而后发生，腱反射常首先减弱或消失。在5~10 d内可相继出现不同部位的瘫痪，并逐渐加重。瘫痪早期可伴发热和肌痛，大多患者体温下降后瘫痪就不再发展。

(4) 恢复期：瘫痪后1~2周，瘫痪肢体大多从远端起逐渐恢复，腱反射也逐渐恢复正常。最初3~6个月恢复较快，以后仍不断恢复但速度较慢。肠麻痹及膀胱麻痹大多急性期后就恢复，很少遗留后遗症。呼吸肌麻痹一般在10 d内开始恢复，极个别需长期依赖人工呼吸机。脑神经受损复原需要一定时日，但很少留有后遗症。

(5) 后遗症期：神经组织严重损害，瘫痪肢体2年后仍不恢复成为后遗症。若不积极治疗，长期瘫痪的肢体可发生肌肉痉挛、萎缩和变形。局部皮肤可有水肿，骨骼发育受阻，严重影响活动能力。

【实验室及其他检查】

1. 血常规检查　白细胞计数及中性粒细胞百分比多正常，在继发感染时可增高。

2. 脑脊液检查　从瘫痪前期开始，脑脊液检查可出现异常。细胞数为$(0.05\sim0.5)\times10^9$/L，早期中性粒细胞增高，以后淋巴细胞增高为主。蛋白含量早期可正常，以后逐渐增加。葡萄糖正常或轻度增高。瘫痪出现后第2周，细胞数迅速减少，蛋白含量则继续增高，形成蛋白细胞分离现象。

3. 病毒分离　起病1周内可从咽部和粪便内分离出病毒。早期从血液或脑脊液中也可分离出病毒，其意义更大。尸检时由脊髓或脑组织分离出病毒则可确诊。

4. 血清学检查　特异性抗体第1周末可达高峰，尤以特异性IgM上升为快，阳性者可做出早期诊断。中和试验检测特异性抗体，双份血清效价4倍以上增长者可确诊。

【治疗要点】脊髓灰质炎目前无特异性抗病毒治疗方法。治疗原则为对症治疗、缓解症状、促进康复、预防及处理并发症、康复治疗。

1. 急性期治疗

(1) 一般治疗：卧床休息隔离至少到发病后40 d。避免劳累，肌痛处可局部湿热敷，必要时可使用镇静剂缓解肌肉痉挛。瘫痪患者卧床时身体要成一直线，瘫痪肢体应置于功能位，避免外伤、受压。给予营养丰富的饮食，保证充足水分，注意体液平衡。高热、中毒症状重的患者，可考虑肌内注射丙种球蛋白。重症患者可短期使用肾上腺皮质激素。

(2) 呼吸障碍的处理：重症患者常出现呼吸障碍，是导致死亡的主要原因。要分清呼吸障碍的原因，积极抢救。保持呼吸道通畅，对缺氧而烦躁不安者慎用镇静剂。及早应用抗菌药物，防止肺部继发感染。密切注意血气和电解质变化，随时予以纠正。

2. 促进瘫痪的康复　使用促进神经传导功能的药物,如地巴唑、加兰他敏等。一旦麻痹不再进展,应立即进行积极的康复治疗。

【预防】

1. 管理传染源　患者一般自发病之日起至少隔离 40 d。最初 1 周应同时强调呼吸道和消化道隔离,1 周后采用消化道隔离。密切接触者应接受医学观察 20 d。隐性感染者被检出后,应按照患者要求进行隔离。

2. 切断传播途径　患者的粪便、呼吸道分泌物及污染的物品必须彻底消毒。搞好卫生,消灭苍蝇,加强饮食、饮水和粪便管理。

3. 保护易感人群

(1) 主动免疫:必须普遍接种疫苗,常用的有灭活脊髓灰质炎疫苗和脊髓灰质炎减毒活疫苗。我国目前使用Ⅰ、Ⅱ、Ⅲ型混合多价糖丸疫苗(减毒活疫苗),出生 2 个月后开始服用,连服 3 次,每次间隔不少于 28 d,1 岁以内服完,4 岁时再服用 1 次。

(2) 被动免疫:未接种过疫苗的幼儿、孕妇、医护人员、免疫低下者、扁桃体摘除等局部手术后,若与患者密切接触,应及早接种丙种球蛋白。

知识链接

脊髓灰质炎减毒活疫苗于 20 世纪 50 年代研制成功,目前被广泛使用。该疫苗是糖丸或液体的剂型,只能口服,不能注射。疫苗怕热,遇热会失效,因此不能用热水服药。服用后 2 h 内不能喝过热开水或饮料,也不能喝母乳,以免影响效果。如果在服用时出现呕吐应重服。服用后一般无不良反应,仅见少数人有轻微胃肠道症状,极少数可发生疫苗相关性麻痹性脊髓灰质炎。

【预后】病情轻重不同,病死率在 5%~10%,大多因呼吸障碍死亡。接种疫苗地区不仅发病率低,病情也轻,很少死亡。瘫痪肌肉功能恢复的早晚与神经病变程度有关。

【护理评估】

1. 现病史　了解患者的发病情况和主要临床表现,如发热、咽痛、肢体疼痛。还应密切注意患者是否出现迟缓型麻痹。

2. 健康史　主要评估内容参见第一章项目七。

【常用护理诊断/合作性问题】

1. 体温过高　与病毒血症有关。

2. 疼痛　与脊髓灰质炎病毒侵犯神经组织有关。

3. 躯体移动障碍　与脊髓受损有关。

4. 清理呼吸道无效　与咽部肌肉及呼吸肌瘫痪,呼吸中枢受损有关。

5. 焦虑　与担心疾病预后有关。

【护理目标】

(1) 患者能配合降温、缓解疼痛的处理,体温得到控制,疼痛减轻,舒适感增加。

(2) 患者能独立或部分独立进行躯体活动,未出现因缺少活动而产生的并发症。

(3) 患者能保持呼吸道通畅。

(4) 患者能正确认识疾病,焦虑情绪减轻或消失。

【护理措施】

1. *一般护理* 执行严密消化道隔离,第1周还需呼吸道隔离。嘱患者卧床休息,妥善安排好治疗、护理,避免不必要的刺激。给予营养丰富的饮食,病情严重者给予鼻饲,必要时给予静脉营养支持。患者多汗并长期卧床,因此须做好皮肤护理。保持皮肤清洁,定时更换体位,动作轻柔。受压部位每天按摩,必要时使用气圈或海绵垫,防止压疮发生。

2. *病情观察* 监测生命体征,密切观察有无咳嗽无力、呼吸频率和节律改变、发绀等情况。监测肌震颤、肌痉挛及肌张力。观察大小便情况,注意有无尿潴留。

3. *对症护理*

(1) 高热:参见第一章项目七相关内容。

(2) 疼痛:将拧干的热棉垫敷于患处,外隔塑料单后加盖毛巾,每天2~4次,每次20~30 min。

(3) 呼吸障碍:密切观察呼吸情况,指导患者进行有效咳嗽,经常翻身拍背促进痰液排出,可进行体位引流或用吸痰器清除呼吸道分泌物。

(4) 肢体瘫痪:嘱患者躺在硬板床上,患肢避免受压和刺激,保持功能位。嘱患者及时开始对肢体进行主动和被动锻炼。

4. *心理护理* 患者长期卧床丧失活动能力,情绪会受很大影响。因此在护理过程中要重视对患者的心理支持,以满腔热情对待患者,要有高度的责任心和同情心。同时鼓励患者积极配合治疗和护理,树立战胜疾病的信心。另外,引导患者家属给予患者心理支持和帮助,以使患者尽快康复。

5. *健康指导* 向患者及家属讲述脊髓灰质炎的有关知识,嘱其养成良好卫生习惯。脊髓灰质炎流行期间,儿童应少去人多的公共场所,避免过分疲劳和受凉;推迟各种预防注射和不急需的手术等。对于肢体瘫痪尚未恢复的患者,鼓励其坚持康复训练和治疗、定期会诊,教会家属切实可行的护理措施和康复疗法,协助患者恢复健康。

【护理评价】

(1) 患者体温下降,舒适感增加,疼痛缓解,能保持呼吸道通畅。

(2) 患者焦虑感减轻或消失。

(3) 患者能独立或部分独立进行躯体活动,未出现或较少出现因缺少活动而产生的并发症。

(4) 患者了解预防疾病的重要性及预防方法。

学习效果评价·思考题

1. 脊髓灰质炎的流行病学特点是什么?
2. 脊髓灰质炎的临床表现有哪些?
3. 脊髓灰质炎的预防措施有哪些?

（陈　瑜）

项目十一　克　雅　病

案例导入

患者,女,59 岁。1 月开始出现视物模糊不清,有重影,逐渐加重为视物变形。2 月出现走路不稳,伴头晕,逐渐加重及站立无力。先后 2 次就诊考虑为痴呆。查头部 MRI 示双侧室旁多发缺血灶,轻度脑白质病。3 月患者出现思维奔逸、言语增多、口齿含糊、内容不清,伴有情绪不稳、易激惹,症状持续无缓解,经专家会诊,考虑为疑似克雅病。

请问:该患者入院后,护士应从哪些方面对其进行评估? 患者目前存在的主要护理问题是什么? 应采取哪些护理措施?

分析提示

患者入院后,护士应通过全面收集患者相关资料,包括现病史、既往史、临床表现、实验室检查结果等进行评估,在做好病情观察和疾病护理的同时,重视基础护理工作;采取有效的措施,避免并发症发生。

【概述】克雅病(Creutzfeldt-Jakob disease,CJD)是一种中枢神经系统传染性疾病,是神经退化、致死性疾病,以进行性痴呆及大脑皮质、基底节和脊髓局灶性病变为特征,是常见的人类朊蛋白病(Prion disease),又称为皮质-纹状体-脊髓变性。

知识链接

1920 年,克雅病首先被 Creutzfeldt 和 Jakob 描述;1968 年,克雅病显示出对灵长类动物的传染性;1974 年出现首例克雅病的医源性感染;1982～1985 年,在英国第 1 例疯牛病病例被发现;1986 年,Prusiner 教授因为朊蛋白理论而获得诺贝尔奖;1995 年,第 1 例新型克雅病被描述。截至2004年4月,全世界共有156人感染新型克雅病,其中大部分患者在英国,发病年龄18～41岁。大部分患者在发病后的7～24个月死亡,平均为14个月。本病国外报道较多,国内首次报道为1980年。

【病原学】克雅病是人类最常见的由朊蛋白引起的致死性海绵状脑病。目前本病发病率有逐年上升趋势,并且病死率较高。本病是由一种可传播的蛋白酶(原酶)微粒-蛋白粒(Prion)所导致的。Prion不含有核酸,其基因编码位于人染色体20号短臂上。正常人细胞的蛋白粒子位于神经细胞内,称为正常型PrP(PrPc),分为膜相关型和分泌型。在正常神经元中有大量等位形式存在的PrPc。在发育过程中调控,该蛋白性质保守,能迅速被蛋白酶K消化。在不明原因及机制下,PrPc转换成致病型PrP(PrPsc),其位于细胞外,对蛋白水解酶有抵抗能力,并能自发聚集形成蛋白粒子微杆,能使正常的PrPc转换成PrPsc,因此克雅病一旦启动就很难停止。临床上80%～90%克雅病病例为散发型,男女均可罹患。

【流行病学】

1. 传染源 在朊蛋白感染的假说中,PrPsc是这些病的主要感染因子。因此,感染朊蛋白病的动物和人是本病的传染源。

2. 传播途径 克雅病的传染途径至今还在研究中。目前尚没有证据证实人与人的日常接触(包括握手、拥抱、接吻及更亲密的接触如性行为)可以传染克雅病或者变异型克雅病。医源型克雅病为医疗诊治过程中使用朊蛋白污染的药物、器材或医疗器械等而获得。常见的感染途径有器官移植(角膜、脊髓、硬脑膜、肝脏)、垂体来源激素(生长激素、促性腺激素)的应用,输血及血制品等。生长因子相关的医源型克雅病主要发生在法国,至今已发现200余例患者;经由角膜移植感染医源型克雅病者主要发生在日本,共发现200余例。新变异型克雅病于1996年首次在英国报道,由于食入疯牛病牛肉而感染。之后发现,新变异型克雅病还可通过输血传播。至今共有12个国家有新变异型克雅病病例报道。截至2012年4月英国共诊断176例新变异型克雅病,其中3例由输血感染。除英国外,截至2010年底,受影响最大的法国共报道25例新变异型克雅病。

3. 人群易感性 人群对克雅病普遍易感,尚未发现保护性免疫的产生。

【发病机制与病理改变】由PrP引起人类以脑海绵样变性为病理特征的亚急性或慢性海绵样脑病称为克雅病。PrP是一种糖蛋白,相对分子质量为33 000～35 000,由PrP基因(PRNP)编码的膜结合性糖蛋白组成,有253个氨基酸,位于第20号染色体短臂上。健康人中枢神经系统细胞表面也有少量PrP,称为PrPc。正常组织PrPc无致病性,但其功能目前尚不清楚。感染性PrP为一种变异型PrP,称为PrPsc,可导致脑组织的海绵样变性。PrPc和PrPsc的氨基酸顺序完全一样,区别在于两者有着不同的蛋白空间构型。PrPc为α螺旋结构,水溶性蛋白,可被蛋白酶水解;而PrPsc则呈β片状结构,不溶于水,不能被蛋白酶水解,高压消毒及巴氏消毒法也不能将其灭活。某些情况下,PrPc

突变为致病性物质,即为 PrPsc。大量 PrPsc 的累积沉淀形成斑块,致使神经元死亡和星形胶质细胞增生,损害中枢神经系统,形成海绵状脑病。PrPsc 可在哺乳类动物间传播,也可由遗传及基因突变产生,其与 PrPc 结合后,可促进 PrPc 发生结构改变而转化为 PrPsc,从而达到复制、传染的目的。

【临床表现】克雅病呈全球流行,按病因可分为 4 型:散发型克雅病、新变异型克雅病、家族遗传型克雅病及医源型克雅病。多数为散发型克雅病(90%),其次为家族遗传型克雅病(9%),医源型克雅病及新变异型克雅病发病率最低(约 1%)。

1. *散发型克雅病*　散发型克雅病平均发病年龄为 68 岁(20~95 岁),早期的症状主要包括头痛、疲劳、睡眠或食欲紊乱和抑郁症。这些非特异性症状至今还不能证实是否为大部分散发型克雅病患者的早期症状。主要的神经系统早期表现为记忆力减退、认知障碍和小脑共济失调,也可累及大脑视觉区,导致患者视觉障碍,甚至失明。其他表现还包括随意运动障碍及肌肉僵直。癫痫发作较少见。单纯的小脑功能紊乱伴随的站立不稳及共济失调可出现在其他症状出现前的数周。多数情况下,疾病会迅速恶化,出现痴呆、共济失调和肌肉阵挛,甚至于 1 周内死亡。散发型克雅病的病程平均为 5 个月,约 65% 的患者于半年内死亡,少数(约 14%)可延长至 1 年或以上。病程大于 2 年者甚少(5%)。

2. *新变异型克雅病*　新变异型克雅病的发病年龄比散发型克雅病早,平均为 28 岁(12~74 岁)。散发型克雅病往往呈现快速进展的神经系统症状,而新变异型克雅病往往表现为精神症状,且进展相对较慢。多数患者精神症状出现在神经系统症状之前,部分患者两者同时存在。少数患者神经系统症状可早于精神症状。在大多数患者中,最先出现诸多抑郁症的临床表现。其他临床表现包括焦虑、激动、妄想和幻觉。近半数患者的四肢或其他部位出现感觉异常(如持续的疼痛)。随着病情发展,平均约 6 个月神经性症状开始出现。首先出现的是共济失调;接着是某些不自主运动,包括舞蹈症和肌张力障碍(扭转、扮鬼脸);最后,临床表现为老年痴呆症伴随多种神经症状(包括肌阵挛),在患者死亡前已处于缄默状态。新变异型克雅病的病程长于散发型克雅病,平均为 14(6~40)个月。

3. *家族遗传型克雅病*　家族遗传型克雅病包括家族型克雅病、格-斯综合征[干燥综合征(GSS)]、致死性家族性失眠症(FFI)。该类疾病都与 PRNP 突变有关,呈常染色体显性遗传。在基因突变和其他因素影响下,这些病的临床表现各不相同。家族遗传型克雅病患者往往没有明显的家族史,临床表现非常类似散发型克雅病。建立疾病遗传性的唯一方式是通过家族史调查或者基因测试。家族遗传型克雅病相对于散发型克雅病发病年龄更轻,病程更长,一些家族遗传型克雅病病程特别长(甚至数年)。GSS 倾向于最早出现进展性共济失调。在 FFI 中以睡眠障碍和其他临床症状为主。

4. *医源型克雅病*　医源型克雅病的临床表现因感染途径不同而异。由生长激素引起的病例是由肌内注射感染物质,一般首先出现进展性小脑综合征(进行性运动不稳定和不协调),其他临床症状如老年痴呆症往往发生在疾病晚期。由植入人硬脑膜发病的患者因感染材料相对靠近中枢神经系统,早期症状倾向于快速进展性痴呆和其他神经系统症状,并可能在临床上无法与散发型克雅病病例相区别。医源型克雅病的调查原则必须依靠病史,特别是有使用人脑提取的垂体激素治疗的患者或人硬脑膜移植手术史者。

5. **并发症**　晚期患者意识不清,长期卧床,极易发生压疮、坠积性肺炎、尿路感染等并发症。

【实验室及其他检查】

1. **脑电图检查**　呈现较特异的阵发性同步三相或双相高幅尖波。
2. **脑脊液检查**　14-3-3蛋白检测呈阳性。
3. **组织病理学检查**　可发现脑组织呈海绵状改变。
4. **影像学检查**　可发现脑皮质萎缩。
5. **外周血检查**　白细胞提取DNA对其PrP进行分子遗传学分析,可以诊断家族性朊蛋白病。

【诊断要点】

(1) 确定克雅病的诊断需要证明脑组织或新变异型克雅病扁桃体组织中存在朊病毒蛋白。

(2) 可能的散发型克雅病诊断是进行性痴呆加上至少下列2项临床表现:锥体系或锥体外系症状、视觉或小脑症状、肌阵挛、无动性缄默,并有典型的周期性脑电图改变或脑脊液14-3-3蛋白增高的两者之一。

(3) 诊断散发型克雅病最常用的临床诊断标准很可能不能早期诊断克雅病,使用辅助检查(脑电图和脑脊液检测14-3-3蛋白)大多认为灵敏度和特异度较低,临床上不太实用。这些标准的主要问题是其包括的症状或体征(如无动性缄默和特征性脑电图),在疾病早期常常不出现。这些标准也不包括疾病的早期体征(如行为改变或言语障碍等)。头颅MRI扫描被认为是早期诊断克雅病的重要有效方法。因而临床上对于快速进行性痴呆,伴有共济失调、锥体外系受损、肌阵挛等症状时,要警惕克雅病的可能,可及时行头颅MRI及脑电图、脑脊液检测14-3-3蛋白等以帮助诊断。

【治疗要点】目前本病尚无有效治疗,主要采取对症治疗,如缓解肌阵挛,改善脑功能障碍,缓解痴呆进展,维持水、电解质、酸碱平衡,防止并发症等。

【预防】

1. **管理传染源**　对感染朊蛋白病的动物进行严格管理,将确认、疑似、可能的克雅病患者的组织、标本妥善保存,避免交叉感染。

2. **切断传播途径**　被患者血液、体液、排泄物污染的一次性器械、材料进行焚烧处理。接触患者组织所使用的器械必须特殊消毒,首先浸泡于1 mol/L氢氧化钠溶液内1 h进行预处理,清洗后经134~136℃高压蒸汽灭活1~2 h;再次清洗后进行第2次134~136℃高压蒸汽灭活1~2 h。由于新变异型克雅病可通过血液传播,故对引起新变异型克雅病血源传播的途径应进行严格管理,对于所有临床诊断的克雅病患者进行献血记录追查。

3. **保护易感人群**　加强医务人员的宣传培训,接触带有传染性低或高传染性组织,都要采取标准的防护原则,避免暴露。治疗期间限制家属探视,减少接触机会。患者出院时应指导家属做好自我防护。

【预后】克雅病潜伏期长,不易发现且目前尚无治疗措施,病情呈急性进行性发展,预后差,病死率高。

【护理评估】

1. 现病史　①局部:评估有无视觉缺损,皮肤黏膜是否完好,生命体征是否正常;②全身:评估患者的自发活动和身体姿势,评估有无共济运动障碍,与患者交流评估言语障碍的程度,有无癫痫病史,判断意识障碍的程度,检查瞳孔和对光反射及营养状况。

2. 健康史　①一般资料:患者姓名、性别、年龄、职业、民族、文化程度、住址等;②既往史:了解有无头部外伤、神经系统疾病史、手术史、过敏史、既往日常生活型态、嗜好,女性患者需了解月经史、婚育史。

3. 家族史　了解患者家族中有无类似患者。

4. 各类检查　如护理体检、实验室检查、其他特殊检查结果。

5. 心理评估　患者对疾病的性质、过程及预后知识的了解程度,了解疾病对其生活、学习和工作有何影响;患者能否面对现实、适应角色转变,有无焦虑、恐惧、抑郁、孤独、自卑等心理反应等。

6. 社会评估　包括职业及工作情况、文化教育背景、目前享有的医疗保健待遇、经济状况、家庭成员对患者的态度和对疾病的了解程度、社会支持系统状况等。

【常用护理诊断/合作性问题】

1. 焦虑　与对疾病的性质和程度、预后情况不了解有关。

2. 恐惧　与疾病对身体带来的损害及对生命的威胁有关。

3. 语言沟通障碍　与脑组织受损导致进行性痴呆有关。

4. 躯体活动障碍　与脑组织受损导致共济失调、肌肉阵挛有关。

5. 皮肤完整性受损　与疾病晚期意识障碍、长期卧床有关。

6. 有受伤的危险　与脑组织受损导致失明、意识障碍有关。

7. 有窒息的危险　与肌肉阵挛、癫痫发作时意识丧失、气道分泌物增多有关。

8. 有传播感染的危险　与传播途径有关。

9. 营养失调:低于机体需要量　与进食减少、热量摄入不足有关。

10. 潜在并发症　晚期患者意识不清,长期卧床,极易发生压疮、坠积性肺炎、尿路感染等并发症。

【护理目标】

(1) 患者和家属对疾病表示理解,并能最大限度地保持沟通能力,采取有效的沟通方式表达自己的需要,提高生活质量。

(2) 患者未发生误吸、窒息、感染和压疮等并发症。

(3) 昏迷卧床者,应积极给予康复护理,防止肢体功能退化。

(4) 加强环境管理,专人看护,防止发生跌倒、坠床等意外。

(5) 做好消毒隔离和个人防护,减少感染的风险。

(6) 改善营养状况。

【护理措施】

1. 一般护理

（1）护理与隔离：按传染病护理常规护理，实施血液隔离及保护性隔离。

（2）病室环境要求：患者最好安置在单人房间中，保持病室安静，减少各种不良刺激；为患者进行各项操作、治疗时，应尽量集中进行，避免打扰患者休息和反复刺激，做到动作轻柔，病室保持合适的温度（18~22℃）和相对湿度（50%~60%）。

（3）加强管理：专人看护，防止发生跌倒、坠床等意外；对行动不便及步态不稳者要搀扶其上厕所，给予床栏，必要时使用约束带。

2. 病情观察　加强病情观察，随病情进展患者出现锥体外系症状及语言障碍、发音及吞咽困难，晚期患者易发生深昏迷，应加强巡视，观察患者的生命体征及病情进展，如精神、行为异常、认知能力、肌阵挛及抽搐发作等情况。

（1）对症护理

1）阵发性肌阵挛的护理：克雅病患者病程中肌阵挛是突出症状，可因光线、声音及触碰等刺激而引起肌阵挛发作，故应保持病室环境安静、光线柔和。做各项操作和检查前应告知患者，嘱其放松，并注意操作时动作一定要轻柔。另外，还应指导其家属在患者肌阵挛发作或抽搐时不可用力按压患者肢体，以防造成肢体的损伤。

2）渐进性智力障碍的护理：克雅病患者由于脑组织广泛萎缩，引起不可逆性智力障碍，现代医疗水平无特别治疗方法。在护理过程中应重视与患者的沟通交流，选择患者感兴趣的书报等为其阅读，发散患者的思维，尽可能地减慢其智力衰退，提高其生活质量。

（2）并发症的护理

1）保持床单位平整、干燥、清洁，及时更换床单、衣物及尿垫。协助患者每天用温水擦身，避免皮肤的机械性刺激。若患者活动受限，应用气垫床，协助翻身，建立翻身卡，按摩骨突处。加强营养，增强机体抵抗力，避免压疮的发生。

2）鼓励患者深呼吸、有效咳嗽排痰等，必要时给予雾化吸入化痰；若患者无法自行咳痰，应及时吸痰以清除口腔内分泌物，保持呼吸道通畅，并注意痰液的色、质、量。定期痰培养做药敏检测，据结果予以相应治疗，预防坠积性肺炎。

3）留置导尿期间做好导管护理及会阴护理，定期更换集尿袋及导尿管，必要时根据医嘱给予膀胱冲洗。

4）观察口腔黏膜是否完整，有无溃疡、出血及口腔是否有特殊气味。口腔护理每天2次，保持口腔清洁。

（3）用药护理：遵医嘱用药，严密观察疗效及不良反应。

（4）心理护理：关心患者，尊重患者人格，重视与患者的沟通交流。

【健康指导】

1. 一般知识指导　向患者认真讲解本病的基本知识、传播途径及防护措施，家人的支持与配合的意义。

2. 饮食指导　尽量结合患者原有的饮食习惯和喜好选择有营养、易消化的高热量、高蛋白、高维生素、低脂肪饮食,如肉末、牛奶、豆制品等;少食多餐。患者不能自行进食时,喂食动作要慢,以使患者有充分时间咀嚼;尽量采取半卧位或坐位进食;一次喂食量不宜太多,防呛食、噎食;不能吞咽者留置胃管鼻饲,按鼻饲要求进行。

3. **休息活动指导** 卧床休息,根据病情适当运动,注意安全,昏迷卧床者,给予肢体被动运动,防止肢体功能退化。

4. **个人防护** 私人物品如剃须刀、牙刷、针具及其他可刺破皮肤的锐器等不能共用。在家庭中一般护理感染者或患者后,用肥皂仔细洗手是最简便和有效的防保措施。特别是接触其体液和排泄物(血液、精液、阴道分泌物、尿、粪便及呕吐物等)或处理被体液污染过的地方,一定要戴橡胶手套,先用卫生纸抹净这些体液,并将用过的卫生纸装入塑料袋内扎紧后焚烧处理,再用 $1\times10^{-6}\mu g/L$ 含氯消毒液仔细擦抹干净。患者使用过的废弃物,如卫生纸、卫生巾、医疗纱布、敷料、棉条等应装入塑料袋内进行焚烧处理,不要作为垃圾丢弃。

接触患者血液、体液或做有创操作时,应戴手套、口罩、防护性眼罩等。各种操作发生意外时一定要用大量流水冲洗。患者的血液、脑脊液、组织液有传染性,送检标本应做特殊标记,彻底处理。

【护理评价】

(1) 患者能有效表达自己的基本需要和情感,情绪稳定,生活质量提高,营养状况改善。

(2) 患者未发生误吸、窒息、感染和压疮等并发症。

(3) 患者消毒隔离和个人防护措施有效,未发生感染。

(4) 患者由专人看护,未发生跌倒、坠床等意外。

学习效果评价·思考题

1. 克雅病的流行病学特点是什么?
2. 克雅病的临床表现有哪些?
3. 克雅病的治疗要点是什么?
4. 如何对克雅病患者进行健康指导?

(查丽俊)

第四章 真菌性疾病患者的护理

学习目标

1. 识记真菌感染性疾病常见症状、体征、疾病的定义及有关概念。
2. 理解常见真菌感染性疾病护理评估要点。
3. 学会常见真菌感染性疾病的护理措施。
4. 学会真菌感染性疾病患者的专科护理技术及常用诊疗技术的护理要点。
5. 学会运用护理程序对常见真菌感染性疾病患者进行正确评估、制订护理计划并实施及评价。

真菌普遍存在于自然界,约有10万多种,大多数真菌对人类有益,仅400余种对人类有致病性。人类感染真菌主要来自于外在环境,通过吸入、摄入或外伤植入而发病。少数真菌可使正常人致病,大多数只是在特殊条件下致病。常见的致病真菌有假丝酵母菌、隐球菌等,根据最初的感染部位的不同,临床上将致病真菌分为浅部真菌和深部真菌。浅部真菌(癣菌)仅侵犯皮肤、毛发和指(趾)甲,而深部真菌能侵犯人体皮肤、黏膜、深部组织和内脏,甚至引起全身播散性感染。

项目一 念珠菌病

案例导入

患者,男,84岁。因结缔组织疾病,长期服用糖皮质激素,1周前发热伴咳嗽,给予抗生素治疗,效果不佳收治入院。患者入院后体检示口腔念珠菌斑,痰真菌培养及涂片结果为白色念珠菌,给予氟康唑注射液200 mg,每天1次,静脉滴注治疗后体温逐渐控制在正常范围。

请问:护士应从哪些方面对该患者进行评估?易引起念珠菌病的主要原因有哪些?主要的护理措施是什么?如何做好患者的健康教育及随访?

第四章　真菌性疾病患者的护理

> **分析提示**
>
> 护士应注意全面收集患者患病经过,了解原发病的起始时间、主要症状及体征,了解既往检查、治疗经过及治疗效果,进行全面细致的体格检查评估。针对患者的情况,特别要做好患者及其家属的用药及口腔清洁重要性的宣教,帮助患者及其家属提高对疾病的认识,预防复发。

【概述】念珠菌病(candidiasis)是由念珠菌属引起的感染,常累及皮肤、黏膜,亦可累及内脏和各个系统器官,引起急性、亚急性或慢性炎症。大多为继发性感染,是目前发病率最高的深部真菌病之一。

【病原学】念珠菌属于酵母菌,又称假丝酵母。迄今为止已发现至少有150种念珠菌,但其中只有8种被认为能引起人或动物的感染,均为条件致病菌。其中白色念珠菌毒力最强,也最为常见,是80%以上的念珠菌病的病原菌。

【流行病学】白色念珠菌是人体正常菌群之一。在皮肤、口腔、胃肠道、阴道等处最常见,还广泛存在于自然界的土壤、水果、奶制品等食品上,可引起内源性和外源性感染。

正常情况下,白色念珠菌与其他菌群及与机体处于平衡状态,一般不致病。当某些原因如广谱抗生素、糖皮质激素、免疫抑制剂的使用,或机体免疫力降低时,机体的平衡状态被打破,白色念珠菌就会在局部大量生长繁殖,并改变生长形式,由酵母相转为菌丝相,导致感染。

【临床表现】

1. 皮肤念珠菌病　可见有念珠菌性痤疮、念珠菌性须疮、念珠菌性间擦疹、念珠菌性指(趾)间糜烂、念珠菌性甲沟炎和甲念珠菌病等。一般皮肤感染念珠菌,好发于皮肤皱褶处(腋窝、腹股沟、乳房下、肛门周围及甲沟、指或趾间),皮肤出现潮红、潮湿、发亮,有时可覆盖有一层白色或呈破裂状物,周围有小水泡。

2. 黏膜念珠菌病

(1)鹅口疮:以新生儿最为多见,好发在舌、软腭、颊黏膜、齿龈、咽部等。损害为灰白色假膜附着于口腔黏膜上。边缘清楚,周围有红晕。剥除白膜,留下湿润的鲜红色糜烂面或轻度出血。严重者黏膜可溃疡、坏死。患者自觉疼痛,吞咽困难,食欲缺乏。

(2)口角炎:好发于儿童、体弱或消耗性疾病患者。表现为单侧或双侧口角浸渍发白,糜烂结痂。病程久者角化增殖、皲裂,常因疼痛而影响张口。

(3)阴道炎:损害表现为阴道壁充血、水肿,阴道黏膜上有灰色假膜,形似鹅口疮。阴道分泌物浓稠,黄色或乳酪样,有时杂有豆腐渣样白色小块。损害形态可多种多样,自红斑、轻度湿疹样反应到脓疱糜烂和溃疡。皮损可扩展至肛周、外阴和整个会阴部,统称念珠菌性外阴阴道炎。

3. 内脏及中枢神经系统念珠菌病　多为继发性感染,属内源性。可由黏膜、皮肤等处病菌播散引起,有肺炎、肠胃炎、心内膜炎、脑膜炎、脑炎等,偶可发生败血症。严重危及患者生命的真菌并发症中 2/3 由念珠菌引起,主要为白色念珠菌,其次为热带念珠菌。最易并发念珠菌感染的是中性粒细胞减少患者,发病率至少 80% 以上。

【诊断】根据患者有无宿主高危因素、临床表现和真菌学依据,可诊断患者是否患有深部真菌感染。确诊依据为非黏膜组织穿刺或活检标本的组织病理学或细胞病理学检查见念珠菌假菌丝或真菌丝,或用无菌方法自正常无菌部位或临床、影像学诊断为感染的部位(除外尿液、鼻窦和黏膜)取得的标本培养念珠菌阳性。确诊患者的诊断,可有或无宿主高危因素或者其他临床特征。但血培养念珠菌属阳性患者需有相应的临床症状和体征。

【治疗要点】在结合原发基础疾病治疗、提高患者免疫力及病原学治疗的同时,要去除并纠正各种促使真菌感染发生的高危因素,对免疫低下患者更应该进行积极有效的治疗,从而提高治疗的效果。

1. **皮肤局部治疗**　①制霉菌素软膏、洗剂或制霉菌素甘油(每克或每毫升含制霉菌素 1 万~2 万 u),患处外涂每天 2~3 次,连续 1~2 周;②樟硫炉洗剂 100 ml 加制霉菌素 100 万 u,患处外涂每天 2~3 次,连续 1~2 周;③咪康唑霜患处外涂,每天 2 次。

2. **阴道念珠菌感染治疗**　①制霉菌素阴道栓剂,每栓含制霉菌素 5 万~10 万 u,每晚 1 粒,放入阴道深部,连续 1~2 周;②氟康唑 150 mg 顿服,单用 1 次;③伊曲康唑口服液 200 mg,每天 2 次,服用 1 d,或每天 200mg,空腹顿服,连服 3 d。

3. **系统性治疗**　①酮康唑每天 0.2~0.4 g 顿服,连服 1~2 个月,适用于慢性皮肤黏膜念珠菌病。②两性霉素 B 静脉滴注,0.5~1 mg/(kg·d)。与氟胞嘧啶片[150~200 mg/(kg·d)]合用有协同作用。③氟康唑口服或静脉注射,对克柔念珠菌无效。口咽部念珠菌感染,氟康唑胶囊每天 50 mg 顿服,连续 7~14 d。其他黏膜念珠菌感染,氟康唑胶囊每天 50 mg 顿服,连用 14~30 d。全身念珠菌感染,氟康唑胶囊第 1 天 400 mg 顿服,随后 200~400 mg,每天顿服,疗程视临床反应而定。氟康唑每天 50 mg 顿服,用于艾滋病和其他高危患者真菌并发症。④伊曲康唑口服液用于治疗口腔念珠菌病,每天 100 mg 顿服,连用 15 d。系统性念珠菌病,每天 100~400 mg,连服 1~4 个月或更长。

【护理评估】

1. **现病史**　①局部:口腔念珠菌斑;②全身:发热、咳嗽等征象。
2. **健康史**　①一般资料:患者姓名、性别、年龄、职业、民族、文化程度、住址等;②既往史:疾病史、用药史、手术史、过敏史、既往日常生活型态、嗜好。
3. **各类检查**　如护理体检、实验室检查、其他特殊检查结果。
4. **心理评估**　评估患者心理承受能力、对疾病的认知程度等。
5. **社会评估**　包括目前享有的医疗保健待遇、经济状况、家庭成员对患者的态度和对疾病的了解及社会支持系统状况。

【常见护理诊断/合作性问题】

1. **焦虑**　与对疾病不了解有关。
2. **体温过高**　与念珠菌感染有关。

3. 皮肤完整性受损　与念珠菌感染皮肤、口腔黏膜有关。

4. 活动无耐力　与疲乏和虚弱有关。

5. 呼吸功能障碍　与念珠菌引起肺部感染有关。

6. 清理呼吸道无效　与念珠菌引起肺部感染有关。

7. 营养失调：低于机体需要量　与发热、口腔黏膜改变致消耗过多、食欲缺乏、摄入不足有关。

【护理目标】患者焦虑减轻,体温维持在正常水平,皮肤黏膜保持完整,活动的耐力增加,无意外发生,保持呼吸道通畅,营养能满足机体的需要。

【护理措施】

1. 一般护理　按感染性疾病一般护理常规护理。严格执行消毒隔离制度,防止交叉感染及播散。做好心理护理,减轻患者的焦虑。病房保持整洁和安静,患者卧床休息,避免体力消耗及各种并发症。疾病恢复期与病情较轻者可适当活动。

2. 饮食护理　加强饮食管理,改善营养状态,提高患者的抗病能力。根据病情或医嘱给予饮食。根据患者的病情可给予高热量、高蛋白、低脂肪、高维生素及含高微量元素的食物。要了解患者饮食爱好,提供清淡、易消化、产气少的流质或半流质饮食。

3. 口腔护理　念珠菌引起口腔黏膜感染,要做好口腔护理,每天3次,先用生理盐水棉签尽量擦去伪膜,再让患者用5%碳酸氢钠液漱口,然后在溃疡面上涂上制霉菌素甘油。

4. 皮肤护理　保持患者的皮肤清洁、干燥,急性期皮疹伴大量渗出时,根据医嘱进行湿敷,并嘱患者避免搔抓,以免继发感染。

5. 对症护理　高热时,做好体温的监测及记录,并做好降温护理。合并有肺部感染时,注意观察患者的呼吸,有无咳嗽、咳痰,及痰液的色、质、量。有气促、呼吸困难者可遵医嘱给予吸氧。喉部有分泌物阻塞时,应立即吸痰。

6. 正确采集痰培养标本　采集标本的最佳时机应在使用抗菌药物之前,宜采集清晨第2口痰液。痰标本送检每天1次,连续2~3 d。不建议24 h内多次采样送检,除非痰液外观性状出现改变。

【健康教育】

1. 一般知识指导　向患者认真讲解本病的基本知识、易感因素、传播途径、预防措施等。

2. 心理指导　通过讲解疾病的知识,帮助患者全面分析导致患病的原因,解除思想顾虑,以达到调动患者积极性、主动性,以良好的情绪状态接受治疗。

3. 饮食指导　根据口腔感染溃疡程度及营养状态,选择合适的饮食,如米汤、排骨、果汁、牛奶等。注意食物的温度要适当,对于中重度溃疡患者,可鼓励少量多餐。

4. 个人卫生　要勤换洗内衣裤,衣物及被褥以棉织品为最佳,避免使用化纤类织物。保持口腔清洁,早晚刷牙,每次进食后要用生理盐水漱口以清洁口腔。

5. 预防指导　防治念珠菌感染,首要措施是避免滥用抗生素,防止菌群失调。同时注意保持口腔、会阴部及皮肤、黏膜卫生,降低白色念珠菌感染率。加强运动锻炼,及时控制引起机体免疫力下降的各类疾病。一旦受到白色念珠菌感染要及时进行治疗。

【护理评价】

（1）患者了解疾病相关知识，积极配合医务人员的诊疗和护理。

（2）患者的症状得到控制和缓解，情绪稳定，营养状况改善。

（3）患者掌握出院后自我照护的要点。

学习效果评价·思考题

1. 念珠菌病的概念是什么？
2. 念珠菌病的易感因素有哪些？
3. 念珠菌病的临床表现有哪些？
4. 如何进行念珠菌病患者的健康教育？

（周　蕾）

项目二　肺孢子菌病

案例导入

患者，男，46岁。因"反复发热、咳嗽半年，加重伴气促10 d"入院。反复发热、咳嗽、抗生素治疗无效，近10 d来症状加重伴气促。患者出生于福建省，有不洁性生活史。血气分析：PaO_2 40mmHg(5.23 kPa)，$PaCO_2$ 30mmHg(4.11 kPa)。HIV抗体报告为阳性。X线胸片检查示：两肺呈弥漫性网状、结节状、絮状模糊阴影。纤维支气管镜肺活检病理镜下见：卡氏肺孢子虫包囊。病理诊断：卡氏肺孢子虫肺炎。给予给氧、积极抗感染治疗、抗真菌治疗，病情未见好转。

请问：护士应从哪些方面对该患者进行评估？如何做好患者及其家属的心理护理？患者目前存在的主要护理问题是什么？如何做好患者及家属的健康教育及随访？

分析提示

护士应全面评估患者，了解患者的病情状况，重视患者及其家属的心理护理和健康教育，帮助患者正确认知疾病、积极配合疾病的治疗和护理。

【概述】肺孢子菌病又称为肺孢子菌肺炎(pneumocystis pneumonia，PCP)是由耶氏肺孢子菌引起的呼吸系统真菌感染性疾病。多见于免疫功能低下或免疫缺陷者，是艾滋病患者最常见的呼吸系统机会性感染。

> **知识链接**
>
> 1909年，Chagas等首先在豚鼠的肺组织内发现肺孢子菌。1912年Delanoe夫妇证实它是一种新的病原体，并命名为卡氏肺孢子虫。由于该菌呈现原虫典型的形态特征，缺乏真菌表型，在培养基中难以生长，自发现后一直被认为是原虫，直至1988年经DNA分析才证实它应归属于真菌。1999年，有人提议将导致人类肺炎的肺孢子菌命名为耶氏肺孢子菌。

【病原学】肺孢子菌的生活史尚未完全明了，据推测其生活史是在同一宿主肺泡内完成的，生活史大致经历滋养体期、囊前期和包囊期3个阶段。滋养体是繁殖型，是主要的致病阶段；包囊是感染型，是主要的诊断依据。严重感染者肺内常有大量滋养体，而包囊较少。在肺泡内肺孢子菌附着于Ⅰ型肺泡上皮细胞表面，以低分子量物质为营养。

【流行病学】肺孢子菌在自然界广泛存在，也存在于人和一些哺乳动物如鼠、兔、犬、猫、猪和马等的肺组织内。肺孢子菌感染通常发生在儿童早期，2/3的健康儿童在2～4岁时就有肺孢子菌抗体产生。PCP可为潜伏感染再次活动也可以是新感染。

1. 传染源　传染源主要是肺孢子菌带菌者和PCP患者。成人呼吸道的带菌状态可持续多年。受感染的动物是否起传染源的作用则尚未确定。

2. 传播途径　一般认为是通过空气飞沫传播。

3. 人群易感性　90%的PCP病例发生在$CD4^+$ T细胞计数$<200×10^6/L$(200个细胞/μl)的艾滋病患者中。PCP发生的危险因素有：$CD4^+$ T细胞比例<15%，有PCP病史、鹅口疮、复发性细菌性肺炎、消瘦及血浆高HIV RNA载量等。

【临床表现】

1. 症状　起病隐袭，常持续数周到数月。患者主要表现为发热、干咳、进行性呼吸困难、乏力、盗汗、消瘦。部分患者可有发绀、胸痛，偶有咳痰，但很少咯血。

2. 体征　部分成人患者肺部有弥漫性干啰音。自觉症状较重而体征较少是本病的重要特征，也是临床上发现本病的重要线索。儿童患者可有鼻翼扇动，吸气时肋间隙凹陷。少数患者有肺外表现或者全身弥漫性感染，但这些临床表现发生的概率很低。

【实验室及其他检查】主要表现为低氧血症，多数患者动脉血氧分压降低，往往在60 mmHg(8 kPa)以下。肺泡-动脉血氧分压差增大，肺总量和肺活量均减少。典型的胸片表现为双肺弥漫性点状或毛玻璃样模糊影。高分辨率CT检查的典型改变是肺部毛玻璃样阴影。

【诊断】中华医学会感染病学分会艾滋病学组制定的《2011年艾滋病诊疗指南》中对PCP的诊断依据为：①起病隐匿或亚急性，表现为干咳、气短和活动后加重，可有发热、发绀,严重者发生呼吸窘迫。②肺部阳性体征少,或可闻及少量散在的干、湿啰音;体征与疾病症状的严重程度往往不成比例。③胸部 X 线检查可见双肺从肺门开始的弥漫性网状结节样间质浸润,有时呈毛玻璃状阴影。④血气分析示低氧血症,严重病例动脉血氧分压明显降低,常在 60 mmHg 以下。⑤血乳酸脱氢酶常升高。⑥确诊依靠病原学检查,如痰液或支气管肺泡灌洗、肺组织活检等发现肺孢子菌的包囊或滋养体。

【治疗要点】

1. 对症及支持治疗 患者应卧床休息,吸氧,改善通气功能,注意水和电解质平衡;缺氧症状严重者需进行严密监护和积极治疗,当出现进行性呼吸困难时,应立即采用呼吸机辅助呼吸,以提高患者的存活率。

2. 病原治疗 对于艾滋病患者,建议病原治疗最佳时机在抗 PCP 治疗结束后再开始抗病毒治疗。基本的预防用药包括复方磺胺甲恶唑、喷他脒、氨苯砜。

(1) 复方磺胺甲恶唑:主要通过抑制叶酸合成阻止病原体生长。剂量为甲氧苄啶(TMP)20 mg/(kg·d)、磺胺甲恶唑(SMZ)100 mg/(kg·d),分 3 次口服或静脉注射。有肾功能异常患者剂量需调整,疗程通常为 3 周。治疗过程中,建议每周查 2~3 次血常规、电解质、肝肾功能以监测药物的不良反应。轻至中度感染患者可以使用 SMZ‐TMP 进行门诊治疗。

(2) 喷他脒:适用于病情危重患者,对 SMZ‐TMP 不能耐受或 SMZ‐TMP 治疗 5~7 d 后疗效不明显患者。使用方法为静脉注射喷他脒,剂量为 4 mg/(kg·d),静脉滴注 60~90 min。不良反应有氮质血症、胰腺炎、低血糖或高血糖、粒细胞缺乏、发热、电解质紊乱、心律失常等。

(3) 氨苯砜和 TMP:治疗轻至中度患者,该方案的有效性与 SMZ‐TMP 相似,不良反应更少,但片剂数量多致服药不方便。氨苯砜100 mg口服,每天 1 次;TMP15 mg/kg,分 3 次口服,疗程 21 d。氨苯砜有皮疹、发热、高铁血红蛋白症、溶血症等不良反应。

3. 激素治疗 对于 PaO_2<70 mmHg 或肺泡动脉血氧分压差>35 mmHg 的患者,在有效抗 PCP 治疗后的 72 h 内使用类固醇激素以减轻大量肺孢子菌被破坏引起的炎症反应。

【护理评估】

1. 现病史 ①局部:皮疹;②全身:发热、体重减轻、乏力、盗汗。

2. 健康史 ①一般资料:患者姓名、性别、年龄、职业、民族、文化程度、住址等;②既往史:重点是有无手术史、输血史、疾病史、药物过敏史,以及有无性乱交史,既往日常生活习惯,嗜好。

3. 家族史 家族中有无人患本病。

4. 各类检查 如护理体检、实验室检查、放射科检查结果。

5. 心理评估 通过与患者的沟通来评估患者对疾病的认知程度、情绪、心理承受能力等。

6. 社会评估 主要包括职业、生活状态、经济状况、家庭成员对患者的态度和对疾病的了解,以及社会支持系统状况等。

第四章 真菌性疾病患者的护理

【常见护理诊断/合作性问题】

1. **恐惧** 与对疾病不了解及害怕对身体带来损害有关。
2. **体温过高** 与感染有关。
3. **清理呼吸道无效** 与痰液黏稠和无效排痰有关。
4. **呼吸功能障碍** 与感染引起的间质性肺部病变,不能维持正常的自主呼吸有关。
5. **气体交换受损** 与感染引起的间质性肺部病变致呼吸面积变小有关。
6. **活动无耐力** 与疲乏和虚弱有关。
7. **有传播感染的危险** 与传播途径有关。
8. **营养失调:低于机体需要量** 与长期发热、盗汗致消耗过多、食欲缺乏、进食减少、热量摄入不足有关。
9. **潜在并发症** 皮肤完整性受损。

【护理目标】

(1) 患者对疾病了解,恐惧感减轻。
(2) 患者体温得到控制;能保持呼吸道通畅;活动耐力提高,无不安全事件发生。
(3) 患者能做好自我隔离。
(4) 患者营养能满足机体的需要。

【护理措施】

1. **一般护理** 按传染病一般护理常规护理。患者卧床休息,采取半卧位;经常巡视,满足患者的要求;控制家属探视和陪护。减少不必要的言语和活动,减少机体耗氧量。给予高热量、高蛋白、高营养、清淡可口的饮食,鼓励多饮水。保证静脉通道通畅,无外溢,遵医嘱留取痰培养、血培养。做好口腔护理和皮肤护理,防止继发感染。

2. **隔离** PCP 患者多见于免疫功能低下或免疫缺陷者,可以采取床边保护性隔离、病区单间隔离、层流病房隔离。接触病员须清洗双手,甚至消毒双手,戴帽子,穿隔离衣裤及隔离鞋。病室内每天用消毒液擦拭病室内所有家具地面;每天用紫外线进行空气消毒 1~2 次,每次 60 min。尽量减少入室人员,医护人员患呼吸道疾病或咽部带菌者应避免接触患者。患者病情允许时,应戴好外科口罩,定期更换,并限制其活动范围。

3. **观察生命体征及病情变化** 定时测体温、脉搏、呼吸等,注意观察呼吸的频率、节律、呼吸方式及有无发绀;观察有无咳嗽、咳痰及痰液的色、质、量。

4. **心理护理** 利用护理时间与患者交流,了解患者的心理情况,有针对性地给予疏导,使其认识到只要积极配合治疗,症状会逐渐减轻,疾病会得到有效控制。

5. **通气护理** 在通气治疗期间,密切观察患者的神志、血压、呼吸、心率的变化,呼吸机运转是否正常,各导管是否妥善固定。有创通气治疗期间,可使用镇静剂抑制自主呼吸,防止人机对抗,减少过度氧耗。使用 Ramsay 评分量表每天对患者的镇静程度和意识状态进行判断。

6. **药物治疗的护理** 在治疗过程中,应对患者状况进行密切监控,以评估治疗反应,尽早发现药物毒性反应。

【健康教育】

1. 一般知识指导　向患者认真讲解本病的基本知识、病原学、流行病学、预防措施及自我保护的方式等。

2. 心理指导　护士要耐心倾听患者主诉，给予疏导，让患者逐渐接受目前的病情，同时让家属理解患者所表现出的焦虑不安的心理。

3. 饮食指导　进食优质蛋白、富含维生素、微量元素的食物，如精瘦肉、奶制品、鸡蛋、番茄、菜花、猕猴桃、大麦、鱼虾等，并注意多喝水。

4. 自我保护性隔离指导　教会患者及家属6步洗手法，保持手的清洁。室内保持空气新鲜，尽量不去人多的地方，限制家属探视。生活用品专人使用，内衣裤每天更换。

5. 用药指导　给患者讲解药物的治疗作用、不良反应、注意事项，使患者主动配合药物治疗。动员患者的亲属支持和协助患者，督促其按时、按要求服药。

6. 休息、活动指导　在急性感染期患者应卧床休息，以减轻症状；无症状感染期可以坚持工作，但要避免劳累，保证充足的睡眠。

7. 通气治疗时的指导　向患者及家属详细解释应用呼吸机的目的、方法、重要性和必要性，取得患者及家属理解、支持和配合。使用无创通气时，特别要指导患者情绪放松，使用腹式呼吸配合呼吸机的节律呼吸，避免因过分紧张引起人-机对抗。

8. 预防指导　患者应避免与免疫缺陷或正在接受免疫抑制药物治疗者接触。对易感者可预防性应用复方磺胺甲恶唑、喷他脒、氨苯砜。

【护理评价】

(1) 患者了解疾病的基本知识，知晓服用药物的作用及不良反应。

(2) 患者发热、气急等表现好转，营养状况改善。

(3) 患者了解自我保护的方法。

(4) 患者依从性好，能正确、按时使用药物，情绪稳定，态度积极，正常回归社会。

学习效果评价·思考题

1. PCP 的概念及病原学特点是什么？
2. PCP 的临床表现有哪些？
3. PCP 保护性隔离的主要护理措施有哪些？
4. PCP 常见的护理诊断有哪些？
5. 如何对 PCP 患者进行健康教育？

（周　蕾）

项目三 隐球菌病

案例导入

患者,女,43岁,体重45 kg。受凉后出现头痛,为持续性头部胀痛,自行服用感冒清热颗粒12 g,服药3 d后症状无好转,转往某市医院以颅内感染进行抗病毒治疗,未见好转。3 d前患者逐渐出现视力下降,视物模糊。入院查体:体温37℃,脉搏88次/分,呼吸20次/分,血压216/116 mmHg;神清语利,双侧瞳孔等大等圆,颈项强直,布氏征(+)。脑脊液实验室检查:压力600 mmH$_2$O,总细胞数 250×10^6 个/L,白细胞数 130×10^6 个/L,墨汁染色(+),蛋白820 mg/L。入院诊断:隐球菌性脑膜炎。既往史:否认鸟类接触史,否认结核病、伤寒、菌痢、严重急性呼吸综合征(SARS)等传染病史。

分析提示

护士应注意全面收集患者的现病史、主要病状及体征,了解既往检查及治疗效果,并给予全面的评估。护士尤其要重视患者及家属的心理护理和患者用药后的病情观察,给予正确的健康指导,提高患者及家属对疾病的认识。

【概述】隐球菌病(cryptococcosis,torulosis)是亚急性或慢性传染病,由新型隐球菌(*Cryptococcus neoformans*)所致,以侵犯中枢神经系统为主,易与其他颅内疾病混淆而延误治疗,故病死率高,应予以警惕。本病亦可累及肺、皮肤、皮下组织、骨骼、关节和其他内脏、组织等,可发生于任何年龄。男女发病之比为3:1。

【病原学】新型隐球菌在组织液或培养物中呈较大球形,直径可达5~20 μm,菌体周围有肥厚的荚膜,折光性强,一般染料不易着色,难以发现,故称为隐球菌。用墨汁阴性显影法镜检,可见透明荚膜包裹着菌细胞,菌细胞常有出芽,但不生成假菌丝。

【流行病学】隐球菌的新生变种广泛分布于世界各地,且几乎所有艾滋病患者伴发的隐球菌感染都是由该类变种引起。鸽粪被认为是最重要的传染源,感染途径可能是:①吸入空气中的孢子,此为主要途径,隐球菌孢子经肺到脑部;②创伤性皮肤接种;③食入带菌食物,经肠道播散全身引起感染。

【临床表现】

1. 脑隐球菌病　以累及中枢神经系统多见,表现为发热、头痛、呕吐,可出现抽搐、偏瘫、昏迷。2/3以上的隐球菌病患者存在中枢神经系统感染,如隐球菌性脑膜炎、脑膜脑炎等,以脑膜炎最为多见。本病起病常隐匿,表现为慢性或亚急性过程,起病前可有上呼吸道感染或肺部感染史,临床分为3型:脑膜炎型、脑膜脑炎型和脑瘤型。

2. 肺隐球菌病　临床表现轻重不一,缺乏特异性。肺部隐球菌感染可出现咳嗽、咳痰、低热、乏力、盗汗、体重减轻等。肺隐球菌病是隐球菌所致的亚急性或慢性肺部真菌感染性疾病。临床表现为肺炎或无症状肺部结节影,严重者可出现急性呼吸窘迫综合征

(ARDS)。肺隐球菌病可发生于免疫正常人群,尤其是艾滋病患者。

【治疗】

1. 降颅压治疗　　常用的降颅压药物为20%甘露醇(快速静脉滴注),病情严重时可加用呋塞米与白蛋白等,糖皮质激素不宜常规应用。若颅压持续升高且脑室扩大者可考虑予以行脑室外引流术,部分患者可能需要行脑脊液脑室-腹腔分流术(VP分流术)。

2. 纠正电解质紊乱　　在治疗过程中以低钾血症发生率最高。由于患者食欲缺乏,钾盐摄入减少,大量使用脱水药及两性霉素B可引起低钾,患者常存在顽固性低钾血症。在治疗过程中应密切监测血钾,及时补充钾离子。

3. 抗真菌药物治疗　　目前常用药物有两性霉素B、两性霉素B脂质体、5-氟胞嘧啶、氟康唑等。不良反应主要包括:①输注反应:静脉滴注过程中或静脉滴注后发生寒战、高热、严重头痛、食欲缺乏、恶心、呕吐,有时可出现血压下降、眩晕等。②25%的患者可出现心肌损害和肝功能异常。

【病情观察】

1. 隐球菌性脑膜炎　　密切观察患者的发热、头痛、呕吐、神志变化。成人观察有无颈项强直症状;婴幼儿观察有无前囟饱满情况,有无角弓反张等。观察神志、瞳孔、血压、呼吸变化,发生脑疝等严重征象应立即通知医生。损害到脑神经可以有视力下降、听力下降的情况。注意关节炎、心包炎、心肌炎、心内膜炎、肺炎、全眼球炎等并发症的发生。

2. 肺隐球菌病　　观察生命体征,有无低热、咳嗽、胸痛、盗汗、乏力的变化。

【常见的护理诊断/合作性问题】

1. 体温过高　　与隐球菌感染有关。

2. 电解质紊乱　　与使用脱水药物有关。

3. 潜在并发症　　脑疝。

【护理目标】

(1) 患者体温恢复正常。

(2) 患者电解质未发生紊乱或及时得到纠正。

(3) 患者未发生脑疝。

【护理措施】

1. 一般护理

(1) 饮食以高热量、流质为宜,呕吐频繁者禁食。饮食宜高热量、易消化、多食新鲜蔬菜及水果。因两性霉素B易引起低血钾,可选择补充含钾高的食物,如香蕉、酸奶、柑橘等。

(2) 保持大便通畅,如有便秘可遵医嘱用药,不可用力排便,以免颅内压增高。

(3) 保持病室内环境整洁、安静。协助患者保持皮肤清洁,及时更换衣裤。保持口腔清洁。对呕吐频繁者,头转向一侧,防止呕吐物反流入气管而引起窒息。患者出现意识改变,应由专人陪护,并使用床栏保护,做好安全护理。

2. 专科护理

(1) 通过腰椎穿刺留取脑脊液标本,可进行疾病诊断及观察治疗效果,腰椎穿刺术后去枕平卧4~6 h,颅压高者平卧24 h,颅压低者取头低位。观察患者面色、神志、瞳孔、脉搏、呼吸及血压变化,并注意头痛、呕吐及脑疝症状,穿刺点有无出血。

(2) 遵医嘱给予吸氧。如有剧烈头痛、频繁呕吐、惊厥、血压偏高、瞳孔大小不等、对光反射迟钝、呼吸节律变化,应警惕脑疝发生。

(3) 对神志不清、烦躁不安者,应专人看护,加强安全护理。对高热患者做好发热护理;对呼吸衰竭患者做好气管插管或气管切开护理。

(4) 用药护理,做好特殊药物的观察和指导,维护静脉补液通畅,保持抗真菌药物的疗效。由于隐球菌病用药时间较长,需要 2～6 月以上的疗程,应合理使用静脉,建议选择中心静脉置管。

1) 两性霉素 B:应注意避光,现配现用。常规从小剂量开始注射。药物只能在 5% 葡萄糖溶液中稀释使用。一般 500 ml 药液输注时间≥6 h。用药时观察患者有无寒战、高热、恶心、呕吐等不适。

2) 伊曲康唑:静脉使用药物应使用专用配备的溶剂,并使用单独的输液器和过滤装置,不和其他药物混合。使用时滴速保持在 15～20 滴/分。

3) 脱水剂:确保甘露醇输注通畅,快速静注,250 ml 在 15～30 min 内输注。遵医嘱准点输注。加压输入时,护士应守护床旁,防止空气栓塞和药液外渗。

【健康教育】

1. 树立信心　隐球菌病病程长,应做好患者的心理护理,使其树立起战胜疾病的信心。

2. 药物健康宣教　长期使用激素可导致免疫力下降,指导患者不去人群聚集处,做好自身防护,注意个人卫生。饮食以清淡软食为主,忌辛辣、生硬及刺激性食物。如出现胃肠部不适或大便呈黑色,应及时就诊。用药期间注意做好安全措施,注意防撞伤。口服激素的患者切记不可随意增减药量,出院后应严格遵医嘱服药,以免病情反复。抗真菌药物对肝、肾功能损害大,指导患者定期随访,复查血常规、肝肾功能、电解质、乳胶凝集实验等。

【护理评价】

(1) 患者体温恢复正常。

(2) 患者的电解质未发生紊乱或者及时得到纠正。

(3) 患者未发生脑疝。

学习效果评价·思考题

1. 隐球菌病最主要的临床表现是什么?
2. 使用抗真菌药物有哪些不良反应?
3. 脑疝的临床表现和急救措施有哪些?
4. 如何对隐球菌病患者进行健康指导?

(刘　军)

项目四 曲 霉 病

案例导入

患者,女,49岁。因"间断咯血2个月"收治入院。患者2个月中咯血3次,每次量约10 ml。无咳嗽、咳痰、发热、胸痛、盗汗症状。无恶心、呕吐史。无流行病学接触史、肝炎史。查体:神清,双肺呼吸音粗;心律齐,未闻及杂音;腹部软,无压痛;神经体征阴性。血、尿、粪常规未及异常。红细胞沉降率(简称血沉,ESR)64 mm/h。结核菌素试验阴性。胸部CT扫描显示左肺上叶类圆形软组织密度影,周边见环形透光区,位置可随体位变化(图4-1)。入院诊断:左肺阴影(曲菌球待查)。

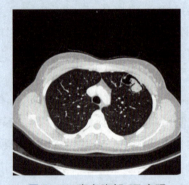

图4-1 患者胸部CT表现

请问:护士应从哪些方面对该患者进行评估?针对其间断咯血的特点应进行哪些方面的护理干预措施?患者目前存在的主要护理问题是什么?

分析提示

护士应通过全面收集患者相关资料,包括现病史、既往史、临床表现、体格检查、实验室和影像学检查结果等进行综合评估;在做好病情观察和疾病护理的同时,重视患者的心理和饮食护理,帮助患者完善各类检查,明确诊断。

【概述】曲霉菌属在以前一直被人们认为是一种少见的感染病因,但是近些年,由于各种原因导致的免疫缺陷和抑制人群的不断增加,它已经成为免疫功能低下患者致命性感染的一项重要病因。

曲霉病是一大类疾病的总称,包含3种主要曲霉病:侵袭性曲霉病、慢性(和腐生型)曲霉病及过敏性曲霉病。

【病原学】引起侵袭性曲霉病最常见的病原体为烟曲霉菌(*Aspergillus fumigatus*),其次为黄曲霉菌(*Aspergillus flavus*)、黑曲霉菌(*Aspergillus niger*)和土曲霉菌

(Aspergillus terreus)等。曲霉病是由曲霉菌和吸入其分生孢子所致的机会性感染,导致易感者体内分生孢子菌丝生长和入侵血管,出血性坏死、梗死并最终播散到其他部位。主要危险因素包括:中性粒细胞减少症、长疗程大剂量皮质类固醇治疗、器官移植(特别是骨髓移植)、慢性肉芽肿性疾病及艾滋病等。

> **知识链接**
>
> 曲霉菌是一种典型的丝状菌,营养菌丝具有分隔;气生菌丝的一部分形成长而粗糙的分生孢子梗,顶端产生烧瓶形或近球形顶囊,表面产生许多小梗(一般为双层)。小梗上着生成串的表面粗糙的球形分生孢子(图4-2)。分生孢子梗、顶囊、小梗和分生孢子合称孢子头,可用于产生淀粉酶、蛋白酶和磷酸二酯酶等,也是酿造工业中的常见菌种。
>
>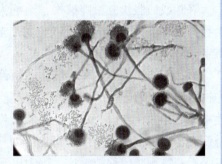
>
> 图4-2 曲霉菌(显微镜下所见)

【流行病学】正常人吸入曲霉菌可不导致肺曲霉病的发生,但若机体抵抗力下降或原有肺疾病时,则容易发病。因此本病好发于免疫异常或缺陷人群,常继发于支气管扩张、空洞性肺结核、肺囊肿等严重肺部疾病。曲霉病是一种可累及全身的疾病,肺曲霉病是临床最常见的一种曲霉病类型。

由于侵袭性肺曲霉病是最为常见的一种侵袭性曲霉病类型,且其治疗的内容也多适用于其他类型的侵袭性曲霉病,因此,下文将对该型感染的表现和治疗进行着重介绍。

【临床表现】一般正常人吸入曲霉孢子不一定致病,如大量吸入可能引起急性气管-支气管炎或肺炎。曲霉的内毒素使组织坏死,病灶可为浸润性、实变、空洞、支气管周围炎或粟粒状弥漫性病变。肺曲霉病多为局限性肉芽肿或广泛化脓性肺炎,伴脓肿形成。病灶呈急性凝固性坏死,伴坏死性血管炎、血栓及菌栓,甚至累及胸膜。症状以干咳、胸痛常见,部分患者有咯血,病变广泛时出现气急和呼吸困难,甚至呼吸衰竭。影像学特征性表现为X线胸片以胸膜为基底的多发的楔形阴影或空洞;胸部CT扫描早期为晕轮征,即肺结节影(水肿或出血),周围环绕低密度影(缺血),后期为新月体征。部分患者可有中枢神经系统感染,出现中枢神经系统的症状和体征。

【诊断】培养法是诊断曲霉菌感染的临床"金标准"。曲菌属适合在标准培养液中生长,绝大多数实验室能够鉴别菌种。目前临床上常用一些非培养性的病原学诊断方法作为补充和替代。主要包括检测半乳甘露聚糖的GM试验和检测1,3-β-D-葡聚糖的G试验等。

【治疗要点】

1. **一般治疗** 积极治疗原发病症,去除病因。严格掌握抗生素、糖皮质激素和免疫抑制剂的用药指征,尽可能少用或不用这些药物,以降低免疫抑制风险。

2. **治疗时机的选择** 在高度怀疑侵袭性曲霉病的患者中(如 GM 试验阳性同时合并早期 CT 检查肺浸润性阴影),应在诊断评价的同时及早进行抗真菌治疗。

3. **治疗药物的选择** 药敏方面不同的菌属对抗真菌药物的敏感性不同。土曲霉菌对两性霉素 B 耐药,故应在充分考虑不同曲霉种的流行及耐药情况的前提下选择治疗药物。

静脉或口服伏立康唑被推荐为绝大多数侵袭性曲霉病患者的首选初始治疗。口服治疗剂量可增大至与标准静脉给药剂量(每次 4 mg/kg)大致相当的水平。对于病情严重者,推荐使用静脉制剂。

另有随机试验显示可将脂质体两性霉素 B(LFAB)作为部分患者初始治疗的替代。如初始治疗无效,需在明确诊断的情况下进行补救治疗。补救治疗的药物包括脂质体两性霉素 B、伊曲康唑、卡泊芬净或米卡芬净。但在伏立康唑初始治疗失败的侵袭性肺曲霉病患者中不推荐使用伊曲康唑作为补救治疗。联合治疗作为初始治疗尚不成熟。对三唑类药物预防或移植治疗过程中出现突破性侵袭性曲霉病时,应换用另一类药物。

4. **治疗疗程和疗效判定** 根据现有数据来看,最短疗程一般为 6~12 周。对于侵袭性肺曲霉病治疗成功至关重要的一点是逆转免疫缺陷状态(如减少皮质激素的剂量)或从粒细胞缺乏中恢复。因此,对于免疫缺陷患者应在免疫缺陷时期持续治疗直至病灶消除。

5. **免疫增强治疗** 粒细胞集落刺激因子或粒细胞-巨噬细胞集落刺激因子可预防持续性中性粒细胞减少症患者(如中性粒细胞减少持续>10 d 者)发生致命性侵袭性肺曲霉病。IFN-γ、粒细胞输注或可能是增强免疫功能的有效方法。

6. **外科治疗** 当病变与大血管或心包相邻、单个病灶病变引起咯血及病变侵及胸骨或肋骨时,外科切除曲霉菌感染的组织可能是有效的。外科治疗对于病变与大血管或心包相邻、单个空洞病变引发咯血或胸壁受侵患者有效(B-Ⅱ)。外科治疗的另一项相对适应证为:在强化化疗或造血干细胞移植(HSCT)前切除单个肺部病变。外科手术适应证如表 4-1 所示。

表 4-1 曲霉病的外科治疗

感染类型	外科操作	备注
肺部病灶接近大血管或心包	切除肺部病变	可预防肺部病变侵入大血管和心包腔
心包炎	心包切除术	可减轻心脏周围的病原体负荷,预防心包压塞
邻近肺部病灶侵蚀胸壁	切除肺部病变	切除病变可缓解疼痛,预防胸膜皮肤瘘
曲霉菌性脓胸	放置胸腔管	减轻胸腔的曲霉菌负荷
单个空洞引起的持续咯血	切除空腔	可预防大咯血致失血性休克;其他减少咯血的措施还包括出血血管的栓塞术和烧灼术;出血可能复发

7. 其他肺部常见的曲霉病亚型

(1) 曲霉菌球和慢性肺曲霉病:曲霉菌球常继发于支气管囊肿、支气管扩张、肺脓肿和肺结核空洞,系曲霉菌在慢性肺部疾病原有的空腔内繁殖、蓄积,与纤维蛋白、黏液及细胞碎屑凝聚形成。曲霉菌球不侵犯组织,但可发展成侵袭性肺曲霉病。可有刺激性咳嗽,常反复咯血,甚至发生威胁生命的大咯血。X线胸片检查显示,在原有的慢性空洞内有一团球影,随体位改变而在空腔内移动。曲霉菌球的治疗主要预防威胁生命的大咯血,如条件许可应行手术治疗。手术切除是根治曲霉菌球较理想的方式。采用药物进行抗真菌治疗可能取得一定疗效,但需要长期(也许终身)治疗。

(2) 过敏性支气管肺曲霉病(ABPA):ABPA是由烟曲霉菌引起的气道高反应性疾病。对曲霉菌过敏者吸入大量孢子后,阻塞小支气管,引起短暂的肺不张和喘息的发作,亦可引起肺部反复游走性浸润。患者有喘息、刺激性咳嗽、咳棕黄色脓痰,偶带血。痰中有大量嗜酸性粒细胞及曲霉菌丝,烟曲霉菌培养阳性。外周血嗜酸性粒细胞增多。哮喘样发作为其突出的临床表现,一般解痉平喘药难以奏效。肾上腺皮质激素对控制ABPA和喘息发作有效,应当结合伊曲康唑等抗真菌联合治疗。

8. 易感人群的预防与护理　治疗包括对持续发热的(抗细菌药物治疗无效)中性粒细胞减少症患者的经验性抗真菌治疗及侵袭性曲霉病的优先治疗。对于经过广谱抗菌治疗后仍持续发热的长期中性粒细胞减少症的高危患者,推荐给予两性霉素或其脂质体化合物、伊曲康唑、伏立康唑或卡泊芬净进行抗真菌治疗。

预防治疗针对出现移植物抗宿主病(GVHD)的移植患者及急性髓细胞白血病或骨髓增生异常综合征等具有侵袭性曲霉病高危因素患者,推荐予以泊沙康唑进行预防治疗。伊曲康唑可能有效,但其耐受性限制了其使用。

【护理评估】

1. 现病史　①局部:反复咳嗽、咳痰、咯血、胸痛、呼吸困难;②全身:临床上有高热或不规则发热、全身中毒症状。

2. 健康史　①一般资料:患者的性别、年龄、家族史等。②既往史:有无肺结核,有无全身真菌感染,有无恶性肿瘤史,有无器官移植史;重点了解患者的用药史,尤其是有无长期使用抗生素、化疗药物、肾上腺皮质激素等免疫抑制药物。

3. 实验室及辅助检查

(1) 影像学检查:特征性表现为X线胸片以胸膜为基底的多发的楔形阴影或空洞;在X线下可见在原有的慢性空洞内有一团球影,随体位改变而在空腔内移动。胸部CT扫描早期为晕轮征,即肺结节影(水肿或出血)周围环绕低密度影(缺血),后期为新月体征。

(2) 手术活检:病理切片可见肉芽肿病变、曲霉菌孢子和菌丝。

(3) 培养法:是诊断曲霉菌感染的临床标准。

4. 心理-社会评估　包括患者心理承受能力、对疾病的认知程度及社会支持系统等。

【常见护理诊断/合作性问题】

1. 疼痛　与曲霉菌侵蚀肺组织、咳嗽牵拉肺组织及手术创伤有关。

2. **低效型呼吸型态** 与病灶增加大气道阻力,阻碍气体弥散有关。

3. **焦虑** 与对疾病的性质和程度、预后情况不了解有关。

4. **恐惧** 与疾病对身体带来的损害及对生命的威胁有关。

5. **体温过高** 与感染有关。

6. **活动无耐力** 与疲乏和虚弱有关。

7. **潜在并发症** 与各类机会性感染和心理症状有关。

8. **营养失调:低于机体需要量** 与长期发热、热量摄入不足有关。

【护理目标】

(1) 患者自述疼痛缓解或减轻,并可以耐受。

(2) 患者情绪稳定,焦虑减轻。

(3) 患者并发症得到及时发现和处理或无并发症发生。

(4) 预防或及时处理大咯血,降低死亡率。

【护理措施】

1. 术前护理

(1) 密切观察病情:观察患者咳嗽、咳痰、咯血情况。认真观察和记录咯血发生的时间、量、咯血的颜色、性状及出血速度。严密观察血压、呼吸、脉搏、体温等生命体征的变化。

(2) 呼吸道护理:患者进行2周以上戒烟。根据病情调节好合适的氧流量。患者临床可有高热、气促、咳棕黄色脓痰。持续高热、进食少,容易出现失水,给予湿化吸氧、足量水分及指导有效咳痰技巧是排痰的关键,应教会患者有效咳嗽、咳痰的方法。鼓励多喝水以稀释痰液。对咳痰困难者应定时翻身拍背等促进排痰,无效者予床边负压吸痰,或协助行纤维支气管镜吸痰。

(3) 功能锻炼:使患者认识到进行呼吸功能锻炼的重要性,1周以上呼吸功能训练,包括缩唇呼吸、腹式呼吸、登梯、下蹲、有效咳嗽等训练,提高心肺功能。

(4) 饮食教育:予以优质高蛋白、高热量、维生素丰富的易消化饮食,必要时进行营养支持治疗,改善全身情况,以提高机体抵抗力。

(5) 高热护理:参见第一章项目七相关内容。

(6) 用药护理:伏立康唑是治疗肺曲霉病的首选药物,主要通过静脉滴注或口服给药,但不宜用于静脉推注,用药时首日剂量应加倍以确保负荷剂量。如果不立即静脉滴注,除非是在无菌环境下稀释,否则需保存在2~8℃的温度下,保存时间不超过24 h。伏立康唑禁止与其他药物,包括肠道外营养剂在同一静脉通道中滴注,以免引起配伍禁忌。伏立康唑的耐受性较好,与治疗有关的、导致停药的最常见不良事件包括肝功能试验值增高、皮疹和视觉障碍。中度至重度肾功能损害的患者宜采用口服制剂,防止静脉制剂成分中的赋形剂磺丁倍他环糊精钠(SBECD)发生蓄积。伏立康唑对肝功能影响有限,急性肝损害患者无须减量;轻度至中度肝硬化患者负荷剂量不变,维持剂量减半。

2. 大咯血的护理

(1) 心理护理:咯血时,指导正确咯血方法,在床旁安慰,帮助患者稳定情绪,主动配合治疗,使其处于治疗的最佳状态。

(2) 绝对卧床休息:大咯血时嘱患者取头低患侧卧位,以减轻患侧肺部的活动;若出血部位不明确,取平卧位,头偏向一侧,不宜搬动和转送,以免加重咯血;止血后根据患者耐受情况取半卧位或自动舒适体位。患者取半卧位可减少腹腔及下肢的回心血量,使右心室输血量下降。

(3) 合理使用镇静剂:咯血患者精神紧张,不能充分休息,适当使用镇静剂,可减轻患者紧张、恐惧心理。

(4) 止血护理:迅速建立3条静脉通道,第1条用于快速使用止血药物,第2条输扩张血管药物,第3条用于及时配血、输血或代血制品。

(5) 防止窒息:床旁备吸引器等急救用品。咯血时取平卧位,头偏向一侧。大咯血时禁食,以防误咽窒息。发现有窒息的先兆应及时报告医生,同时采取相应措施:用手或者吸引器清除口鼻腔内积血,使气道保持通畅;同时给予高浓度吸氧,必要时使用呼吸兴奋剂。

3. 术后护理

(1) 体位:麻醉未清醒时取平卧位。清醒且一般情况平稳后取半卧位,以利胸腔引流。

(2) 生命体征:监测血压、脉搏、呼吸,每15~30分钟1次至平稳,注意有无呼吸困难及心律失常等,测体温每天4~6次,术后7~10 d出现高热,警惕胸腔内感染,及时报告医生处理。观察切口敷料有无渗血,切口周围有无皮下血气肿。定时评估呼吸音、经皮血氧饱和度、血气分析。

(3) 呼吸道护理:患者咳嗽不当或无力时,协助患者坐起,一手轻扶患者肩膀,一手五指并拢,稍向内合掌,手掌呈杯状,有节奏地由外向内、由下向上叩击,震动患者背部及胸部,同时鼓励咳嗽,排出痰液;在患者不能自主有效咳嗽时,按压胸骨上窝气管处,刺激咳嗽排痰。术后常规给予超声雾化吸入,每天2~3次,使呼吸道湿化,利于排痰,防止痰液堵塞引起窒息。在以上方法仍不奏效时,及时行鼻导管或纤维支气管镜吸痰,预防肺不张。全肺切除术后避免剧烈咳嗽和鼻导管吸痰。

(4) 胸腔引流护理:保持引流通畅,妥善固定,观察引流液的量、颜色、性状,防止胸腔内活动性出血。

(5) 口腔护理:注意口腔清洁,勤漱口、多刷牙,定期更换牙刷,减少细菌下延至呼吸道引起感染。

4. 健康教育

(1) 饮食及排泄护理:患者由流质、半流质逐渐过渡至普食。鼓励患者多饮水,进高热量、高蛋白、高维生素及易消化饮食,如蛋、奶、鸡汤、鱼汤、果汁等,以维持水及电解质平衡,改善负氮平衡,提高机体抵抗力,促进创口愈合。咯血时禁食,咯血停止后可给予温凉、高蛋白、高维生素、易消化的半流质饮食,忌浓茶和咖啡及温度过高的食物,鼓励患者进食新鲜水果、蔬菜,保持大便通畅。嘱患者不要用力排便,大便困难及时使用缓泻剂以防诱发咯血。

（2）术后活动指导：患者麻醉清醒，血压平稳，即可在床上活动，如翻身、拍背、坐起、四肢伸曲等。早期下床活动，增加肺的通气量，改善循环功能，防止静脉曲张、血栓的形成，促进身体各部分功能的恢复。

> **知识链接**
>
> 肺曲霉病是临床上少见的肺部慢性感染性疾病，近年来由于广谱抗生素、细胞毒药物、免疫抑制剂、激素的广泛应用，使该病的发病率呈上升趋势。咯血是肺曲霉病最严重的并发症之一，其原因：曲霉病灶内的大量曲球菌丝、孢子及其分泌物的细菌毒素刺激机体产生反复持久的炎症反应，而炎症又刺激病灶周围的血管不断充血、增生、扩张，因扩张而致血管壁变薄，甚至形成血管瘤。这些变化了的血管在炎症的反复侵犯、咳嗽时外力的牵拉、血管内压力上升时的冲击等因素影响下极易破裂出血，形成咯血，甚至大出血而危及生命。
>
> 临床护理观察重点包括：勤巡视患者，尽早发现咯血先兆，如咽喉发痒、突然胸闷、剧咳等，认真观察和记录咯血发生的时间、量、咯血的颜色、性状及出血速度。严密观察血压、呼吸、脉搏、体温等生命体征的变化。仔细观察患者的精神面貌、意识状态和有无咯血窒息先兆，如咯血突然中止、胸闷、烦躁不安、面色发绀、两眼上翻或凝视、出冷汗等症状。

【护理评价】

（1）患者疼痛、咯血、发热、乏力缓解或得到控制。

（2）患者情绪稳定，了解疾病相关知识，积极配合医务人员的诊治和护理。

（3）患者未发生窒息、继发感染等并发症或发生后及时得到发现和处理。

学习效果评价·思考题

1. 引起肺曲霉病的主要病原体有哪些？
2. 肺曲霉病的主要临床表现及治疗方法有哪些？
3. 肺曲霉病常见的护理诊断及主要护理措施有哪些？
4. 如何对肺曲霉病患者进行健康教育？

（丁君蓉）

第五章 立克次体病患者的护理

> **学习目标**
> 1. 识记立克次体病常见症状、体征、疾病的定义及有关概念。
> 2. 理解立克次体病的护理评估要点和护理措施。
> 3. 学会运用护理程序对立克次体病患者进行正确评估、制订护理计划并实施及评价。

立克次体病(rickettsiosis)病原为立克次体,是一类原核细胞型微生物,较细菌略小。立克次体在自然界主要存在于啮齿动物(家鼠、田鼠、沟鼠等)和家畜(犬、牛、羊)体内。传染源主要是小哺乳动物(啮齿类)和家畜,人是流行性斑疹伤寒和战壕热的唯一或主要传染源。传播媒介绝大多数为节肢动物,如虱、蚤、蜱或螨等。各种立克次体以共生形式存在于节肢动物体内,如虱、蚤的肠壁上皮细胞或蜱、螨的唾液腺及生殖腔内,通过节肢动物的粪便污染人体伤口或通过节肢动物的叮咬而感染人类。贝氏立克次体可通过消化道或呼吸道侵入人体。

立克次体侵入人体后,常在全身小血管内皮细胞及单核-巨噬细胞系统中繁殖,引起血管炎及皮疹(Q热无皮疹)。立克次体亦可在实质器官中(如肝、脾、肾、脑、心等)的血管内皮细胞中繁殖,导致细胞肿胀、增生、代谢障碍、坏死及间质性炎症,引致相应症状。

立克次体感染后潜伏期多在2~14 d。立克次体病临床表现有高热、头痛、皮疹和肝脾大等,部分患者可以有皮肤溃疡及焦痂。本类疾病存在于世界各地,在热带和亚热带一些国家,尤其是第三世界国家的发病率仍较高,是造成死亡的主要原因。在我国的发病率已明显减少,但有些立克次体病有所回升或有新的发现。本章就立克次体引起的斑疹伤寒中分布较多的流行性斑疹伤寒和地方性斑疹伤寒予以介绍。

项目一　流行性斑疹伤寒

案例导入

患者,男,27岁。自埃塞俄比亚务工回国后持续发热,体温40℃,全身酸痛,头痛较为剧烈,厌食呕吐,脑膜刺激征(+),伴烦躁、嗜睡。皮疹为全身散发的红色斑丘疹,形状不一,直径2～4 mm,躯干部较多,下肢较少,面部无皮疹。实验室检查:血清外斐反应 OX_{19} 1:640,白细胞计数 $11.3×10^9$/L,血小板计数 $79×10^9$/L,嗜酸性粒细胞消失,尿蛋白(++),尿红细胞(+)。心电图检查:窦性心动过速。

请问:该患者入院后护士应从哪些方面进行评估?应从哪些方面给予护理?患者目前存在的主要护理问题是什么?如何做好患者的健康教育?

分析提示

护士应通过全面收集患者相关资料,包括现病史、既往史、临床表现、实验室检查结果等进行评估,在做好病情观察和疾病护理的同时,重视心理护理,帮助患者平稳度过患病期。针对高热、疼痛等症状,提供相应的护理措施,并密切观察病情变化,预防并发症的发生;对患者和家属做好疾病指导和宣教,尤其是疾病预防和隔离的指导,促进患者康复,控制疾病蔓延。

【概述】流行性斑疹伤寒(epidemic typhus),又称虱传斑疹伤寒(louse-borne typhus)或典型斑疹伤寒(classic typhus),是普氏立克次体(*Rickettsia prowazekii*)以人虱为传播媒介的急性传染病。其临床特点为持续高热、剧烈头痛、瘀点样皮疹(或斑丘疹)和中枢神经系统症状。本病全身衰竭及感染症状较重,病程2～3周。患流行性斑疹伤寒后数月至数年,可能出现复发,称为复发型斑疹伤寒,又称 Brill-Zinsser 病。

知识链接

流行性斑疹伤寒呈世界性发病。在1918～1922年间,苏联和东欧有3 000万人曾患本病,约300万人死亡。我国自1850～1934年间,由于灾荒、战争等原因,曾发生15次较大的流行,波及全国大部分地区。近年来,流行性斑疹伤寒的发病已大为减少,主要见于非洲,尤以埃塞俄比亚为多。新中国成立后,由于人民生活改善与防疫措施加强,本病在国内已基本得到控制,仅寒冷地区的郊区、农村等有散发或小流行,2005年起本病已经从乙类传染病调整为丙类传染病。

【病原学】本病的病原为普氏立克次体,为革兰染色阴性的微小球杆菌(约 1 μm),沿长轴排列成链状,在人虱肠壁细胞内发育阶段呈多形性变化。通常寄生于人体小血管内皮细胞胞质内和体虱肠壁上皮细胞内。病原体含有群特异性可溶性抗原、特种异性颗粒抗原和变形杆菌 OX_{19} 部分相同的抗原,后者可借外斐实验用于辅助诊断。

普氏立克次体耐低温及干燥环境,对紫外线、一般化学消毒剂均很敏感,不耐热,56℃30 min 或 37℃5～7 h 即被杀灭。接种于雄性豚鼠腹腔内,一般仅有发热和血管病变,而无明显阴囊红肿,借此可与地方性斑疹伤寒鉴别。

【流行病学】

1. 传染源　患者是本病的唯一或主要传染源。患者自潜伏期末 1～2 d 至热退后数天均具传染性,发病第 1 周的传染性最强,整个传染期约为 3 周。病原体可长期潜伏于人体单核-巨噬细胞系统,在免疫力相对降低时即增殖而导致复发。

2. 传播途径　人虱是本病的传播媒介,传播方式为"人-虱-人",多为体虱。受染体虱的唾液中并不含有立克次体,但当吮吸人血的同时排泄粪便于皮肤上,排泄物中的病原体通过穿刺或抓痕处而进入体内。有时人因抓痒而将虱压碎,则虱体的病原体也可经抓破处而接种于皮肤内。干虱粪中的病原体可成为气溶胶而被吸入呼吸道中,或由眼结膜进入体内而发生感染。有将虱咬碎习惯者,可因立克次体透过口腔黏膜而受染。体虱专吸人血,在适宜温度下行动活跃,当患者高热或死亡时即迅速逃离而另觅新主,致使本病在人群中传播。

3. 人群易感性　各年龄组均对本病具有高度易感性,15 岁以下的儿童患本病时病情较轻,20～30 岁青壮年发病率最高。一次得病后有相当持久的免疫力,并与地方性斑疹伤寒有交叉免疫。偶可再次感染发病,除复发型斑疹伤寒外,短期内复发极少见。

【临床表现】一般可分为典型和轻型两种,另有复发型斑疹伤寒。

1. 典型　潜伏期 5～21 d,平均为 10～12 d。少数患者有 2～3 d 的前驱症状,如疲乏、头痛、头晕、畏寒、低热等。大多起病急骤,伴寒战、剧烈持久头痛、周身肌肉疼痛、眼结膜及脸部充血等全身中毒症状。

(1) 发热:起病多急骤,体温于第 2～4 天即达高峰(39～40℃以上),第 1 周通常呈稽留型,第 2 周开始有弛张热趋势,伴有寒战,热程通常为 14～18 d,热度于 2～4 d 内迅速退至正常。

(2) 皮疹:为重要体征,也是本病的主要特征。80%以上的患者有皮疹,于发病第 4～6 天出现,初见于胸、背、腋窝、上臂两侧等处,24 h 内迅速由躯干遍及全身。面部及下肢皮疹较为少见。皮疹基本呈圆形或卵圆形,直径 2～4 mm,初为鲜红色充血性斑丘疹,按之褪色,继转为暗红色或淤点样,亦可为出血性皮疹。皮疹于 5～7 d 消退,轻者 1～2 d 即消退,瘀点样疹可持续 1～2 周,留有色素沉着或脱屑。

(3) 神经系统症状:出现早且明显,如剧烈头痛、头晕、失眠、耳鸣及听力减退,亦可表现为兴奋、惊恐、谵妄或淡漠、迟钝,偶有脑膜刺激征、肌肉和舌震颤、昏迷、大小便失禁、吞咽困难等。

(4) 心血管系统症状:心率增快与体温升高多成正比,并发中毒性心肌炎时,可出现心律失常、奔马律等。可出现低血压或休克。

（5）肝脾大：脾大多为轻度，少数患者有轻度肝大。

（6）其他症状：主要为呼吸系统及消化系统的症状和体征，如咳嗽、胸痛、呼吸急促；恶心、呕吐、食欲缺乏、便秘、腹胀等，偶有黄疸、发绀、肾功能减退。待体温恢复正常后，除严重患者遗留明显的神经系统症状外，以上各系统症状均可好转。

2. 轻型　近年来国内较多报道该型病例，可能与人群免疫水平有关，其特点为：①体温较低（39℃左右），持续时间短（8～9 d）；②除有明显的全身疼痛外，全身毒血症状较轻；③可见少量充血性斑丘疹于胸、腹部或无皮疹；④头痛、兴奋等神经系统症状亦轻，持续时间较短；⑤肝脾大较为少见。

3. 复发型　也称 Brill-Zinsser 病，有流行性斑疹伤寒病史，因首次感染该病后，立克次体长期存在于人体，可达数年乃至数十年，一旦机体免疫力下降，再次繁殖而引起复发。主要临床表现：①病情轻，毒血症症状及中枢神经系统症状较轻；②病程短，热程 7～11 d，呈弛张热；③无皮疹，或仅有稀少斑丘疹；④散发，无季节性；⑤病死率低。

并发症：支气管肺炎是本病的常见并发症，另有中耳炎、腮腺炎、心内膜炎、脑膜脑炎等，偶见指（趾）、阴囊、耳垂、鼻尖等坏死或坏疽、走马疳，以及胃肠道出血、胸膜炎、急性肾炎等。轻型病例和复发型斑疹伤寒很少有并发症。

【诊断】

1. 接触史　流行区居民或在近期去过流行区，有蚤叮咬史。

2. 临床表现　发热，发病第 4～5 天出现皮疹，皮疹多且多为出血性；有明显的中枢神经系统症状，如剧烈头痛及意识障碍。

3. 实验室检查　外斐反应，滴度＞1∶320 或效价逐渐升高（动态升高 4 倍以上）即可诊断。有条件亦可做立克次体凝集试验、补体结合试验、间接血凝或间接免疫荧光试验检测特异性抗体。

【鉴别诊断】

1. 其他立克次体病　①与地方性斑疹伤寒的鉴别点见地方性斑疹伤寒一节；②恙虫病除有高热、头痛及皮疹外，恙螨叮咬处皮肤可有焦痂及淋巴结肿大，外斐反应阳性；③Q 热表现为间质性肺炎，外斐反应阴性，贝纳立克次体补体结合试验、凝集试验及荧光抗体检测阳性。

2. 伤寒　多于夏秋季发病，持续发热，但起病较缓，头痛、全身痛等全身中毒症状较轻，相对缓脉，一般于病程第 6 天出现皮疹，为稀少的充血性斑丘疹。血培养有伤寒沙门菌和（或）肥达反应阳性。

3. 回归热　亦由虱传播，发热骤升速退，但间断数日可再次发热，伴全身疼痛等中毒症状及肝脾大。血及骨髓涂片可检出螺旋体。

4. 流行性出血热　流行性出血热具发热、出血及肾损害三大主症；典型发病者有发热期、低血压休克期、少尿期、多尿期及恢复期 5 个过程，较之本病更为凶险。血清学检测特异性 IgM 可确诊。

【预后】本病预后与患者病情轻重、年龄大小及治疗早晚有关。早期诊断、及时用抗生素治疗,多可治愈,病死率约为1%。

【治疗要点】

1. 一般治疗　卧床休息,保证足够的能量、维生素和水分补充。同时做好口腔护理,适时变换体位,防止发生口腔感染、肺部感染、压疮等并发症。

2. 病原治疗　病原治疗较为明确,多西环素、四环素、氯霉素等具特效,但须早期使用。

3. 对症治疗　有剧烈头痛和严重神经系统症状者可用止痛剂和镇静剂。有严重毒血症症状伴低血容量者可考虑补充血浆、低分子右旋糖酐等,并短期应用肾上腺皮质激素,必要时加用血管活性药物、肝素等。有继发细菌感染,按发生部位及细菌药敏给予适宜的抗生素。心功能不全时应用强心剂。慎用退热剂,以防大汗虚脱。

【护理评估】

1. 现病史

(1) 局部:50%～80%的患者在发病第4天开始出现皮疹,常初发于胸腹部,于24 h内迅速扩展至颈、背、肩、臂、腋窝等处,颜面及下肢少见。初为鲜红色充血性斑丘疹,呈圆形或卵圆形,直径2～4 mm,继而转为暗红色或瘀点样,也可为出血性皮疹。皮疹消退后留有色素沉着或脱屑。

(2) 全身:发热、头痛、恶心、呕吐、头晕、便秘、腹泻、胸痛、咳嗽,有无烦躁、谵妄、昏睡及意识障碍等。

2. 健康史

(1) 一般资料:患者的姓名、性别、年龄、职业、民族、文化程度、住址等。

(2) 既往史:询问患者发病前是否有疫区旅游史、被虱叮咬史,与携带蜱虱的动物有无接触史,以及以前有无患病史和免疫接种史。

3. 实验室及其他特殊检查结果

(1) 血常规和尿常规:白细胞计数多在正常范围内,血小板计数常减少,嗜酸性粒细胞减少或消失,可随病情好转后逐渐恢复正常。蛋白尿常见,偶有红、白细胞及管型。

(2) 血清免疫学试验:宜取双份或3份血清标本(初入院、第2周和恢复期),效价有4倍以上升高者具有诊断价值。

(3) 病原体分离:不适用于常规实验室。

(4) 分子生物学检查:DNA探针或PCR方法具有快速特异的优点。

(5) 其他:心电图检查可表现心肌损害,累及脑膜者可有脑脊液白细胞和蛋白轻度增多。

4. 心理评估　评估患者心理承受能力、疾病的认知程度及社会支持等。流行性斑疹伤寒症状多较严重,住院患者采取隔离治疗,另因患者及家属不了解疾病相关知识,常有焦虑、恐惧、孤独等心理反应。

5. 社会评估　包括职业及工作情况、目前享有的医疗保健待遇、经济状况、家庭成员对患者的态度和对疾病的了解、社会支持系统状况。

【常见护理诊断/合作性问题】

1. 体温过高　与普氏立克次体感染致大量内毒素释放入血有关。

2. **疼痛** 与普氏立克次体感染致全身毒血症症状有关。

3. **有皮肤完整性受损的危险** 与神志障碍、昏迷致长期卧床有关。

4. **有受伤的危险** 与剧烈头痛、头晕、神志迟钝、谵妄有关。

5. **舒适度改变** 与高热、剧烈头痛有关。

6. **知识缺乏** 缺乏流行性斑疹伤寒相关预防、治疗及护理知识。

7. **潜在并发症** 支气管肺炎、心肌炎、中耳炎及腮腺炎等。

【护理目标】

(1) 患者体温得到控制,疼痛得以减轻,舒适感增加。

(2) 患者皮肤完整,无破损及感染;未发生支气管肺炎、中耳炎、腮腺炎、心内膜炎、脑膜脑炎等并发症。

(3) 患者能正确认识疾病,应对能力增强。

(4) 患者未发生外伤及坠床等受伤情况。

【护理措施】

1. **一般护理**

(1) 隔离与休息:患者应予以灭虱处理,入室前给患者沐浴、更衣,毛发部位需清洗多次,并喷入杀虫剂于衣服及毛发内。剃下的毛发包好烧掉,换下的衣服立即灭虱。24 h后观察灭虱效果,必要时再次灭虱。嘱患者卧床休息 2 周,尤其是发热期间。保持床单位平整清洁,经常更换体位,以免压疮的发生。床头适当抬高,以防发生肺部感染。大小便失禁患者做好皮肤护理,防止皮肤破损而引起继发感染。

(2) 口腔护理:做好口腔护理,发热可使患者食欲缺乏、消化不良,易发生口腔感染、溃疡。无明显神经系统症状患者指导其正确漱口,消除口腔异味,增进食欲,保持口腔清洁,防止口腔感染。

2. **对症护理**

(1) 高热:可采用冰袋物理降温,忌乙醇擦浴,慎用退热药,以免发生虚脱。高热出汗后,及时用温水擦拭,更换内衣,保持皮肤清洁。保证液体的摄入,增加排尿。成人每天摄入液体 3 000 ml 左右,老年患者及心功能不全者酌减,但保证每天排尿量在 1 000～1 500 ml。

(2) 疼痛:剧烈头痛和严重神经系统症状者给予镇静剂及止痛剂,给予床栏保护,必要时使用约束带,取出义齿,修剪指甲,防止坠床及自伤,床头抬高 15～30°,减轻脑充血,降低颅内压。注意观察和评估用药后效果。

(3) 皮疹:发疹期间做好皮疹护理,保持皮肤清洁干燥,每天用温水清洗皮肤,禁用肥皂、乙醇等有刺激性的化学制剂,防止皮疹破溃,修剪指甲,切勿抓挠。

3. **饮食护理** 给予高热量、易消化半流质饮食。少进刺激性和产气食物,如牛奶、豆浆、糖、辛辣食物等,避免加重腹胀。保证足量的水分供给。避免辛辣刺激性饮食。

4. **病情观察** 严密观察患者神志、瞳孔、出入量、生命体征的变化,重点监测体温、脉搏、热型,观察皮疹形态及大小;密切观察头痛程度,有无烦躁、幻觉、谵妄、狂躁等神经系统症状;警惕是否出现高热、昏迷、呼吸急促、脉搏细速、血压下降等感染性休克的征象;注意是否出现心悸气促、心音低钝、心律不齐等心功能不全的征象;注意是否出现咳嗽、咳痰、气促等支气管肺炎及其他各类继发性细菌感染。

5. **用药护理** 遵医嘱用药,观察药物的疗效和不良反应并向患者做好解释、宣教工作。四环素治疗期间可引起胃肠道反应,如恶心、呕吐、食欲缺乏和腹泻等;氯霉素可导致骨髓抑制等。需静脉用药患者,避免在皮疹部位穿刺注射。

6. **心理护理** 多和患者沟通、交谈,做好解释工作,关心体贴患者,尽可能满足患者的合理要求,消除其焦虑、恐惧、孤独的心理,树立战胜疾病的信心,积极配合治疗及护理。

【健康教育】

1. 疾病预防指导

(1) 管理传染源:早期隔离患者,灭虱后体温正常 12 d 解除隔离。密切接触者灭虱后医学观察 23 d。

(2) 切断传播途径:发现感染者,应同时对患者及全部接触者进行灭虱。可用干热、湿热或煮沸等方法灭虱。此外,鼓励患者勤洗澡、勤换衣服,注意个人清洁卫生。

(3) 保护易感人群:对疫区居民、新入疫区者、防疫医护人员等应注射灭活疫苗,常用鸡胚或鸭胚疫苗、鼠肺灭活疫苗,也可使用减毒 E 株活疫苗。

2. 疾病知识介绍和自我护理方法指导 培养良好的个人卫生习惯,患者出院后仍需注意休息,避免劳累,逐渐增加活动量和工作量,同时进食高营养及高维生素食物。定期复查,如出现发热等不适应及时随诊。做好灭虱防虱宣传工作对预防斑疹伤寒的重要意义,尤其是在流行季节和疫区。

【护理评价】

(1) 患者高热及疼痛等症状得到控制和缓解。

(2) 患者情绪稳定,了解疾病相关知识,积极配合医务人员的诊疗和护理。

(3) 患者无压疮及口腔感染的发生,并发症得到预防或控制。

(4) 患者掌握出院后自我照护要点。

学习效果评价·思考题

1. 流行性斑疹伤寒的主要临床表现及治疗方法有哪些?
2. 流行性斑疹伤寒的传播途径有哪些?
3. 流行性斑疹伤寒常见的护理诊断有哪些?
4. 如何对流行性斑疹伤寒患者进行健康教育?

(张 林 沈 蕾)

项目二 地方性斑疹伤寒

案例导入

患者,男,年龄 38 岁,农民,家中鼠害较重。起病急,发热呈弛张型,体温 39℃,伴有寒战,全身肌肉酸痛,头痛乏力,不思饮食,结膜充血。全身除颜面、颈部、足底、手掌无疹,其余全身散在斑疹。斑疹呈粉红色,按之退色,不痒,无出血及化脓现象,浅表淋巴结无肿大。外斐反应 OX_{19} 1:320,白细胞计数和血小板计数低于正常。

请问:该患者入院后护士应从哪些方面进行评估?应从哪些方面给予护理?患者目前存在的主要护理问题是什么?如何做好患者的健康教育?

分析提示

护士应全面评估患者,包括现病史、既往史、临床表现、实验室指标等并做好记录,同时重视患者的心理和健康教育,帮助患者平稳度过患病期。

【概述】地方性斑疹伤寒(endemic typhus)又名鼠型斑疹伤寒(murine typhus),是由莫氏立克次体(*Rickettsia mooseri*)引起的,以鼠蚤为媒介传播的急性传染病,其发病机制、临床特征及治疗与流行型斑疹伤寒相近,但皮疹多为非出血性,病程较短,病情较轻,病死率低。

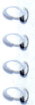

知识链接

地方性斑疹伤寒是一种自然疫源性传染病,多见于热带和亚热带,鼠类是储存宿主,印鼠客蚤是传播媒介,人是受害者,呈鼠-蚤-鼠传播循环。有学者从热带鼠螨中也分离到莫氏立克次体。本病可于全世界传播,凡是有老鼠和跳蚤的地方均可成为本病的疫源地。发达国家报告病例数较少。新中国成立后,本病有 3 次流行高峰:第 1 次是在 1950~1952 年,为流行性和地方性混合流行,以云南最严重;第 2 次流行高峰除台湾省外,28 个省、市、自治区均有发病;第 3 次流行高峰为 1980~1984 年。我国自 20 世纪 80 年代初发病率呈下降趋势,1997 年后开始回升。

【病原学】地方性斑疹伤寒的病原体为莫氏立克次体,传播途径主要是鼠蚤内的莫氏立克次体经人体破损的皮肤进入人体,导致感染地方性斑疹伤寒。莫氏立克次体形态及生化特点与普氏立克次体相似,但很少呈长链排列,多形性不明显,多为短丝状。莫氏立克次体接种雄性豚鼠腹腔,可引起阴囊明显肿胀,称为豚鼠阴囊现象,是与普氏立克次体的重要鉴别方法。

【流行病学】

1. 传染源　家鼠是本病主要传染源,以鼠→蚤→鼠的循环流行。鼠感染后大多并不死亡,而鼠蚤只在鼠死后才吮人血而使人受染。其次莫氏立克次体也能经虱卵传递,曾在虱体内分离到莫氏立克次体,因此患者也可作为传染源。此外,牛、羊、猪、马、骡等也是可能的传染源,更为重要的是家猫能携带莫氏立克次体,并能传染给人。

2. 传播途径　主要通过鼠蚤传播,鼠蚤吮吸病鼠血时,病原体随血进入蚤肠繁殖,但蚤并不因感染而死亡,病原体可在蚤体长期存在。当受染蚤吮吸人血或蚤被打扁压碎后,立克次体可经皮肤进入人体;或进食被病鼠排泄物污染的饮食,或干蚤粪内的病原体偶可成为气溶胶,经呼吸道或眼结膜而使人受染;另螨、蜱等节肢动物也可带有病原体,而成为传病媒介的可能。

3. 人群易感性　人群普遍易感,感染后可获得强而持久的免疫力,与流行性斑疹伤寒有交叉免疫。

【临床表现】潜伏期为1～2周,临床表现和流行性斑疹伤寒相似,但病情轻,病程短;神经系统症状仅表现为头痛、头晕、失眠,较少出现烦躁、谵妄、昏睡等意识障碍。本病预后良好,多在发病第2周恢复。但老年患者或未经治疗患者感染后可因极度衰弱而导致恢复期延长。

【实验室及其他特殊检查】发病早期白细胞计数和血小板计数减少,凝血酶原时间可延长,但很少出现DIC。血清AST、ALT、AKP和LDH等升高,部分患者出现低蛋白血症、低钠血症和低钙血症。严重者出现血肌酐和尿素氮升高。

患者血清可与变形杆菌OX_{19}株发生凝集反应,效价为1∶160～1∶640,较流行性斑疹伤寒为低。一般实验室不宜进行豚鼠阴囊反应试验,以免导致感染在实验室工作人员和动物间传播。

【诊断】

1. 接触史　居住地区有本病发生,或1个月内去过疫区,有鼠蚤叮咬史更重要。

2. 临床表现　与流行性斑疹伤寒相似,体温39℃左右,皮疹发生率低,出血性皮疹少见。

3. 实验室检查　外斐反应变形杆菌OX_{19}凝集试验阳性,亦可检测补体结合试验或立克次体凝集试验等进一步确诊。

【治疗要点】与流行性斑疹伤寒基本相同。病原治疗的同时进行对症治疗,积极防治并发症。预后良好,患者经多西环素、氯霉素等及时治疗后很少死亡。

【护理评估】

1. 现病史　①局部:50%～80%的患者在发病第5天开始出现皮疹,常初发于胸腹部,于24 h内迅速扩展至颈、背、肩、臂、下肢等处,颜面及掌跖部少见。初为红色斑疹,直径1～4 mm,按之褪色,继成暗红色斑丘疹,压之不褪色,极少为出血性。②全身:有发热、恶心、呕吐、头痛、头晕、失眠、听力减退、烦躁、脑膜刺激征等表现。

2. 健康史　①一般资料:患者姓名、性别、年龄、职业、民族、文化程度、住址等。

②既往史：询问患者发病前是否有家鼠、家猫等莫氏立克次体携带动物的接触史，以前有无患病史，有无免疫接种史。

3. 各类检查　如护理体检、实验室检查、其他特殊检查结果。

4. 心理评估　评估患者心理承受能力、对疾病的认知程度及社会支持等。地方性斑疹伤寒症状虽多数较轻，但住院患者仍需采取隔离治疗，要及时了解患者是否存在焦虑、孤独、急躁等心理反应。

5. 社会评估　包括职业及工作情况、目前享有的医疗保健待遇、经济状况、家庭成员对患者的态度和对疾病的了解、社会支持系统状况。

【常见护理诊断/合作性问题】

1. 体温过高　与立克次体感染致大量内毒素释放入血有关。
2. 营养失调：低于机体需要量　与高热、食欲缺乏有关。
3. 疼痛　与立克次体感染致全身酸痛、显著头痛、关节痛等有关。
4. 有皮肤完整性受损的可能　与立克次体感染致皮肤血管病变有关。
5. 知识缺乏　缺乏地方性斑疹伤寒传播途径有关知识。
6. 潜在并发症　支气管炎。

【护理目标】

(1) 患者的各类症状得到缓解或减轻，并可以耐受。
(2) 患者的并发症得到及时发现和处理。

【护理措施】参见流行性斑疹伤寒"护理措施"部分。

【健康教育】注意环境清洁卫生，同时做好灭鼠灭虱工作。如有不适，及时就诊。

【护理评价】

(1) 患者症状得到控制和缓解。
(2) 患者情绪稳定，了解疾病相关知识，积极配合医务人员的诊疗和护理。
(3) 患者的并发症得到预防或控制。
(4) 患者掌握出院后自我照护及预防本病的要点。

学习效果评价·思考题

1. 地方性斑疹伤寒的主要临床表现及治疗方法有哪些？
2. 地方性斑疹伤寒传播途径有哪些？
3. 地方性斑疹伤寒常见的护理诊断有哪些？
4. 如何对地方性斑疹伤寒患者进行健康教育？
5. 如何鉴别流行性斑疹伤寒与地方性斑疹伤寒？

（张　林　沈　蕾）

第六章 螺旋体病患者的护理

学习目标

1. 识记螺旋体病的3个属。
2. 理解螺旋体病的传播途径、传染源和易感人群
3. 理解螺旋体病的临床表现、治疗原则、护理和病情观察要点。
4. 学会螺旋体病的隔离措施。
5. 学会螺旋体病患者的健康教育指导。
6. 学会运用护理程序对螺旋体病患者进行正确评估、制订护理计划并实施及评价。

螺旋体（spirochetes）是一类细长、柔软、弯曲呈螺旋状、运动活泼的原核细胞微生物。螺旋体具有与细菌相似的细胞壁，革兰染色阴性。螺旋体广泛分布于自然界，种类繁多。根据螺旋的数目、大小、形态和螺旋间的距离等分为不同的属，其中已证实对人具有致病性的有3个属，即疏螺旋体属（*Borrelia*）、密螺旋体属（*Treponema*）和钩端螺旋体属（*Leptospira*）。疏螺旋体属中对人致病的有回归热螺旋体（*B. Ricurrentis*）及伯氏疏螺旋体（*B. burgdorferi*）等，前者引起回归热（relapsing fever），后者可致莱姆病（Lyme disease）。密螺旋体属中梅毒螺旋体（*T. pallidum*，又称苍白密螺旋体）是性传播疾病梅毒的病原体。钩端螺旋体属中有一部分能引起人及动物的钩端螺旋体病（leptospirosis）。

作为最古老的传染病之一，螺旋体感染在当今世界经济一体化趋势、人口流动日益频繁、全球变暖、动物自然栖息地破坏、自然灾害和局部战争不断的时代背景下，仍然对我国人民健康有重大威胁。如在我国曾经得到较好控制的梅毒近些年来发病率有回升趋势，回归热、莱姆病等既往较少见疾病亦报道增多等。螺旋体感染导致的临床症状除与病原体直接作用有关以外，病原体-宿主间免疫反应也发挥着重要作用，特别是慢性感染的形成和后遗症的发生。

项目一 钩端螺旋体病

案例导入

患者,男,44岁。因"头痛、身软乏力、双下肢疼痛8 d,伴身黄、目黄、小便黄5 d"入院。体查:体温37.8℃,脉搏102次/分,呼吸22次/分,血压110/64 mmHg。神清、精神委靡、目黄、身黄(全身皮肤黏膜重度黄染,有出血点及瘀斑)、小便黄,双下肢疼痛(行走困难,背入病房)、水肿、身软乏力,双侧腹股沟淋巴结肿大。入院诊断:腰椎间盘突出;黄疸。经住院治疗3 d后患者自觉症状加重,并出现呕吐,患者自动出院。在外院住院3 d后确诊为钩端螺旋体病。

请问:护士在收集病史时应从哪些方面来评估患者?如何正确做好隔离防护?如何给予患者正确的健康指导?

分析提示

护士应及时、正确地采集患者的资料,尤其主要针对患者病情的资料,特别要做好患者及家属的隔离措施和宣教,提高防护意识。

【概述】钩端螺旋体病简称钩体病,是致病性钩端螺旋体(简称钩体)通过感染动物的尿液、组织直接或由感染动物的尿液污染的水、土壤间接传染给人的急性感染性疾病,临床表现多样,早期以钩体败血症,中期以各器官损害和功能障碍,后期以各种变态反应后发症为特点。轻者似流行性感冒,重者多脏器受损。

【病原学】致病性钩体为本病的病原体。钩体呈细长丝状,圆柱形,螺旋盘绕细致,革兰染色阴性。在暗视野显微镜下较易见到发亮的活动螺旋体。电镜下观察到的钩体结构主要为外膜、鞭毛(又称轴丝)和柱形的原生质体(柱形菌体)3部分。钩体是需氧菌,营养要求不高。钩体对干燥非常敏感,在干燥环境下数分钟即可死亡,极易被稀盐酸、70%乙醇、含氯石灰(漂白粉)、甲酚、苯酚、肥皂水和0.5%升汞灭活。钩体对理化因素的抵抗力较弱,如紫外线、温热50~55℃ 30 min均可被杀灭。

【流行病学】

1. **传染源** 鼠和猪是最主要传染源,一旦感染钩体后,对生存无明显影响,但肾脏可长期带菌并不断从尿液排菌。猪作为存储宿主和传染源起到重要作用。此外,犬、牛等也是重要的传染源。

2. **传播途径**

(1)经皮肤传播:钩体在野生动物体内可长期存在,它可以传染给家畜,通过家畜再传染给人,鼠和猪的带菌尿液污染水和土壤,人群经常接触疫水和土壤,钩体经破损皮肤侵入机体。与疫水等接触时间越长,次数越多;土壤环境偏碱,气温22℃以上等有利因素,均有利于传染。

(2) 经消化道、呼吸道和生殖系统传播:当大量喝水后胃酸被稀释,吃了被鼠和猪的带菌尿液污染的食品或未经加热处理的食物后,钩体容易经消化道黏膜入侵体内。

3. **人群易感性** 人群对本病普遍易感,常与疫水接触者多为农民、渔民、下水道工人、屠宰工人、兽医、野战军人及饲养员等,因而从事农业、渔业的劳动者发病率较高。

【分期与临床表现】

1. **早期(钩体血症期)** 多在起病后 3 d 内。发热,多数患者起病急骤,伴畏寒及寒战,体温短期可高达 39℃ 左右,常见弛张热,有时可呈稽留热,少数间歇热。头痛较为突出,全身肌痛以腓肠肌或颈肌、腰背肌、大腿肌及胸腹肌等部位常见。眼睛疼痛或有畏光感而无分泌物,多有持续眼结膜充血,退热后充血仍持续存在。全身乏力,双侧腓肠肌压痛。轻者仅感小腿胀,轻度压痛,重者小腿痛剧烈,拒按不能走路。全身浅表淋巴结肿大,发病早期即可出现于腹股沟、腋窝淋巴结,如黄豆或蚕豆大小,有压痛,但无充血发炎,亦不化脓。

本期还可出现消化系统症状,如恶心、呕吐、食欲缺乏、腹泻;呼吸系统症状,如咽痛、咳嗽、咽部充血、扁桃体肿大。部分患者可有肝大、脾大、出血倾向。极少数患者可有中度精神症状。

2. **中期(器官损伤期)** 在起病后 3~14 d,出现器官损伤表现,如咯血、肺弥漫性出血、黄疸、皮肤黏膜广泛出血和肾功能不全、脑膜脑炎等。

(1) 流感伤寒型:发病急,是早期钩体败血症的症状,临床表现有流感、畏寒、发热、头痛、食欲缺乏、恶心、呕吐,症状较轻,一般内脏损伤较轻。

(2) 肺出血型:在钩体血症基础上,出现咳嗽、血痰或咯血。根据胸部 X 片病变程度及心肺功能表现,临床分为:肺普通出血型和肺弥漫性出血。

(3) 黄疸出血型:原称外耳病(Weil'disease),多由黄疸出血血清型钩体引起。临床以黄疸出血为主,病死率较高。本型可分为 3 期,即败血症期、黄疸期和恢复期。

(4) 肾衰竭型:临床症状以肾脏损害较突出,表现为蛋白尿、血尿、管型尿、少尿、无尿,出现不同程度的氮质血症、酸中毒。氮质血症一般在病期第 3 天开始,7~9 d 达高峰,3 周后恢复正常。严重病例可因肾衰竭而死亡。

(5) 脑膜脑炎型:临床以脑炎或脑膜炎症状为特征,如剧烈头痛、全身酸痛、呕吐、腓肠肌痛、腹泻、烦躁不安、神志不清、颈项强直和凯尔尼格征阳性等。

3. **恢复期或后发症期** 热退后各种症状逐渐消退,但有少数患者经数日至 3 个月再次发热,出现症状,称后发症。

【治疗】

1. **对症支持疗法** 急性期应卧床休息,病情严重者绝对卧床休息,给予高热量且富含维生素 B 和维生素 C 的易消化饮食,保持水、电解质和酸碱平衡。出血严重者及时输血,应用止血剂。肺弥散性大出血者,应使患者保持镇静,酌情应用镇静剂,肾上腺皮质激素及时静脉滴注,避免致肝肾损伤药物。

2. **抗菌治疗** 抗菌疗法是钩体病最基本的治疗措施。赫氏反应是指由于青霉素的直接杀菌作用,导致短期内大量菌体裂解,释放大量内毒素,使机体处于一系列内毒素反应。多发生于首剂青霉素注射后 30 min～4 h 内,症状为突然寒战、高热、头痛、全身酸痛、心率、呼吸加快,原有的症状加重,并可伴有血压下降、四肢厥冷、休克、体温骤冷等。赫氏反应发生后应立即使用氢化可的松 200～300 mg 静脉滴注或地塞米松 5～10 mg 静脉滴注,并镇静降温、抗休克治疗。

【病情观察】

(1) 急性期密切观察患者生命体征、神志及瞳孔变化,以便早期发现脑水肿及脑疝。观察发热的热型,有无畏寒及寒战。有无结膜充血。

(2) 观察患者有无疼痛、乏力腿软,有无行走困难。有无颈项强直等脑膜刺激征。有无心悸、面色苍白、呼吸急促、烦躁不安等表现,以早期发现肺部大出血,观察皮肤、黏膜有无出血。

(3) 对黄疸出血型患者应观察皮肤、黏膜、巩膜、尿色等情况。注意有无性格行为异常、意识改变,有无定向力障碍、计算力下降、睡眠障碍,防止肝性脑病、肝衰竭等并发症。多器官受损者,记 24 h 出入液量、尿量及性状。

(4) 治疗期间,观察有无赫氏反应的发生。

【常见的护理诊断/合作性问题】

1. *体温过高*　与钩体败血症有关。
2. *疼痛*　与骨骼肌肌纤维受损有关。
3. *潜在并发症*　赫氏反应。

【护理目标】

(1) 患者体温恢复至正常。

(2) 患者的疲乏消失,能够保持最佳活动水平。

(3) 患者并发症得到及时发现和处理或无并发症发生。

【护理措施】

1. *专科护理*

(1) 隔离:实行接触隔离,注意个人防护,做好空气消毒、落实床边隔离措施。

(2) 对症护理:对皮肤出血者不应给予乙醇擦浴。局部肌肉疼痛严重者用热敷,每天 3～4 次,每次 15 min,促进血液循环,减轻疼痛。

(3) 肺出血患者的护理:密切观察肺出血的先兆,备好吸痰器、气管切开包等急救用物,防止咯血窒息。当患者咯血时,保持气道通畅,取平卧位,头偏向一侧,出血严重者及时输血,应用止血剂。咯血期严禁搬运。及时除去血迹,避免视觉的不良刺激。肺弥漫性大出血者,咯血停止后要密切观察有无继续出血的现象,如出现脉搏细速、脉压小应考虑休克的早期征象。

(4) 药物治疗护理:对应用青霉素治疗的患者,首次给药后尤应密切观察有无赫氏反应的发生,首次使用时加用地塞米松,间隔肌内注射小剂量青霉素,能增强疗效,减少赫氏反应的发生。

2. 一般护理

(1) 急性期患者应严格卧床休息,直至临床症状及体征消失后方可下床活动,并应注意逐渐增加活动量,保持大便通畅,避免用力排便引起肺内压增高再次咯血。满足患者的生活需要。

(2) 急性出血期患者应禁食,出血停止后的 48 h 可给予少量流质饮食,无出血后给予半流质饮食,2 d 后过渡至软食。避免热性食物、过烫的饮食,以免诱发再次出血。

(3) 患者的排泄物、分泌物做好消毒处理,隔离期间做好患者及家属的心理护理,减少负面情绪影响治疗。

【健康教育】

(1) 患者出院后仍需避免过度劳累,如发现有视力障碍、发音不清、肢体运动障碍等,可能是钩体病的"后发症",应及时就诊。

(2) 对疫区人群应宣传预防钩体病的知识,在流行季节前进行预防接种,减少不必要的疫水接触,可预防本病。

1) 管理传染源:应与兽医部门联合,搞好动物宿主检疫工作,发现疫情,应将动物隔离,对其排泄物进行消毒。

2) 切断传播途径:加强对猪的粪便管理,对污染的水源用漂白粉进行药物喷洒消毒;管理好饮食,防止带菌鼠排泄物污染食品。

3) 保护易感人群:在流行区及流行季节,禁止在流行区中涉水或捕鱼,与疫水接触的农民和工人应穿长筒靴和戴橡胶手套,以减少感染机会。疫苗接种是预防钩体病的重要方法,被注射者可产生对同型钩体的免疫力,维持 1 年,预防接种宜在本病流行前 1 个月进行。

【护理评价】

(1) 患者体温下降,高热的伴随症状减轻。

(2) 患者疲乏消失,能够保持最佳活动水平。

(3) 患者未发生赫氏反应或赫氏反应发生后被及时发现并处理。

学习效果评价·思考题

1. 钩体病的传播途径有哪些?
2. 钩体病的早期临床表现有哪些?
3. 钩体病的分期包括哪几期?
4. 肺出血患者的护理措施是什么?
5. 钩体病患者的健康教育重点内容是什么?

(刘 军)

项目二 莱姆病

案例导入

患者,男,67岁。因"皮肤红斑、关节肿痛伴反复发热6个月"入院。患者6个月前出现双手、双下肢、双足皮肤散在红斑,不伴有瘙痒,继而出现发热及明显的多关节肿痛,发热最高可达39.8℃,热前伴有明显的畏寒、寒战,关节疼痛累及双手掌指及近端指间关节、双腕、双肩、双肘、双膝等关节,呈"游走性肿痛"。当地诊所给予青霉素、尼美舒利等药物后,皮肤红斑症状好转,但病情仍反复,入院前5d再次出现皮损、多关节肿痛,继而高热,收治入院。查体:体温36.8℃,神清,心、肺、腹部无异常,前额、双手、双下肢、双足皮肤散在红斑,压之不褪色,双膝、右踝关节肿痛,有压痛,四肢肌力正常,中枢神经系统无异常。实验室检查:血常规中性粒细胞:82.60%,血小板计数 $79×10^9$/L,CRP 4.38 mg/L,ESR 49 mm/h,RF 15 IU/mL。肝肾功能示:间接胆红素2.43 mmol/L,尿素氮13.57 mmol/L。肌酶示:LDH 287 U/L,CKMB 33 U/L。纯蛋白衍生物(PPD)试验阳性(+++),抗核抗体(ANA)谱阴性。完善相关检查后诊断关节肿痛、发热原因仍不能明确,给予抗感染、小剂量糖皮质激素、非类固醇消炎药等对症处理后,患者原有皮疹有所消退,但有新发皮疹,发热不能控制,发热间歇期反而缩短,后查莱姆病螺旋体抗体IgM阳性(1:128),IgG阴性,诊断为莱姆病。

请问:莱姆病的病原体、传染源、传播途径是什么?莱姆病的临床表现有哪些?如何对患者进行护理评估?患者目前的主要护理问题是什么?如何做好患者及家属的健康教育?

分析提示

莱姆病是比较少见的一种疾病,护士应密切观察病情,做好患者及家属的心理护理及预防措施,提高患者及家属对疾病的认识。

【概述】莱姆病是一种以蜱为媒介的螺旋体感染性疾病。我国于1985年首次在黑龙江省林区发现本病病例,以神经系统损害为本病最主要的临床表现。其神经系统损害以脑膜炎、脑炎、脑神经炎、运动和感觉神经炎最为常见。早期以皮肤慢性游走性红斑为特点,以后出现神经、心脏或关节病变,通常在夏季和早秋发病,可发生于任何年龄,男性略多于女性。发病以青壮年居多,与职业关系密切。以野外工作者、林业工人感染率较高。

【病原学】莱姆病的病原体为一种螺旋体,称 Burgdorferi 螺旋体。革兰染色阴性,姬姆萨染色呈紫红色。在BSK培养基中于30~37℃条件下生长良好。易感动物有小白鼠、金黄地鼠及兔等。

【流行病学】

1. **传染源** 主要是野生和驯养的哺乳动物。人体内虽可分离到病原体,但可能不是主要传染源。

2. **传播途径** 在蜱的生活周期中,蛹期的蜱是疾病的主要传播者。致病菌螺旋体主要在蜱的中肠发育。除蜱外,本病也可能由其他节肢动物或昆虫传播。

3. **人群易感性** 人群普遍易感,居住于深林地带和乡村者更易发病。发病常与旅行、野营、狩猎有关。

【分期与临床表现】莱姆病是一种蜱媒螺旋体病,通常依据特征性的扩展性皮损伴流感样或脑膜炎样症状起病(即第 1 期),继而可出现脑膜炎、脑神经或周围神经炎、心肌炎、移行性骨骼肌疼痛(即第 2 期),或可见到间歇性、慢性关节炎、慢性神经系统或皮肤异常(即第 3 期)。

1. **皮肤表现** 慢性移行性红斑最为常见,发生率约 90%。好发于大腿、腋窝、腹股沟等部位。慢性移行性红斑发生数日后,25%~50%患者出现多发环状继发皮损,继发皮损除掌、跖皮肤及黏膜外,身体多处均可发生。

2. **神经系统表现** 发生率 10%~15%。多数表现为神经系统广泛受累、病变重叠出现,少数为局限性神经系统受损,其中神经瘫痪多见,并以单侧受累为主。

3. **心脏表现** 发生率 4%~10%,以成年男性居多,通常在慢性移行性红斑后 21 d 出现心脏损害,以房室传导最为常见。

4. **关节表现** 发生率 50%~80%,通常在 6 个月内出现。一般从 1 个或少数几个关节(单侧、非对称性)开始,初呈游走性,可先后累计多个关节,以膝关节最多,受累关节多表现为肿胀与发热,很少发红,偶有少量积液,其余关节运动时,疼痛为唯一症状。

【治疗】按照疾病不同时期选择抗菌药物,可用泼尼松短期治疗,关节功能受损者可做滑膜切除术。

【病情观察】

1. **皮肤损害** 特别是观察皮疹好发部位,如大腿、腋窝、腹股沟等处皮疹形态,有无游走性红斑、致密性红斑、硬变、疱疹、坏死,是否伴有灼热、疼痛及瘙痒。皮疹增大及消退情况。特别有极少数患者,在慢性移行性红斑发生数年后,可出现肢端皮炎等情况,表现为出现紫红色皮损,继而硬化和萎缩,硬化皮损类似局限性硬皮病。皮损可持续多年。

2. **神经系统损害** 观察动眼神经麻痹表现,如出现眼睑下垂、瞳孔散大、视物不清、眼球活动受限。面神经麻痹出现鼻唇沟变浅、额纹减少。观察意识的改变,有无发热、头痛、呕吐、共济失调、运动感觉神经损害。

3. **心肌损害** 观察有无心前区疼痛、胸闷不适、气短头晕,是否出现脉搏短绌等现象。

4. **关节损害** 重在观察 1 个或多个关节游走性疼痛。主要受累关节,有无肿胀、发热、局部皮肤是否发红,有无关节积液等。

【常见的护理诊断/合作性问题】

1. **疼痛** 与关节受累有关。

2. **皮肤完整性受损** 与疾病有关。

3. **潜在并发症** 迟发型过敏反应。

【护理目标】

(1)患者的疼痛得到缓解。

(2)患者的皮肤未发生感染。

(3) 患者的并发症得到及时发现和处理或无并发症发生。

【护理措施】

1. 专科护理

(1) 做好昆虫隔离,重点检查患者耳道、腋、脐、毛发、生殖器等皮肤黏膜处等易隐藏蜱的身体部位,取出后应立即焚烧。

(2) 观察生命体征变化,如神志、瞳孔、体温、血压、呼吸、心率。

(3) 保持皮肤清洁干燥,用温水轻擦皮损处,避免擦破。指导不要抓挠皮疹,防止感染。切勿乱用皮肤药物引起混合感染。检查处理病变局部皮肤,注意消毒隔离及相关防护。注意观察皮肤的演变及时记录。

(4) 关节疼痛时将关节处于功能位,减少活动,可热敷减少疼痛,必要时用药物止痛,关节疼痛缓解期要积极指导患者被动和主动关节活动,防止挛缩。

(5) 大剂量使用抗生素时,注意药物的迟发型过敏反应。

2. 一般护理

(1) 饮食宜高热量、易消化、避免过饱。多食新鲜蔬菜、水果,保持大便通畅。

(2) 保持病室内环境整洁、安静。

(3) 协助患者保持皮肤清洁,及时更换衣裤。

【健康教育】

(1) 在莱姆病流行地区和与流行地区接触过的人群要提高警惕,尤其 5~10 月份是疾病多发季节。本病的预防在于防止蜱的叮咬,注意个人防护,在高发季节进入林区的人员要穿长裤长袖,必须扎紧袖口、裤脚、领口,外露皮肤涂防虫剂。发现蜱叮咬,积极使用抗生素预防用药,尤其在 24 h 内。

(2) 做好灭鼠工作,有报告宠物狗有可能成为本病的宿主动物,要加强管理。

【护理评价】

(1) 患者疼痛缓解,关节未发生挛缩。

(2) 患者的皮肤未发生感染。

(3) 患者未发生迟发型过敏反应或过敏反应被及时发现并处理。

学习效果评价·思考题

1. 莱姆病的传染源和传播途径是什么?
2. 莱姆病的临床表现有哪些?
3. 如何做好莱姆病患者的皮肤护理?
4. 如何做好莱姆病患者的健康指导?

(刘 军)

第七章　寄生虫病患者的护理

学习目标

1. 识记寄生虫病常见症状、体征、疾病的定义及有关概念。
2. 理解常见寄生虫病护理评估要点。
3. 理解寄生虫病的专科治疗进展及常用诊疗、护理技术的要点。
4. 学会常见寄生虫病的护理措施及驱虫方法。
5. 学会运用护理程序对常见寄生虫病患者进行正确评估、制订护理计划并实施及评价。

寄生虫是指一种生物，将其一生的大多数时间寄居在另外一种动物上（称为宿主），同时，对被寄生动物造成损害。寄生虫病是寄生虫侵入人体而引起的疾病。因寄生虫种和寄生部位不同，引起的病理变化和临床表现各异。本类疾病分布广泛，世界各地均可见到，但以贫穷落后、卫生条件差的地区为多见，热带和亚热带地区更多。发病与否主要取决于侵入体内的寄生虫数量和毒力及宿主的免疫力。侵入的虫体数量越多、毒力越强，发病的机会就越多，病情也越重。治疗以消灭寄生虫为主，根据虫种采用最有效的驱虫药物。在感染较重而宿主较衰弱时，可给予支持疗法，有外科并发症时应及时进行外科处理。

项目一　疟　　疾

案例导入

患者，男，23岁。因"寒战、稽留高热6d，伴意识障碍3d"入院。发病前半月从国外回来，有野外露营史、蚊虫叮咬史。体检：体温40.2℃、脉搏115次/分、呼吸24次/分、血压115/75 mmHg。昏睡状态，皮肤、巩膜黄染，脾大。实验室检查：白细胞计数11×10^9/L，中性粒细胞82%，血红蛋白60 g/L；血涂片见恶性疟原虫。

请问：该患者门诊就诊时护士应从哪些方面进行快速评估？患者的血红蛋白等实验室指

标异常的原因是什么？患者目前存在的主要护理问题是什么？应从哪些方面给予护理？如何做好患者的健康教育及随访？

分析提示

护士应全面评估患者，包括现病史、既往史、临床表现、实验室指标等并做好记录，同时重视患者及家属的心理和健康教育，帮助患者平稳度过危险期；使患者及家属正确认知疾病、学会如何应对药物不良反应，提高用药依从性，以积极乐观的心态回归家庭与社会。

【概述】疟疾(malaria)是由雌、雄按蚊叮咬传播疟原虫而引起的寄生虫病，临床特点为间歇性定时发作的寒战、高热，继以大汗缓解，可有脾大及贫血等体征。间日疟及卵形疟可出现复发，恶性疟发热不规则，病情较重，可引起脑型疟等凶险发作。

知识链接

疟疾是全球最普遍、最严重的热带病之一，是一种通过蚊虫进行人与人之间传播的原生动物传染病。每年大约有 100 万人死于疟疾，其中大多为不满 5 岁的儿童。疟疾还会导致 1.89 亿～3.27 亿临床病例，大部分集中在世界上最贫穷的国家或地区。

2007 年 5 月第六十届世界卫生大会设立"世界疟疾日"，2008 年 4 月 25 日为首个世界疟疾日，主题是"疟疾——一种没有国界的疾病"。

【病原学】疟疾的病原体为寄生于红细胞的疟原虫。感染人类的疟原虫共有 4 种，即间日疟原虫、卵形疟原虫、三日疟原虫和恶性疟原虫。4 种疟原虫的生活史相似。疟原虫的发育过程分为人体内和在按蚊体内两个阶段。

1. **人体内阶段** 疟原虫在人体内的裂体增殖阶段为无性繁殖期。当蚊叮咬人时，感染性子孢子随按蚊唾液进入人体，在肝细胞内进行裂体增殖而成为裂殖体，被寄生的肝细胞肿胀破裂，释放出大量裂殖子。裂殖子在红细胞内先后发育成小滋养体（环状体）、大滋养体、含裂殖子的裂殖体。当被寄生的红细胞破裂时，释放出裂殖子及代谢产物，引起临床上典型的疟疾发作。释放的裂殖子再次侵犯未被感染的红细胞，重新开始新一轮的无性繁殖，形成临床上周期性发作。间日疟及卵形疟在红细胞内的发育周期约为 48 h，三日疟约为 72 h，恶性疟为 36～48 h。发育先后不一，临床发作不规则。

2. **按蚊体内阶段** 疟原虫在按蚊体内的交合、繁殖阶段为有性繁殖期。雌、雄配子体被雌按蚊吸入胃内，进行交配后，发育成合子，继之成为动合子；动合子穿过蚊胃壁发育成囊合子，囊合子发育成孢子囊，其中含成千上万个子孢子，子孢子进入按蚊唾液腺内,当蚊叮咬人时,子孢子随唾液侵入人体。

【流行病学】

1. 传染源　疟疾患者和无症状带虫者。

2. 传播途径　经蚊虫叮咬皮肤为主要传播途径。在我国主要为中华按蚊传播。极少数患者可因输入带疟原虫的血液或经母婴传播后发病。

3. 人群易感性　人群普遍易感。感染后可产生一定的免疫力,但不持久。各型疟疾之间无交叉免疫性,经反复多次感染后,再感染则症状较轻或无症状。

4. 流行特征　发病季节以夏、秋季为主。在高度流行区,成人发病率较低,儿童和外来人口发病率较高。主要流行在热带和亚热带,其次为温带。我国除少数地区外,均有疟疾流行。

【发病机制与病理改变】疟原虫在肝细胞内与红细胞内增殖时并不引起症状。当红细胞被裂殖子胀破后,大量的裂殖子、疟色素和代谢产物及变性血红蛋白进入血液,引起临床发作。进入血中的裂殖子部分可再侵入其他红细胞,又进行新一轮裂体增殖,如此不断地循环,引起本病间歇性的临床发作。反复多次发作,可因大量红细胞破坏而出现贫血。

疟原虫在人体内增殖引起强烈的吞噬反应,致全身单核-巨噬细胞系统显著增生,表现为肝脾大,周围单核细胞增多。

【临床表现】间日疟和卵形疟的潜伏期为 13~15 d,三日疟为 24~30 d,恶性疟为 7~12 d。

1. 典型发作　4 种疟疾发作的症状基本相似,典型症状为突发性寒战、高热和大量出汗。寒战常持续 10 min~2 h,随后体温迅速上升,通常可达 40℃或更高,伴头痛、全身酸痛、乏力,但神志清楚。发热常持续 2~6 h。随后开始大量出汗,体温骤降,大汗持续 0.5~1 h。此时,患者自觉症状明显好转,但可感乏力、口干。早期患者的间歇期可不规则,发作数次后逐渐变得规则。反复发作造成大量红细胞破坏,可出现不同程度的贫血和脾大。

2. 凶险发作　多由恶性疟引起,常见类型有:①脑型:急起高热,剧烈头痛、呕吐、谵妄和抽搐等。严重者可发生脑水肿、呼吸衰竭而死亡;②过高热型:持续高热可达 42℃,烦躁不安,谵妄,继之昏迷、抽搐,可在数小时内死亡;③厥冷型:患者肛温在 38~39℃或 39℃以上,软弱无力、皮肤苍白或轻度发绀、体表湿冷,常有频繁呕吐、水样腹泻,继而血压下降、脉搏细弱,多死于循环衰竭;④胃肠型:患者伴有腹泻,粪便先为黏液水便,每天数十次,后可有血便、柏油便,伴下腹痛或全腹痛,无明显腹部压痛。重者死于休克和肾衰竭。

3. 再燃和复发　4 种疟疾都有发生再燃的可能性,多见于病愈后的 1~4 周内,可多次出现。复发由迟发型子孢子引起,见于间日疟和卵形疟,多见于病愈后的 3~6 个月。

4. 输血疟疾　由输入带疟原虫的血液而引发,潜伏期为 7~10 d,因无肝内迟发型子孢子,故治疗后无复发。

5. 并发症 黑尿热是恶性疟疾的严重并发症,又称溶血尿毒综合征。主要表现为急起寒战、高热、腰痛、酱油样尿、急性贫血及黄疸,严重者可发生急性肾衰竭。

【实验室及其他检查】

1. **血常规检查** 白细胞计数正常或减少,大单核细胞增多,多次发作后红细胞和血红蛋白下降。

2. **疟原虫检查** ①血涂片:血涂片染色查疟原虫是确诊的最可靠方法;②骨髓穿刺涂片:染色检查疟原虫,阳性率高于血涂片。

3. **血清学检查** 血清特异性抗体在感染后3~4周才出现,用于疟疾的流行病学调查。

【诊断要点】根据在疟疾流行地区居住史、旅行史等流行病学资料,结合间歇、发作性的寒战、高热,大汗后缓解等典型临床表现,可做出初步诊断。血涂片或骨髓穿刺涂片找到疟原虫可明确诊断。

【治疗要点】

1. **一般疟疾与凶险疟疾的治疗**

（1）一般疟疾:常首选氯喹与伯氨喹啉合用。

（2）凶险型疟疾:需快速、足量应用有效的抗疟药物,可选用磷酸氯喹或奎宁静脉滴注。药物加入液体后应轻轻摇匀,以防患者发生心律失常。静脉滴注时应严格掌握药物浓度与滴速,以40~50滴/分为宜,严禁高浓度或快速静脉推注。在滴注过程中应有专人守护在床边,如发生严重反应应立即停止滴注。

2. **抗疟原虫治疗**

（1）控制临床发作的药物：①磷酸氯喹:为首选药物,对红细胞内滋养体和裂殖体有迅速杀灭作用。适用于间日疟、三日疟及无抗药性的恶性疟患者。每片剂量0.25 g,首次4片,6 h后服2片;第2、3天各服用1次,每次2片。服药后24~48 h退热,48~72 h血中疟原虫消失。该药物不良反应轻,表现为食欲缺乏、恶心、呕吐、腹痛等。过量服用可引起心动过缓、心律失常与血压下降,老年人与心脏病者慎用。②青蒿素及其衍生物:青蒿素对抗氯喹的恶性疟和各种疟原虫的红细胞内期有显著疗效,其优点为速效与低毒,口服首次1 g,6~8 h后服0.5 g,第2、3天各服0.5 g。青蒿琥酯抗疟疗效显著,不良反应少,耐药率低,适用于孕妇和脑型疟患者。③其他:磷酸哌喹、奎宁等也可用于抗疟治疗。

（2）防止复发、终端传播的药物:常用的为磷酸伯氨喹(伯氨喹啉),作用为杀灭肝细胞内速发型和迟发型疟原虫,有病因预防和防止复发的作用,还能杀灭各种疟原虫的配子体,有防止传播的作用。每片剂量13.2 mg。4 d疗法,4片/天;8 d疗法,3片/天。服用伯氨喹啉3~4 d后可发生发绀或溶血反应,需加强观察,如出现反应应及时通知医生并停药。

（3）用于预防的药物:乙胺嘧啶能杀灭各种疟原虫,故有预防作用。每片剂量6.25 mg,成人顿服8片/天,连服2 d。

第七章 寄生虫病患者的护理

【预防】

1. 管理传染源　及时规范疫情报告,根据疟疾患者及带疟原虫者。对1～2年内有疟疾发作史及血中查到疟原虫者,在流行季节前1个月,给予抗复发治疗,以根治带虫者。以后每3个月随访1次,直至2年内无复发为止。疟疾病愈未满3年者,不可输血给其他人。

2. 切断传播途径　应以防蚊、灭蚊为主。在疫区黄昏后应穿长袖衣裤,在暴露的皮肤上涂驱蚊剂,挂蚊帐睡觉,房间喷洒杀虫剂及用纱窗隔蚊虫叮咬。

3. 保护易感人群　因疟原虫抗原的多样性,目前尚无有效疫苗,药物预防是目前常应用的措施。对高疟区的健康人群及外来人群可酌情选择氯喹,成人口服 0.5 g,每周1次;耐氯喹疟疾流行区,可用甲氟喹 0.25 g,每周1次,亦可选择乙胺嘧啶 25 mg 或多西环素 0.2 g,每周1次。

【预后】间日疟和三日疟预后良好。恶性疟易有凶险发作,尤其脑型疟疾,若得不到早期治疗,死亡率很高。黑尿热的病死率为 25%～30%。

【护理评估】

1. 现病史　①局部:肝脾大,贫血貌征象等;②全身:全身酸痛,寒战,高热,乏力,但神志清楚。脑型凶险发作有剧烈头痛、呕吐、谵妄和抽搐等。厥冷型可有皮肤苍白或轻度发绀、频繁呕吐、水样腹泻等。胃肠型可有血便、黏液水便,伴下腹痛或全腹痛,但无腹部压痛。

2. 健康史　①一般资料:患者姓名、性别、年龄、职业、民族、文化程度、住址等;②既往史:手术史、输血史、既往日常生活型态、疫区蚊虫叮咬史等。

3. 家族史　了解患者家族中有无人患本病。

4. 各类检查　如护理体检、实验室检查、其他特殊检查结果。

5. 心理评估　运用行为观察、访谈技术,使用心理测试技术,对患者包括心理承受能力、疾病的认知程度及社会支持等进行评估。

6. 社会评估　包括职业及工作情况、生活中有何应激事件发生、目前享有的医疗保健待遇、经济状况、家庭成员对患者的态度和对疾病的了解。

【常见护理诊断/合作性问题】

1. 体温过高　与疟原虫感染,大量致热原释放入血有关。

2. 有意识障碍的危险　与凶险型疟疾发作有关。

3. 活动无耐力　与红细胞大量破坏导致贫血等有关。

4. 知识缺乏　缺乏疾病及相关知识。

5. 潜在并发症　黑尿热、呼吸衰竭、急性肾衰竭等。

【护理目标】

(1) 患者生命体征平稳,各类并发症得到及时发现和处理。

(2) 患者掌握疾病及相关知识,能正确自述服药方案。

(3) 患者积极改善营养状况,预防跌倒、坠床的发生。

(4) 患者了解正确的隔离和自我照护方法。

【护理措施】

1. 一般护理

(1) 隔离措施:采取虫媒隔离。急性发作期患者应卧床休息以减轻体力消耗。

(2) 饮食护理:能进食者给予高热量、高蛋白、高维生素、含丰富铁质的流质或半流质饮食,以补充消耗,纠正贫血。呕吐、不能进食者,可静脉补充营养。

2. 病情观察 观察生命体征,尤其注意体温的升降方式,定时记录体温的变化。观察面色,注意有无贫血表现。对恶性疟患者应注意体温高低,有无意识改变、头痛、呕吐、抽搐等表现。

3. 对症护理

(1) 发热的护理:具体措施参见第一章项目七相关内容。

(2) 意识障碍的护理:凶险型疟疾发作时密切监测疾病发展,若发生脑水肿、呼吸衰竭时,应协助医生进行抢救并做好相应护理,防止患者发生脑疝突然死亡。

(3) 黑尿热的护理:密切观察患者生命体征的变化,记录 24 h 出入量,监测血生化指标,及时发现肾衰竭。立即停用奎宁、伯氨喹啉等诱发溶血反应、导致黑尿热的药物。遵医嘱应用氢化可的松、5% 碳酸氢钠等药物,以减轻溶血和肾损伤。保持每天 3 000～4 000 ml 液体入量,尿量 1 500 ml 以上。给予持续吸氧。应严格卧床至急性症状消失,减少不必要的搬动,避免诱发心衰。贫血严重者,遵医嘱配血,少量多次输新鲜少浆血。

4. 用药护理 遵医嘱按时、准确用药,注意观察药物疗效及不良反应。奎宁主要不良反应为食欲缺乏、疲乏、耳鸣、头晕,可致孕妇流产。氯喹口服可引起头晕、食欲缺乏、恶心、呕吐、腹泻等。氯喹和奎宁静脉滴注可引起血压下降和房室传导阻滞,使用时应控制滴速,以每分钟 40～50 滴为宜,密切观察并监测血压、脉搏,防止心搏骤停。使用甘露醇等脱水剂时需注意观察心功能情况,并注意补充电解质。

5. 健康教育 对患者进行疾病知识教育,如传染过程、主要症状、治疗方法、药物不良反应、复发原因等,指导患者坚持服药,以求彻底治愈。有反复发作时,应迅速到医院复查。

【护理评价】

(1) 患者生命体征平稳,各类并发症得到及时发现并有效处理。

(2) 患者能准确复述疾病及相关知识,积极配合医务人员的诊疗和护理。

(3) 患者知晓药物名称,按时、按剂量、正确服药;能识别药物不良反应,并正确处理;营养状况改善,未发生跌倒、坠床等。

(4) 患者掌握出院后自我照护要点,正常回归社会。

学习效果评价·思考题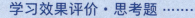

1. 疟疾的主要临床表现及治疗方法有哪些？
2. 疟疾传播途径有哪些？
3. 疟疾常见的护理诊断有哪些？
4. 如何对疟疾患者进行健康教育？

项目二 阿 米 巴 病

案例导入

患者，男，28岁。因"腹泻3周，伴里急后重、发热、下腹部间歇性绞痛"入院。3周前吃小龙虾后出现腹泻，大便为水样的黏液脓血便，每天4~5次，量中等，伴里急后重、发热、下腹部间歇性绞痛；并先后呕吐2次，呕吐物为胃内容物。查体：体温37.3℃，脉搏82次/分，呼吸16次/分，血压130/76 mmHg。实验室检查：白细胞计数 13.84×10^9/L，粪便标本找到阿米巴包囊，粪阿米巴抗原阳性。肠镜病理：（横结肠）黏膜急慢性炎症，见有散在嗜酸性粒细胞，10个/HP，部分黏膜腺体杯状细胞减少，局部浅表黏膜见有糜烂，并见组织细胞。诊断为肠阿米巴病。

请问：该患者入院后护士应从哪些方面进行评估？患者目前存在的主要护理问题是什么？应从哪些方面给予护理？该患者腹泻护理需注意什么？如何做好患者的健康教育及随访？

分析提示

护士应全面评估患者，包括现病史、既往史、临床表现、实验室指标等并做好记录，同时重视患者的症状护理、患者及家属的健康教育，使患者及家属正确认知疾病，养成良好生活习惯，以积极乐观的心态回归家庭与社会。

【概述】阿米巴病（amebiasis）是由溶组织内阿米巴感染引起的一种寄生虫病，包括肠阿米巴病和肠外阿米巴病，主要为阿米巴肝脓肿。

> **知识链接**
>
> 变形虫,拉丁文为 Amoeba,中文译为阿米巴原虫,是一种单细胞原生动物,仅由 1 个细胞构成,可以根据需要改变体形,因而得名变形虫。阿米巴的细胞器和细胞质都包裹在细胞膜中,没有固定的形状,能在全身各处伸出伪足来运动和摄食。显微镜下其显著特征是有 1 个或多个细胞核、伸缩泡及食物泡。伸缩泡的作用是排除变形虫体内过多水分,保持渗透压平衡;食物泡的功能则是储存和消化食物养分。其繁殖方式主要借由有丝分裂和细胞质分裂。遗传功能由细胞核负责,如果变形虫被切成两半,则保有细胞核的一半能长成一个完整的变形虫,另一半则死去。

【病原学】溶组织内阿米巴,即痢疾阿米巴,为侵袭型阿米巴病的病原体,主要寄生于结肠,引起阿米巴痢疾和各种类型的阿米巴病。据统计,在全球超过 5 亿的阿米巴感染者中,侵袭型的年发病率高达 4 000 万例以上,至今每年死于阿米巴病的人数不少于 4 万,当前在医学上的重要性已被认为仅次于疟疾和血吸虫病。

溶组织内阿米巴的生活周期有滋养体和包囊两种形态,并经历囊后滋养体、大滋养体、囊前滋养体和包囊 4 个阶段。滋养体是阿米巴在人体内生活史中的主要阶段,寄生于结肠肠腔或肠壁,以二分裂方式进行繁殖。滋养体转化为包囊和包囊转化为滋养体过程中还有两个短暂过渡期,分别为囊前和囊后滋养体。滋养体按其形态分为小滋养体和大滋养体。小滋养体是大滋养体及包囊的中间型,当宿主免疫功能及肠道环境恢复正常时,囊前滋养体伪足消失,活动停止,形成包囊,排出体外。大滋养体是溶组织内阿米巴致病形态(侵袭型)。滋养体对外界环境的抵抗力弱,易被胃液杀灭。

【流行病学】

1. 传染源　粪便中持续排出包囊的人均可为传染源。急性阿米巴痢疾患者仅排出滋养体,其作为传染源的意义不大。人是溶组织内阿米巴的主要宿主。

2. 传播途径　经粪-口途径传播,通过进食被包囊污染的水和食物等造成传播。也可通过苍蝇、蟑螂等间接传播。

3. 人群易感性　人群普遍易感,婴儿和儿童发病机会少。营养不良、免疫力低下的男同性恋者及接受免疫抑制剂治疗者感染率较高。病后产生的抗体对机体无保护作用,故可以反复感染。

4. 流行特征　本病遍及全球,以热带、亚热带多见,其次为温带地区。感染率的高低与社会经济发展、卫生条件及生活习惯等有关。农村高于城市,男性高于女性,成人高于儿童。秋季发病多,其次为夏季,呈散发性。

【发病机制与病理改变】包囊随被污染的食物和饮水进入胃。由于包囊对胃酸抵抗力强,因而未被杀死的包囊随食物到达小肠下端,在胰蛋白酶作用下小滋养体脱囊而出,随粪便移行到盲肠、结肠、直肠等部位,以肠腔细菌及内容物为食。当肠腔受损、抵抗力低下、饮食不当等时,转变为大滋养体,凭借其伪足的机械运动和所分泌酶的水解作用侵入肠壁,在较为疏散的肠黏膜下层繁殖、扩散,并释放各种水解酶,导致组织进一步损害。

典型初期病变表现为散在的细小的浅表糜烂,继而形成许多孤立而色泽较淡的小脓肿,破溃后形成边缘不整、口小底大的烧瓶样溃疡,出现痢疾样症状。溃疡间的组织多为完好。若寄发细菌感染,肠黏膜可呈广泛急性炎症改变,大量中性粒细胞浸润,可出现严重的全身反应和肠道症状。严重者累及肌层和浆膜层,导致血管破坏引起肠出血、肠穿孔等。慢性期肠黏膜上皮增生,溃疡底可出现肉芽组织,周围纤维组织增生,出现大块状肉芽肿(阿米巴瘤)。

显微镜下的病变以组织坏死为主,炎性浸润轻。肠组织内的滋养体可随血流进入肝、肺、脑等,引起相应脏器的液化和迁徙性脓肿。大多数原虫进入肝脏后被消灭,仅少数存活并繁殖,通过在肝门静脉内引起栓塞形成梗死灶,滋养体释放蛋白溶解酶及原虫的分裂等作用破坏大量细胞,造成局部液化性坏死而形成肝脓肿。肝脓肿多位于肝右叶,病理变化以组织溶解液化和肝脓肿形成为特征。

【临床表现】

1. 肠阿米巴病 潜伏期约为3周,短至4 d,长达1年以上。

(1) 急性阿米巴痢疾:主要分为以下3型。

1) 轻型:占90%以上,粪便可查到溶组织内阿米巴滋养体和包囊,但无临床症状或临床症状轻微。肠道病变轻微,有特异性抗体形成。

2) 普通型:起病大多缓慢,全身中毒症状轻,多无发热或仅有低热,以腹痛、腹泻开始。排便每天可达10次左右,量中等,暗红色果酱样大便,腥臭,内含滋养体。腹痛以右下腹较为明显。粪便检查只能发现滋养体,而无包囊。

3) 重型:少见。起病急骤,全身中毒症状重,有寒战、高热。先有较长时间的剧烈腹痛,随之排出黏液性血性或血水样粪便,奇臭,含大量滋养体,每天10次以上,甚至失禁。伴有恶心、呕吐、里急后重、腹部压痛。患者可出现不同程度的脱水、电解质紊乱,甚至循环衰竭。如治疗不及时可在1~2周内死亡,多见于体质衰弱、重度营养不良、孕妇或免疫功能低下者。

(2) 慢性阿米巴痢疾:急性阿米巴痢疾未经彻底治疗者常转为慢性。症状持续存在或反复发作,腹痛、腹泻或便秘交替出现。粪便呈黄色糊状,带少量黏液及血,腐臭,每天3~5次,可检出滋养体和包囊。间歇期无症状。病程持续数月至数年。久病患者可有贫血、乏力、消瘦及神经衰弱等。

(3) 并发症:肠内并发症主要有肠出血、肠穿孔、肠肉芽肿等。肠外并发症以阿米巴肝脓肿最为常见,其他有肺、脑阿米巴病等。

2. 阿米巴肝脓肿 临床表现的轻重与脓肿的位置、大小及是否有继发性细菌感染有关。起病多缓慢,以发热为早期症状,多呈间歇热型或弛张热型,伴食欲缺乏、恶心、呕吐、腹胀、腹泻等。肝区疼痛为本病重要体征,可为钝痛、胀痛、刺痛、灼痛等,深呼吸及改变体位时疼痛加重。体检可发现肝大,边缘较钝,有明显的叩击痛。当脓肿向肝顶部发展时,刺激右侧膈肌,疼痛向右肩部放射。如压迫右肺下部可有右侧反应性胸膜炎或胸腔积液。

肝脓肿向邻近组织或器官穿破时,以肺实质和胸腔穿破最为多见。肝脓肿引发的细菌感染,常由大肠埃希菌、葡萄球菌、变形杆菌等引起,寒战、高热等中毒症状明显。

【实验室及其他检查】

1. 血常规检查 白细胞计数和分类均正常,伴有细菌感染时,白细胞计数和分类增高。肝脓肿急性期白细胞计数和中性粒细胞显著增多,红细胞沉降率(血沉)增快;慢性期白细胞计数大多正常,血红蛋白浓度降低,贫血明显。

2. 粪便检查 粪便镜检见包囊(慢性)或吞噬细胞、有活动能力的滋养体(急性)可确诊。

3. 免疫学检查 血清中抗阿米巴滋养体的特异性 IgG 抗体阳性率可达90%以上,若其为阴性,则基本上可排除本病的诊断。

4. DNA 探针杂交技术及 PCR 可检测粪便、脓液和血清中的病原体核酸,特异性和灵敏度均较高。

5. 结肠镜检 可见大小不等的散在溃疡及其形态,溃疡边缘部分涂片及活检可发现滋养体。检出率达85%。

6. 肝脓肿穿刺液检查 典型脓液为棕褐色、黏稠,有腥臭味,若能在其中找到阿米巴滋养体或检测出可溶性抗原则可明确诊断。

【诊断要点】有进食可疑被污染食物史;结合临床表现,如典型腹痛、腹泻、粪便形态等;粪便或组织中找到阿米巴滋养体或包囊可明确诊断。血清阿米巴 IgG 抗体阳性有助于诊断。肝脓肿穿刺抽出典型脓液,可诊断阿米巴肝脓肿。临床上有高度怀疑而各种检查又不能确诊时,可用甲硝唑等药物进行诊断性治疗,如效果确切,诊断亦可成立。

【治疗要点】

1. 一般治疗 严格执行接触隔离措施。急性期症状明显时应卧床休息,流质饮食。重症者给予输液、输血等支持疗法。稳定期给予高营养、高维生素、易消化的食物。

2. 病原治疗

(1)硝基咪唑类:甲硝唑对各部位、各型阿米巴原虫都有较强的杀灭作用,是目前治疗肠内、肠外各型阿米巴病的首选药物。妊娠3个月内和哺乳期妇女忌用。重型患者应静脉给药。

(2)糠酯酰胺:主要用于轻症及排包囊者,是目前最有效的杀包囊药物。

(3)巴龙霉素:口服巴龙霉素后吸收率低,有助于清除肠腔中溶组织内阿米巴包囊。

3. 抗菌药物 作为辅助治疗,可通过抑制肠道共生细菌而影响阿米巴的生长繁殖,对肠阿米巴病伴发细菌感染时效果较好,可选用氟喹诺酮等药物。

4. 肝穿刺治疗 在应用抗阿米巴药物治疗的同时,对于3~5 cm 以上的肝脓肿,应做穿刺引流,以加快脓肿的愈合。每隔3~5 d 抽脓1次,直至脓腔缩小为止。若有细菌混合感染,可在抽脓后腔内注入抗生素。

5. 外科治疗 对内科治疗无效、已穿破的阿米巴肝脓肿、并发细菌感染应用抗生素治疗无效者,应手术治疗。

【预防】

1. 管理传染源　定期对餐饮业工作者进行体检,发现慢性患者和排包囊者,应及时治疗,经治疗确认痊愈后,方能恢复工作。

2. 切断传播途径　把住"病从口入"关,加强饮食卫生管理及改善个人卫生习惯,避免不洁饮食,不饮生水,餐前便后洗手,大力消灭苍蝇和蟑螂。

【预后】一般良好。预后与病程长短、有无并发症、是否及早诊断和及时有效治疗有关。暴发型患者和有脑部迁移性脓肿、肠穿孔、弥漫性腹膜炎等并发症的患者预后较差。

【护理评估】

1. 现病史　①局部:腹痛的部位、持续时间、性质,有无放射性疼痛,是否伴发恶心、呕吐、里急后重等症状,腹泻的频次,粪便的性状等;②全身:寒战、发热、乏力、食欲缺乏、体重下降等表现。

2. 健康史　①一般资料:患者姓名、性别、年龄、职业、民族、文化程度、住址等;②既往史:手术史、输血史、过敏史、既往传染病病史等;③生活史:有无与类似患者等的接触史,是否群体发病,有无疫区旅居史,了解患者的生活、卫生、饮食习惯。

3. 家族史　了解患者家族中是否有人患本病。

4. 各类检查　如护理体检、实验室检查、其他特殊检查结果。

5. 心理-社会评估　运用行为观察、访谈技术、心理测试技术,对患者包括心理承受能力、对疾病的认知程度及社会支持等进行评估;评估包括职业及工作情况、生活中有何应激事件发生等。

【常见护理诊断/合作性问题】

1. 腹泻　与阿米巴病有关。

2. 腹痛　与肠道阿米巴感染,导致肠壁受损有关,肝组织液化、坏死、脓肿形成有关。

3. 体温过高　与肝脓肿形成,大量坏死物质等致热源释放入血有关。

4. 有皮肤完整性受损的危险　与腹泻有关。

5. 知识缺乏　缺乏疾病及相关知识。

6. 营养失调:低于机体需要量　与进食减少、肠道吸收功能下降、腹泻有关。

7. 潜在并发症　肠出血、肠穿孔。

【护理目标】

(1) 缓解或减轻患者的腹泻、腹痛,及时发现和处理并发症。

(2) 患者体温逐渐恢复正常,营养状况改善。

(3) 保护患者皮肤完整性。

(4) 患者了解疾病及相关知识,能正确自述服药方案,养成良好的生活方式。

【护理措施】

1. 一般护理

(1) 隔离措施:严格消化道隔离。急性期症状明显时应卧床休息,随病情好转可逐渐增加活动量,但要避免因活动量突然增加引发肠道并发症。肝脓肿患者应避免剧烈活动,以免导致脓肿破溃。尽量采取舒适卧位,以缓解肝区疼痛。

(2) 饮食护理:能进食者应给予高蛋白、高热量、少渣、易消化的流质或半流质饮食。少量多餐,忌食生冷及刺激性食物。食欲不佳者应更换食物品种,如米汤、藕粉、蒸蛋羹、瘦肉末、菜泥等,以维持营养状态。频繁腹泻并伴有呕吐的患者可暂禁食,静脉补充所需营养。如无心、肾功能受损,每天应至少摄入 2 500 ml 液体,以防脱水。贫血者应注意补充含铁丰富的食物,高热者注意补充足够水分。

2. *病情观察*　监测生命体征变化;注意观察患者每天排便次数、量、颜色、性质、气味,是否伴有出血。严密监测有无突然发生的腹痛、腹肌紧张、腹部压痛等肠穿孔表现。重症患者由于频繁腹泻,可导致水和电解质大量丢失,甚至并发休克,应密切观察血压的变化和脱水的征兆,及时发现病情变化。观察肝大的进展情况,有无叩痛、压痛,注意疼痛的部位、性质、有无放射痛和持续时间;有无脓肿向周围组织穿破的征兆,如咳嗽、气急、局部软组织水肿、腹膜刺激征等。

3. *对症护理*

(1) 腹泻的护理:保持水、电解质平衡;做好肛门周围皮肤的护理,如便后使用软纸擦拭,保持肛周皮肤清洁等;腹泻患者需要留取粪便标本做常规检查及培养,留取标本的容器应清洁,标本应新鲜,选取脓血、黏液部分,及时送检,以提高粪便检查阳性率。向患者说明留取标本的目的、方法及注意事项。若服用油类、钡剂、铋剂者,应在停药 3 d 后留取标本。

(2) 腹痛的护理:遵医嘱予颠茄合剂或肌内注射阿托品等解痉剂,亦可使用腹部热敷等物理方法以缓解不适。肝区疼痛患者可采取左侧卧位或其他舒适体位,以减轻疼痛。

(3) 发热的护理:保持环境适宜的温度和相对湿度,注意通风,绝对卧床休息;保证足够的热量和液体的摄入;采用物理降温为主,药物降温为辅;做好口腔和皮肤的护理。

4. *用药护理*　遵医嘱用药,密切监测药物的不良反应。抗阿米巴药物不良反应较轻,以胃肠道反应为主,可有恶心、腹痛、腹泻等,且用药前后不可饮酒。

5. *并发症的护理*

(1) 肠出血的护理:严密观察血压、脉搏、神志变化及腹痛、便血情况,如发现面色苍白、四肢湿冷、血压下降、脉细速、尿少、烦躁等休克征象,应立即通知医生配合抢救。出血期间禁食,绝对卧床休息;已发生休克者,采取休克体位,专人监护。遵医嘱使用止血药物静脉滴注,保持水、电解质平衡。仍出血不止者,应考虑手术治疗,做好术前准备。

(2) 肠穿孔的护理:每 0.5~1 小时监测生命体征 1 次,严密监测腹痛、腹肌紧张、腹部压痛、反跳痛等表现。予禁食、胃肠减压,半卧位,绝对卧床休息。需手术时,做好术前准备。

6. *肝区穿刺引流的护理*　协助医生进行穿刺抽脓。术前向患者解释该操作的目的、方法及注意事项,取得患者的配合。术中注意严格无菌操作,严密观察患者生命体征,观察并记录脓液的性质、颜色、气味、量,抽出的脓液标本应立即送检。术后嘱患者禁食 2 h,卧床休息 24 h,严密观察患者生命体征及面色变化,注意有无出血,发现异常应及时通知医生,及时处理。

7. **健康指导**　向患者及家属说明遵医嘱按时、按量、按疗程用药的重要性。在症状消失后连续 3 次粪检,滋养体或包囊均阴性方可解除隔离。出院后 3 个月内应每月复查粪检 1 次,防止复发,若有症状应及时就诊。平时适当锻炼,建立良好的生活规律,排便后应彻底洗手,防止经手传播。

【护理评价】

(1)患者腹泻、腹痛缓解,皮肤完整无破损;营养状况改善,消化不良症状改善;体温逐渐恢复正常。

(2)患者的各类并发症得到及时发现并有效处理。

(3)患者能准确复述疾病及相关知识,积极配合医务人员的诊疗和护理。

(4)患者知晓药物名称,按时、按剂量、正确服药;能识别药物不良反应,并正确处理;养成良好的生活习惯。

学习效果评价·思考题

1. 阿米巴病的主要临床表现及治疗方法有哪些?
2. 阿米巴病的常见护理诊断有哪些?
3. 如何对阿米巴病患者进行健康教育?

项目三　蛔　虫　病

案例导入

患者,男,18 岁,学生。因"无明显诱因突发持续性上腹部疼痛不适,阵发性加剧 6 h"急诊入院。7 d 前无明显诱因下出现阵发性脐周疼痛,食欲缺乏,6 h 前无明显诱因突发持续性上腹部疼痛不适,阵发性加剧,向右侧肩背部放射,无规律,恶心呕吐胃内容物多次,无腹泻,无心悸、胸痛。体查:体温 36.5℃,血压 130/80 mmHg,脉搏 120 次/分,呼吸 19 次/分,神清,急性面容,全身皮肤无黄染、出血点及皮疹,浅表淋巴结无肿大,腹平,腹肌稍紧张,上腹部轻压痛,无反跳痛,墨菲氏征(+),肝脾未及,麦氏点压痛(-),肝肾区无叩击痛,肠鸣音减弱。入院完善检查,虫卵试验示蛔虫卵(+),诊断为蛔虫病。

请问:该患者在门诊就诊时护士应从哪些方面进行快速评估?患者目前存在的主要护理问题是什么?应从哪些方面给予护理?为患者进行疼痛护理时有何需注意点?如何做好患者的健康教育及随访?

分析提示

护士应全面评估患者,包括现病史、既往史、临床表现、实验室指标等并做好记录,同时重视患者及家属的健康教育,使患者及家属正确认知疾病,养成良好生活习惯,以积极乐观的心态回归家庭与社会。

【概述】蛔虫病(ascariasis)是由蛔虫寄生于人体小肠或其他器官所引起的传染病。临床无明显症状,部分患者有腹痛和肠道功能紊乱表现,还可引起胆道蛔虫症、蛔虫性肠梗阻、胰腺炎等并发症。

知识链接

蛔虫是一种常见的肠道寄生虫,属于线虫动物门。蛔虫的身体为灰白色长圆柱状,长15~35 cm,形似蚯蚓。尾部向腹面弯曲,有交合刺两枚;雌虫稍长而粗,圆锥形尾部不弯曲。

【病原学】蛔虫寄生于小肠上段,虫体呈乳白色或淡红色。受精卵随粪便排出体外,在环境适宜的土壤中发育为感染性虫卵,内含杆状蚴。感染性虫卵被人误食后在小肠中孵化出幼虫,幼虫侵入肠壁静脉,经肝、右心至肺部,穿破毛细血管进入肺泡,后沿支气管、气管移行至咽部,被吞入胃内,到达小肠,发育为童虫,数周后发育为成虫。成虫多寄生于空肠,靠吸取食糜为生。自人体感染到雌虫产卵需10~11周。人体内寄生的蛔虫成虫一般为1条至数十条,可存活10~12个月。

【流行病学】

1. 传染源　人是蛔虫的唯一终宿主,带虫者和患者是传染源。近年发现人蛔虫与猪、犬、猫等动物的肠蛔虫可交叉传染。

2. 传播途径　感染性虫卵经口进入人体,污染的土壤、蔬菜、水果等是主要传播媒介。

3. 人群易感性　人群普遍易感,学龄期儿童感染率高。有生食蔬菜习惯者易被感染,粪便未经无害化处理即施肥的农村,感染率可达50%。

4. 流行特征　世界各地均有流行,尤见于温带、亚热带及热带。发展中国家发病率高。常为散发,也可发生集体性感染。

【发病机制与病理改变】 蛔虫对机体的损害主要有：①感染初期，幼虫可损坏小肠上皮细胞，并引起肠黏膜及黏膜下层嗜酸性粒细胞、中性粒细胞及巨噬细胞的浸润；幼虫移行至肺部时可引起点状出血、渗出和嗜酸性粒细胞及组织细胞的浸润，甚至形成肉芽肿；寄生在小肠的成虫可引起肠黏膜的损伤；蛔虫钻入胆道、阑尾时，还可引起继发细菌性感染；蛔虫在肠道内扭结成团，可引起肠梗阻。②成虫的代谢产物有毒性作用，浓度高时可引起肠道痉挛性收缩，致阵发性腹痛。③蛔虫的寄生可引起空肠黏膜的损伤，导致消化和吸收障碍。④幼虫在体内移行时，可引起宿主Ⅰ型变态反应，表现为荨麻疹、血管性神经性水肿等现象。

【临床表现】

1. 蛔虫移行症　短期内吞食大量蛔虫受精卵后，幼虫移行至肺部时，引起蛔虫性哮喘或蛔虫性嗜酸性肺炎。表现为发热、乏力、咳嗽、哮喘样发作，严重者可出现呼吸困难。肺部可闻及干啰音，X线胸片示肺门阴影增粗，肺野有"游走性"点状、絮状阴影。病程一般持续7~10 d。

2. 肠蛔虫症　成虫主要寄生于空肠和回肠，大多无症状。少数出现阵发性腹痛、脐周压痛，有时呈绞痛。严重者可出现食欲缺乏、体重下降、贫血等营养不良的表现。部分患者可排出或呕吐出蛔虫。

3. 异位蛔虫症　蛔虫钻入开口于消化道的各种孔道，引起胆道蛔虫病、胰管蛔虫病和阑尾蛔虫病等。

4. 蛔虫性脑病　幼儿多见。蛔虫的某些分泌物可作用于神经系统，出现神经、精神症状，如头痛、失眠、夜间磨牙、惊厥、智力发育障碍等，严重者可出现癫痫、脑膜刺激征，甚至昏迷。

5. 过敏反应　蛔虫的代谢产物可引起宿主皮肤、肺、结膜和肠黏膜的过敏反应，表现为荨麻疹、哮喘、结膜炎和腹泻等。

6. 并发症　主要有蛔虫性肠梗阻、胆道蛔虫病、蛔虫性腹膜炎、蛔虫性肠穿孔等。

【实验室及其他检查】

1. 血常规及血清免疫球蛋白测定　幼虫移行或并发感染时，白细胞计数和嗜酸性粒细胞增多。血清免疫球蛋白测定中IgG、IgE升高。

2. 病原学检查　粪便检查可发现虫卵，检查方法有涂片法、盐水浮聚法和改良加藤法，后者检出率高。B超和逆行胰胆管造影有助于诊断异位蛔虫病。

【诊断要点】有不良饮食卫生习惯，如生食蔬菜、水果等，结合乏力、哮喘、脐周疼痛、厌食、体重下降、排出或呕吐出蛔虫等临床表现可做出诊断。粪便检查发现虫卵或胃肠钡餐检查发现蛔虫阴影，即可确诊。

【治疗要点】

1. 驱虫治疗

(1) 甲苯达唑：抑制蛔虫摄取葡萄糖，导致虫体糖原耗竭和三磷酸腺苷生成减少，使虫体麻痹。4岁以上患者200 mg顿服，也可每次100 mg，2次/天，连服3 d，疗效最优。复方甲苯达唑(肠虫净)含有甲苯达唑100 mg，左旋咪唑25 mg，每次1~2片，连服1~

2 d。该药用量小,疗效佳,不良反应少。

(2) 噻嘧啶:阻断神经肌肉传导,作用快。复方噻嘧啶由噻嘧啶和酚噻嘧啶组成,12 mg/kg,2次/天,疗效优于噻嘧啶。

(3) 广谱驱虫药:包括阿苯达唑、氟苯达唑。阿苯达唑适用于多种肠线虫混合感染者,8 mg/kg,一次顿服。2岁以下儿童,严重肝、肾、心功能不全及活动性溃疡者不宜使用。氟苯达唑在肠道几乎不吸收,治疗剂量不必随体重而增加,每次100 mg,每天2次,连服2~3 d,驱虫效果优于甲苯达唑,不良反应轻,偶有腹痛等症状,但时间短暂,自行消失。

2. 并发症治疗

(1) 胆道蛔虫病:治疗原则为镇痛、解痉、驱虫和控制感染,纠正水、电解质失衡。镇痛解痉可用阿托品,每次0.01 mg/kg加异丙嗪1 mg/kg肌内注射。手术治疗限于有严重肝胆系统感染、穿孔,尤其并发化脓性梗阻性胆管炎、中毒性休克者。

(2) 蛔虫性肠梗阻:大多数蛔虫性肠梗阻是不完全的,以内科治疗为主,包括禁食、胃肠道减压、解痉止痛、静脉补液、纠正脱水及酸中毒,腹痛缓解后驱虫。若并发肠坏死、穿孔或完全性肠梗阻及出现腹膜炎者,应及时手术治疗。

【预防】

1. 管理传染源 对蛔虫病患者和感染者进行驱虫治疗。

2. 切断传播途径 饭前便后洗手,不吃未洗净的生蔬菜和水果,不喝生水,对粪便进行无害化处理。

3. 保护易感人群 在幼儿园、中小学校开展卫生宣传教育,从小养成良好的卫生习惯,定期开展普查普治。

【预后】一般预后良好。重度感染伴并发症者,如蛔虫性肝脓肿、化脓性胆管炎伴中毒性休克、肠梗阻、肠套叠或肠坏死者,预后严重,若不及时治疗,可引起死亡。

【护理评估】

1. 现病史 ①局部:脐周疼痛,反复发作,表现为钝痛或剧痛;钻入胆道可引起突发性钻孔性绞痛,向肩背部放射;累及腹膜,引起腹膜炎时,可有腹痛、腹部压痛、腹胀、肠鸣音减弱、胃肠蠕动减弱等。②全身:发热、乏力、食欲缺乏、体重下降、贫血等营养不良的表现。

2. 健康史 ①一般资料:患者姓名、性别、年龄、职业、民族、文化程度、住址等。②既往史:手术史、输血史、既往日常生活型态等。

3. 家族史 了解患者家族中有无人患本病。

4. 各类检查 如护理体检、实验室检查、其他特殊检查结果。

5. 心理-社会评估 运用行为观察、访谈技术、心理测试技术,对患者包括心理承受能力、疾病的认知程度及社会支持等进行评估。

【常见护理诊断/合作性问题】

1. 腹痛 与蛔虫成虫寄生于小肠内引起肠黏膜损伤、肠痉挛有关。

2. 气体交换受损 与蛔虫代谢产物引起支气管痉挛有关。

3. 有受伤的危险 与蛔虫代谢产物作用于神经系统引起癫痫发作有关。

4. 知识缺乏 缺乏疾病及相关知识。

5. 营养失调：低于机体需要量 与蛔虫吸食营养、损伤肠黏膜、影响机体消化吸收功能等有关。

6. 潜在并发症 胆道蛔虫病、肠梗阻、阑尾炎、胰腺炎、腹膜炎等。

【护理目标】

(1) 缓解或减轻患者疼痛，及时发现和处理并发症。

(2) 积极改善患者营养状况。

(3) 患者呼吸困难缓解，能进行有效呼吸。

(4) 患者了解疾病及相关知识，能正确自述服药方案，养成良好的生活方式。

【护理措施】

1. 一般护理

(1) 隔离措施：严格消化道隔离。感染严重者或有并发症时应注意休息。安慰患者，消除其紧张不安的情绪。

(2) 饮食护理：加强营养，给予低脂、易消化的食物，驱虫期间避免进食生冷、辛辣食物，以免激惹蛔虫引起异位损害。

2. 病情观察 监测生命体征，观察有无发热、乏力、咳嗽、哮喘样发作等呼吸系统症状，有无食欲缺乏、阵发性腹痛、脐周压痛等消化系统症状。对于蛔虫性脑病患者，注意观察有无癫痫先兆及颅内压增高的表现。

3. 对症护理

(1) 腹痛的护理：给予热敷脐周，或轻揉腹部以缓解疼痛，无效者遵医嘱给予解痉止痛药。

(2) 蛔虫性哮喘的护理：采取半卧位或端坐位，给予吸氧。哮喘发作时观察患者意识状态及呼吸型态，遵医嘱给予平喘药物，如气雾剂等，指导患者喷药后立即使用清水漱口，以减轻局部反应和胃肠道吸收。大量出汗者，应做好口腔和皮肤护理。

(3) 癫痫发作的护理：遵医嘱给予镇静剂，做好安全护理，防止患者受伤。

4. 用药护理 遵医嘱用药。驱虫药物应空腹或睡前服用，上述驱虫药物不良反应轻微，常见的有恶心、呕吐、头晕、腹痛等。服药 1～3 d 后，观察粪便中有无蛔虫排出。

5. 并发症的护理 胆道蛔虫症患者，遵医嘱给予解痉止痛药和驱虫药。蛔虫性部分肠梗阻者应禁食、胃肠减压，给予适量植物油口服，使蛔虫团松解，再遵医嘱使用驱虫药。完全性肠梗阻、阑尾蛔虫症、蛔虫性腹膜炎、急性坏死性胰腺炎患者需手术治疗，应做好术前、术后护理。

6. 健康指导 向患者介绍蛔虫病的感染过程、治疗方法及预后，解释养成良好的饮食卫生习惯对预防本病的重要性。

【护理评价】

(1) 患者疼痛缓解；营养状况改善，贫血等消化不良症状改善；各类并发症得到及时发现并有效处理。

(2) 患者呼吸困难缓解,呼吸型态、氧饱和度有效改善。

(3) 患者能准确复述疾病相关知识,积极配合医务人员的诊疗和护理;知晓药物名称,按时、按剂量、正确服药;能识别药物不良反应,并正确处理。

(4) 患者养成良好的生活习惯。

学习效果评价·思考题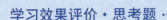

1. 蛔虫病的主要临床表现及治疗方法有哪些?
2. 蛔虫病的传播途径有哪些?
3. 蛔虫病常见的护理诊断有哪些?
4. 如何对蛔虫病患者进行健康教育?

项目四 脑囊虫病

案例导入

患者,男,53岁。因"突发神志不清1 h"急诊入院。20余年前在陕西读书时出现皮肤多发结节,呈米粒大小、质硬,予颈部活检,诊断为猪囊虫病。2013年10月间患者感右上肢无力,当时考虑局部关节病变,未予诊疗。12月26日患者出差时突发神志不清,四肢抽搐,双眼上翻,持续数分钟。脑脊液检查:蛋白0.78 g/L,葡萄糖3.14 mmol/L,氯化物123.7 mmol/L。头颅CT检查示:双侧大脑半球多发囊性灶(大脑皮质为主),诊断为脑囊虫病。

请问:该患者应从哪些方面进行评估?患者目前存在的主要护理问题是什么?应从哪些方面给予护理?如何做好患者的健康教育及随访?

分析提示

护士应全面评估患者,包括现病史、既往史、临床表现、实验室指标等并做好记录,同时重视患者及家属的心理和健康教育,帮助患者平稳度过危险期,使患者及家属正确认知疾病,以积极乐观的心态回归家庭与社会。

【概述】囊虫病(cysticercosis)是由猪肉绦虫的囊尾蚴寄生于人体的组织或器官所引起的疾病。常见寄生部位为皮下组织、肌肉和中枢神经系统,以寄生在脑组织者最为严重。脑是最易受累的部位之一,占囊虫病的60%~80%。脑囊虫病是中枢神经系统最常见的寄生虫病。本病小儿比成人发病率低,但病情比成人重,对小儿的健康危害很大,如不及时诊治,有可能致残、致死。本病是我国北方主要的人畜共患寄生虫病。

> **知识链接**
>
> 囊尾蚴属于扁形动物门绦虫纲幼虫的一种类型。猪肉绦虫和牛肉绦虫的囊尾蚴,都是由六钩蚴发育而成的。囊尾蚴体呈卵圆形,在白色的囊内含有囊液和 1 个凹入的头节,又称"囊虫"。囊壁为一层无色薄膜,上有 1 个乳白色小结节,大小如粟粒,为囊虫头节。主要寄生在横纹肌纤维之间,数量多少不一。镜检可见 4 个吸盘和围在头节周围的两圈角质钩。
>
> 猪在吃了有绦虫卵的食物后,绦虫卵在猪体内胃酸和酶的作用下开始孵化,生出六钩蚴。六钩蚴接着进入猪的循环系统,最终在肌肉组织、脑组织等地方停留,发育成囊尾蚴,并被组织包围形成一个囊。寄生有囊尾蚴的猪肉,一般叫"米猪肉"或"米心肉"。

【病原学】人既是猪肉绦虫的唯一终宿主,也是其中间宿主。人经口感染猪肉绦虫虫卵后,虫卵内的六钩蚴在胃及小肠消化液的作用下脱囊而出,钻进肠壁,进入肠系膜小静脉及淋巴管,随血液播散至全身组织,经 9~10 周发育为囊尾蚴。囊尾蚴因寄生部位不同,形态、大小有一定差异。在肌肉内呈梭形或椭圆形,在脑实质内呈圆形,0.5~2 cm 大小,位于脑室内或颅底软脑膜处的囊尾蚴因生长不受限制,可长达 4~12 cm,呈葡萄状。囊尾蚴寿命一般 3~10 年,少数长达 20 年或以上。

【流行病学】

1. 传染源 猪肉绦虫病患者是囊尾蚴病的唯一传染源。虫卵随粪便排出导致自体或他人感染。

2. 传播途径 本病因吞食猪肉绦虫虫卵所致,包括异体途径和自体感染。异体途径是由进食被虫卵污染的水或食物而感染。自体感染指通过不洁的手把自体排出粪便中的虫卵带入口内而感染。

3. 人群易感性 人群普遍易感,散发为主,青壮年多见,男女比例为 2~5∶1,农村高于城市。

4. 流行特征 在我国分布广泛,以东北、华北、西北和西南等地发病率较高。

【发病机制与病理改变】六钩蚴随血流入脑后,大多寄生在脑实质内,在脑内约经 3 个月发育成囊虫,其入侵初期由于宿主对异体的免疫反应,虫体周围逐渐形成一层纤维组织被膜即包囊,将活虫包绕其中,囊内含透明液体,囊的内壁可见囊虫关节。在脑实质内的囊虫多为圆形,直径 2~8 mm,囊虫挤压周围脑组织,并作为一种异物刺激脑组织产生增生性炎症。虫体与宿主之间相互适应,处于共存状态,称为活虫期。当虫体衰老退变、宿主重病或服杀虫剂时,囊虫在濒死时释放出大量抗原和毒素,并发生强烈的抗原-抗体反应,致使虫体周围脑组织水肿,病灶进入变性水肿期。如宿主对这种异体反应强烈,可造成脑组织坏死,形成小脓肿,也可导致血管炎,甚至产生囊虫性脑梗死。以后病灶周围炎症逐渐形成肉芽肿,最终钙化,病灶活动停止。囊虫病灶多时可致脑萎缩。囊虫的自然寿命为3~4年至30年,一般为5年左右。在自身体内感染时病情比较严重,皮下结节可一批批出现,脑内可反复多次感染,囊虫各期混杂,既有新感染的活虫,又有变性水肿的退变囊虫,还有肉芽肿及钙化灶。脑实质内的囊虫多则数百甚至上千个。

当囊虫位于皮质浅表部位贴近脑膜时,可引起脑膜反应性炎症。以颅底脑膜、蛛网膜受累为主者,可见颅底脑膜增厚,纤维组织增生,细胞浸润,蛛网膜粘连,炎症可迁延经久不愈。软脑膜型囊虫病灶大小不一,散布于软脑膜与蛛网膜下隙,可形成大囊或葡萄状囊丛。由脉络丛进入脑室内的六钩蚴可寄生在侧脑室或第三脑室,刚侵入脑室的囊虫由于虫体小,可由导水管进入第四脑室。在脑室内囊虫可沉着于脑室壁上或游动于脑脊液中,因脑脊液浸泡使囊虫呈圆形,大者直径可达2~3 cm,可使脑室变形,并可引起室管膜炎。如炎症或虫体压迫导水管及脑室孔,使脑脊液循环受阻,则出现梗阻性脑积水。如脉络丛受囊虫毒素影响,使脑脊液分泌增加,则导致交通性脑积水。囊虫入侵到椎管内时可引起脊髓压迫症。

囊尾蚴引起脑病变的发病机制主要有:①囊尾蚴对周围脑组织的压迫和破坏;②作为异种蛋白引起的脑组织变态反应与炎症;③囊尾蚴阻塞脑脊液循环通路引起颅内压增高。

【临床表现】脑囊尾蚴病占囊尾蚴病的60%~90%,临床表现复杂多样,但多以癫痫或颅内压增高为首发症状。

1. 癫痫型(脑实质型)　最为常见,约半数患者表现为癫痫大发作,其发作频率较低,多在3个月以上才发作1次,也可表现为失神、幻视、局部癫痫等症状。

2. 颅内压增高型　囊尾蚴寄生在脑室孔附近,导致脑脊液循环梗阻、颅内压增高。表现为剧烈头痛、呕吐、复视、视盘水肿,有时可表现为活瓣综合征,即反复出现突发性体位性剧烈头痛、呕吐,甚至出现脑疝。

3. 脑膜炎型　囊尾蚴寄生于软脑膜引起反复发作的脑膜炎,主要表现为不伴发热的头痛、呕吐、颈项强直、共济失调等症状,病变累及蛛网膜可产生粘连性蛛网膜炎。患者多有颅内压增高、视力减退等症状,第四脑室正中孔或侧孔阻塞时产生脑积水。

4. 脊髓型　此型少见,囊尾蚴侵入脊髓不同部位引起相应的症状,出现截瘫、感觉障碍、大小便潴留等。

5. 痴呆型　此型患者与囊尾蚴引起弥漫性脑实质破坏和脑皮质萎缩有关,常引起颅内压增高、器质性精神病及痴呆。

【实验室及其他检查】

1. 脑脊液检查　表现为脑脊液压力增高,细胞数和蛋白轻度增高,葡萄糖和氯化物正常或略低。

2. 免疫学检查　用ELISA法或间接血凝试验法检测患者脑脊液中的特异性抗原

和 IgG 抗体,对囊尾蚴病诊断具有重要参考价值。

3. 影像学检查　颅脑 MRI 及 CT 检查对脑囊虫病检查的阳性率高达 90% 以上,影像特征为直径<1 cm 的多发性低密度影。部分病程较长者,X 线平片检查可见头部椭圆形囊尾蚴钙化影。

4. 病原检查　脑手术病理组织检查,找到囊尾蚴可明确诊断。

【诊断要点】不明原因癫痫,尤其是表现为多灶性及不稳定型的癫痫,颅脑 MRI 或 CT 检查见多发性低密度影及免疫学检查阳性,可临床诊断本病。手术病理组织检查找到囊尾蚴可明确诊断。

【治疗要点】

1. 药物治疗

(1) 吡喹酮:是一种广谱抗蠕虫药物,对囊虫也有良好的治疗作用。常用的剂量为 120 mg/kg,分 6 d(每天 3 次)口服。服药后囊虫可出现肿胀、变性及坏死,导致囊虫周围脑组织的炎症反应及过敏反应。有的患者还可出现程度不等的脑水肿,脑脊液压力与细胞数增高,严重者甚至发生颅内压增高危象。

(2) 丙硫咪唑:也是一种广谱抗蠕虫药物。常用剂量为 15～20 mg/(kg·d),连服 10 d。常见的不良反应有皮肤瘙痒、荨麻疹、头昏、发热、癫痫发作和颅内压增高。

(3) 甲苯咪唑:常用的剂量为 100 mg,每天 3 次,连续 3 d,常见的不良反应有腹痛、腹泻、皮肤瘙痒和头痛等。

为了避免抗囊虫治疗过程中囊虫在体内大量死亡所引起的过敏反应,一般用药均从小剂量开始,逐渐加量,如吡喹酮先从 100 mg、每天 3 次起用,如无不良反应,每次递增 100 mg,直至达到治疗剂量时再持续用 6 d 后停用。在出现颅内压增高的症状后应及时用甘露醇等脱水药物治疗,还应酌情并用类固醇激素等。如发生严重颅内压增高,除及时停用抗囊虫药物及脱水、抗过敏处理外,还可应用颞肌下减压术,以防止颅内压增高危象。

2. 手术治疗　确诊为脑室型者应手术治疗。对颅内压持续增高,神经体征及 CT 检查证实病灶局限的患者亦可考虑手术治疗。

3. 驱绦虫治疗　对肠道仍有绦虫寄生者,为防止自身再次感染,应行驱绦虫治疗。常用的药物为氯硝柳胺(灭绦灵)2 g,嚼碎后一次吞服,服药 3～4 h 后应给予泻药 1 次以排出节片及虫卵。

【预防】

1. 管理传染源　此为预防囊尾蚴病的根本措施,在流行区开展普查普治,对患有猪带绦虫及囊尾蚴的猪及时给予驱虫治疗。

2. 切断传播途径　做好卫生宣教,改变不良的卫生和饮食习惯,加强手卫生宣传,不吃生的或半生的猪肉,不生食蔬菜,瓜果吃前要洗净。管理厕所猪圈,防止人畜互相感染。加强猪肉检查,禁止出售"米猪肉"。

3. 保护易感人群　猪囊尾蚴疫苗可以提高人体免疫力,但目前尚处于基础研究阶段。

【预后】弥漫性脑囊虫病伴痴呆者预后不良,脑囊虫病伴流行性乙型脑炎者死亡率很高。

【护理评估】

1. 现病史　①局部:癫痫发作的部位、频次、持续时间、缓解诱因等;头痛、呕吐性质、持续时间、诱发与缓解因素,有无颈项强直等脑膜刺激征的表现。②全身:皮下有无结节,结节的部位、大小、性质等。

2. 健康史　①一般资料:患者姓名、性别、年龄、职业、民族、文化程度、住址等;②既往史:手术史、输血史、既往日常生活型态等;③生活史:有无与类似患者等的接触史,是否群体发病,有无疫区旅居史,以及了解患者的生活、卫生、饮食习惯。

3. 家族史　患者家族中有无人患本病。

4. 各类检查　如护理体检、实验室检查、其他特殊检查结果。

5. 心理-社会评估　运用行为观察、访谈技术、心理测试技术,对患者包括心理承受能力、疾病的认知程度及社会支持等进行评估。

【常见护理诊断/合作性问题】

1. 有受伤的危险　与癫痫发作有关。

2. 知识缺乏　缺乏疾病及相关知识。

3. 潜在并发症　颅内压增高、视力障碍、痴呆。

【护理目标】

(1) 患者未发生因癫痫发作导致的跌倒/坠床、舌咬伤等并发症;各类并发症及症状能得到及时发现和处理。

(2) 患者掌握疾病相关知识。

(3) 患者能正确复述服药方案。

【护理措施】

1. 一般护理

(1) 隔离措施:严格消化道隔离。服药期间嘱患者卧床休息。加强生活护理,恶心、呕吐者做好口腔护理,视力下降者做好安全防护。脑囊虫病病程长,癫痫发作者会更加担心疾病预后,护士需做好心理疏导,以减轻患者的焦虑、悲观和恐惧,鼓励患者树立战胜疾病的信心。

(2) 饮食护理:能进食者给予高热量、高蛋白、高维生素、含丰富铁质的流质或半流质饮食,以补充消耗,纠正贫血。有呕吐、不能进食者,可静脉补充营养。

2. 病情观察　观察并记录癫痫发作的类型、发作频率与发作持续时间;观察发作停止后患者意识完全恢复的时间,有无头痛、疲乏及行为异常。及早发现脑疝的前兆,如患者出现剧烈头痛、频繁呕吐、视力减退、复视等征象,应及时通知医生,配合进行脱水治疗,观察并记录脱水效果。

3. 用药护理　遵医嘱按时、准确用药,注意观察药物疗效及不良反应。阿苯达唑不良反应轻微,主要有头痛、低热,其次有癫痫、视力障碍等。吡喹酮的不良反应发生率较阿苯达唑高,故治疗中应加强监护,密切观察生命体征及颅内压增高征象。

4. 癫痫发作的护理

(1) 发作期间的安全护理：患者出现前驱症状时，立即让其平卧；发作时将患者缓缓置于平卧位，忌用力按压患者抽搐肢体，防止骨折，可使用压舌板等置于患者口腔一侧上下臼齿之间，防止舌咬伤；癫痫持续状态、极度躁动的患者应由专人守护，加用保护性床档，必要时使用药物镇静。

(2) 发作间歇期的安全护理：环境安静，光线柔和、无刺激。加用床档；床旁桌上不放玻璃杯等危险物品。有癫痫发作外伤史者，提醒"谨防跌倒、小心舌咬伤"，可使用警示牌等，提醒患者、家属及医务人员做好防范措施。

5. 手术囊虫治疗的护理　有脑室囊虫者应先摘除虫体，再行药物治疗，以避免病情加重，脑室孔堵塞。术前应做好解释工作，缓解患者紧张情绪，术后提供相应的护理，促进患者康复。

6. 健康指导　对患者进行疾病知识教育，如本病的传染过程、主要症状、治疗方法、药物不良反应、复发原因等，指导患者坚持服药，以求彻底治愈。有反复发作时，应迅速到医院复查。

【护理评价】

(1) 避免患者发生因癫痫发作导致的跌倒/坠床、舌咬伤等并发症。

(2) 各类并发症得到及时发现并有效处理。

(3) 患者准确复述疾病相关知识，积极配合医务人员的诊疗和护理。

(4) 患者知晓药物名称，按时、按剂量、正确服药；能识别药物不良反应，并正确处理。

学习效果评价·思考题

1. 脑囊虫病的主要临床表现及治疗方法有哪些？
2. 脑囊虫病的传播途径有哪些？
3. 脑囊虫病常见的护理诊断有哪些？
4. 如何对脑囊虫病患者进行健康教育？

第八章 特殊传染病人群的护理

学习目标

1. 识记妊娠合并病毒性肝炎、妊娠合并艾滋病的常见症状和体征、疾病的定义及有关概念。
2. 理解妊娠合并病毒性肝炎、妊娠合并艾滋病的护理评估要点。
3. 理解妊娠合并病毒性肝炎、妊娠合并艾滋病的专科护理技术及常用诊疗技术的护理要点。
4. 学会妊娠合并病毒性肝炎、妊娠合并艾滋病患者的护理措施。
5. 学会运用护理程序对妊娠合并病毒性肝炎、妊娠合并艾滋病患者进行正确评估、制订护理计划并实施及评价。

妊娠合并感染性疾病后,病毒可直接通过胎盘屏障感染胚胎或胎儿,甚至危及母体,引起不良后果。本章主要介绍妊娠合并病毒性肝炎、妊娠合并艾滋病患者的护理及婴幼儿合并肺结核的护理。

项目一 妊娠合并病毒性肝炎

案例导入

患者,女,27 岁,G_1P_0(孕 1 产 0),孕 38 周,全身皮肤瘙痒 10 d。停经 37 d 自测尿妊娠试验阳性。孕 3 个月时在当地门诊建卡定期产检,血压、胎心、胎位等无异常。近 10 d 来患者自觉全身皮肤瘙痒,厌食油腻,自数胎动正常,双下肢轻度水肿。体查:体温 36.5℃,脉搏 112 次/分,呼吸 20 次/分,血压 120/75 mmHg。诊断为病毒性肝炎。患者及家属担心胎儿不保,又担心胎儿出生后被传染,反复问医护人员该怎么办?

入院后查:血红蛋白 76 g/L,红细胞计数 $2.52×10^{12}$/L,总蛋白 39.3 g/L,白蛋白 19.2 g/L,丙氨酸氨基转移酶(ALT)75 u/L,直接胆红素 21.2 μmol/L,总胆汁酸 20.7 μmol/L,尿胆红素(++)。

请问:护士应从哪些方面对该患者进行评估?患者处于肝炎的哪一期?应从哪些方面给予护理?患者目前存在的主要护理问题是什么?如何做好患者的护理措施及健康教育?

分析提示

护士应全面评估患者,包括现病史、既往史、临床表现、实验室指标等并做好记录,同时重视患者心理和健康教育,帮助患者平稳度过妊娠期、分娩期、产褥期,并正确认知疾病,学会如何以正确的心态应对出现的症状和体征。

【概述】病毒性肝炎是由多种肝炎病毒引起的以肝脏病变为主的一种传染病。临床上以食欲缺乏、恶心、上腹部不适、肝区痛、乏力为主要表现。部分患者可有黄疸、发热和肝大伴有肝功能损害。有些患者可慢性化,甚至发展成肝硬化,少数可发展为肝癌。本病是妊娠期妇女肝病和黄疸最常见的原因。

知识链接

目前明确的肝炎病毒有 5 种:甲型(HAV)、乙型(HBV)、丙型(HCV)、丁型(HDV)、戊型(HEV),其中 HBV 最常见。国内外报道妊娠合并病毒性肝炎的发病率为 0.8%~17.8%,约为非孕妇妇女的 6 倍,而急性重型肝炎是非妊娠妇女的 66 倍。由于妊娠期妇女特殊的生理变化,肝炎对母儿健康危害较大,且重症肝炎是我国孕产妇死亡的主要原因之一。

【妊娠、分娩对病毒性肝炎的影响】

(1)由于孕早期妊娠反应,母体摄入减少,体内蛋白质等营养物质相对不足,而妊娠期机体新陈代谢率高,营养物质消耗增多,肝内糖原储备降低,使肝抗病能力下降。

(2)孕妇体内产生的大量内源性雌激素均需要在肝内灭活且妨碍肝对脂肪的转运和胆汁的排泄,而胎儿代谢产物也需经母体肝解毒,从而加重肝负担。

(3)妊娠期某些并发症、分娩时体力消耗、酸性代谢产物增加及产后出血等可进一步加重肝损害。

【病毒性肝炎对妊娠、分娩的影响】

1. 对孕妇的影响

(1)病毒性肝炎发生在早期可加重妊娠反应,晚期则使妊娠期高血压疾病发生率增高,可能与体内醛固酮的灭活能力下降有关。

(2)分娩时因肝功能受损导致凝血因子合成功能减退,易发生产后出血。重症肝炎时,常发生 DIC,威胁母婴生命。

(3) 孕产妇死亡率高。在肝功能衰竭基础上,如并发产后出血、感染、上消化道出血等,则诱发肝性脑病和肝肾综合征,导致孕产妇死亡。

2. 对胎儿及新生儿的影响

(1) 围生儿患病率及死亡率高:病毒性肝炎发生于妊娠期,胎儿畸形发生率较正常孕妇高2倍,肝功能异常的孕产妇流产、早产、死胎、死产和新生儿死亡率明显增加,围产儿死亡率高达46‰。

(2) 慢性病毒携带状态:妊娠期内,胎儿由于垂直传播而被肝炎病毒感染,以HBV多见。围生期感染的婴儿,部分则转为慢性病毒携带状态,易发展为肝硬化或原发性肝癌。

【流行病学】

1. 传染源　甲型肝炎的主要传染源是急性患者和亚临床感染者,实验资料表明甲型肝炎患者从粪便中排出HAV的时间不长,以潜伏期末和发病初期排出病毒浓度最高,病后第3周已很少在粪便中检出,故甲型肝炎患者在恢复期无传染性,在流行病学上有意义的系甲型肝炎亚临床型或隐性感染患者。

急性和慢性乙型肝炎患者及病毒携带者均是本病的传染源,急性患者从潜伏期末至发病后66~144 d,其血液都具有传染性。由于传染期短,作为传染源的意义不如慢性肝炎患者和病毒携带者大。慢性患者在病情活动期亦有传染性,慢性活动性肝炎和肝炎后肝硬化患者的子女,HBV感染率分别为91.7%和66.7%,HBsAg携带者的子女HBV感染率为14.2%。HBsAg阳性的慢性患者和无症状携带者,其传染性取决于HBeAg是否阳性,HBeAg阳性者传染性强。

丙型肝炎分布于世界各地,无明确地理界限。在西欧、美洲人群中HCV的感染率为0.3%~1.5%,中东地区为5%左右。我国某市对献血员检测抗HCV,阳性率为7.9%(22/279)。HCV感染率最高的危险人群以接受输血者为甚。故慢性丙型肝炎和HCV或抗HCV阳性无症状携带者均是本病传染源。

2. 传播途径　HAV主要从肠道排出,通过日常生活接触而经口传染。本病多呈散发性,集体单位如不注意患者的隔离、食具消毒,宿舍、厕所等的卫生,以及在流行地区未抓好食品检验工作和对饮食、摊贩人员的卫生监督等措施,则有发生本病大小不等流行的可能。

HBV的传播途径:①血液传播:包括输血、血浆、血制品或使用污染病毒的注射器针头、针灸用针、采血用具、血液透析等而感染;②母婴传播:乙型肝炎的母婴传播主要系分娩时接触母血或羊水和产后密切接触引起,但少数(约5%)可在子宫内直接感染。母血HBeAg阳性者婴儿的感染率达90%以上,母血HBsAg阳性而HBeAg阳性者,婴儿HBV感染率较低(27%~30%)。

HCV主要通过输血而引起,本病约占输血后肝炎70%以上。在大多数发达国家,丙型肝炎是输血后肝炎最常见的一种类型。在肾移植患者中大多数急性和慢性肝炎的发作可能是由丙型肝炎所致。

HDV的传播方式与HBV相同,急、慢性丁型肝炎患者和HDV和HBV携带者为本病传染源。母婴传播 HDV,仅见于 HBeAg 阳性和抗-HDV 阳性母亲所生的婴儿,大多感染 HDV 的婴儿在围产期。

HEV 的传染源主要是患者粪便污染水源或食物,传染途径主要通过粪-口感染。经食物传播或日常生活接触患病者常呈局部流行和有明显家庭聚集性流行。

本病的流行与社会经济、卫生习惯和文化素质等密切有关,亚洲、非洲及中美洲均有本病暴发性流行,英国、美国、法国及俄罗斯有散发病例发生。

3. **人群易感性** 甲型肝炎主要发生于儿童及青少年,婴儿在出生后 3 个月内血清中抗-HAV 约 60% 呈阳性,主要是从母体中被动获得。6 个月后抗-HAV 迅速下降,故在儿童期内易得甲型肝炎。甲型肝炎在我国人群有普遍易感性。乙型肝炎较多发生于 20~40 岁的青壮年。丙型及戊型肝炎的发病者以成人较多。

知识链接

HBV 母婴传播有 3 种途径:①宫内传播:HBV 宫内感染率为 9.1%~36.7%;②产时传播:是 HBV 母婴传播的主要途径,占 40%~60%;③产后传播:与接触母乳及母亲唾液有关。

【分期与临床表现】

1. 急性肝炎

(1) 急性黄疸型肝炎:可分为 3 期:①黄疸前期:甲、戊型肝炎起病较急,可有畏寒、发热。乙、丙、丁型肝炎起病相对较缓,仅少数发热。此期主要症状有全身乏力、食欲缺乏、恶心、呕吐、厌油、腹胀、肝区痛、尿色加深等,肝功能改变主要为 ALT 升高。本期持续 5~7 d。②黄疸期:自觉症状好转,发热消退,尿黄加深,巩膜和皮肤出现黄疸,1~3 周内黄疸达高峰。部分患者可有梗阻性黄疸表现。肝大,质软,边缘锐利有压痛及叩痛。肝功能检查 ALT 和胆红素升高,尿胆红素阳性。本期持续 2~6 周。③恢复期:症状逐渐消失,黄疸消退,肝、脾回缩,肝功能逐渐恢复正常。本期持续 1~2 个月,总病程 2~4 个月。

(2) 急性无黄疸型肝炎:除无黄疸外其余临床表现与黄疸型相似。主要表现为食欲下降、恶心、腹胀,肝区痛,肝大,有轻压痛及叩击痛等,恢复较快,病程大多在 3 个月内。

2. 重型肝炎(肝衰竭)

(1) 分类:急性肝衰竭、亚急性肝衰竭、慢性加急性肝衰竭、慢性肝衰竭。

(2) 分期

1) 早期:极度乏力,明显厌食、腹胀等严重消化道症状。黄疸进行加深(TB≥171 μmol/L 或每天上升≥17.1 μmol/L),有出血倾向 30%<血小板凝集试验(PTA)≤

40%。未出现肝性脑病或明显腹水。

2) 中期:肝衰竭早期表现基础上,病情进一步发展,出现以下2条中的1条:①出现Ⅱ度以下肝性脑病和(或)明显腹水;②出血倾向明显(出血点或瘀斑)且20%＜PTA≤30%。

3) 晚期:在肝衰竭中期表现基础上,病情进一步加重。出现以下3条中的1条:①有难治性并发症,如肝肾综合征、上消化道大出血、严重感染和难以纠正的电解质紊乱等;②出现Ⅲ度以上肝性脑病;③有严重出血倾向(注射部位瘀斑等),PTA≤20%。

【诊断】

1. 肝功能检测

(1) 血清酶学检测:ALT在肝细胞中的浓度比血清高104倍,只要有1%肝细胞坏死可使血清浓度升高1倍,急性肝炎阳性率达80%~100%。天冬氨酸氨基转移酶(AST)在心肌中浓度最高,故在判定对肝功能的影响时,首先应排除心脏疾病的影响。80%AST在肝细胞线粒体内,一般情况下,肝损伤以ALT升高为主,若血清AST明显增高,常表示肝细胞严重坏死。线粒体中AST释放入血,血清转氨酶增高的程度大致与病变严重程度相平行,但重症肝炎时,可出现胆红素不断增高,而转氨酶反而下降,即胆酶分离,提示肝细胞坏死严重。

(2) 血清蛋白检测:临床上常把血清蛋白作为肝脏蛋白代谢的生化指标。慢性肝炎肝硬化时,常有血清白蛋白下降,球蛋白水平升高,且以γ-球蛋白升高为主。

(3) 血清胆红素检测:肝脏在胆红素代谢中有摄取转运、结合排泄的功能,肝功损伤致胆红素水平升高,除淤胆型肝炎外,胆红素水平与肝损伤严重程度成正比。

(4) 凝血酶原时间(PT):能敏感反映肝脏合成凝血因子Ⅱ、Ⅶ、Ⅸ、Ⅹ的情况,肝病时PT长短与肝损伤程度呈正相关。

2. 肝炎病毒标志物检测

(1) 甲型肝炎:急性肝炎患者,血清抗-HAV IgM阳性可确诊为HAV近期感染,抗-HAV IgG阳性提示既往感染且已有免疫力。

(2) 乙型肝炎:①HBsAg与抗-HBs:HBsAg阳性示HBV目前处于感染阶段,抗-HBs为免疫保护性抗体阳性,表示已产生对HBV的免疫力。慢性HBsAg携带者的诊断依据为无任何临床症状和体征、肝功能正常,HBsAg持续阳性6个月以上者。②HBeAg与抗-HBe:HBeAg阳性为HBV活跃复制及传染性强的指标,被检血清从HBeAg阳性转变为抗-HBe阳性表示疾病有缓解,感染性减弱。③HBcAg与抗-HBc:HBcAg阳性提示存在完整的HBV颗粒,直接反应HBV活跃复制,由于检测方法复杂,临床少用。抗-HBc为HBV感染的标志,抗-HBc IgM阳性提示处于感染早期,体内有病毒复制。在慢性轻度乙型肝炎和HBsAg携带者中HBsAg、HBeAg和抗-HBc3项均阳性具有高度传染性,提示指标难以阴转。

分子生物学标记:用分子杂交或PCR法检测,血清中HBV DNA阳性,直接反应HBV活跃复制,具有传染性。

(3) 丙型肝炎：由于血中抗原量太少无法测出，故只能检测抗体抗-HCV 为 HCV 感染标记，不是保护性抗体。用套式反转录 PCR 法检测，血清 HCV-RNA 阳性示病毒活跃复制，具有传染性。

(4) 丁型肝炎：HDV 为缺陷病毒，依赖 HBsAg 才能复制，可表现为 HDV-HBV 同时感染，HDVAg 仅在血中出现数天，随之出现 IgM 型抗-HDV、慢性 HDV 感染抗-HDV IgG 持续升高，自血清中检出 HDV-RNA 则是更直接、更特异的诊断方法。

(5) 戊型肝炎：急性肝炎患者，血清中检出抗-HEV IgM 抗体，恢复期血清中 IgG 抗体滴度很低，抗-HEV IgG 在血清中持续时间短于 1 年，故抗-HEV IgM、抗-HEV IgG 均可作为 HEV 近期感染指标。

(6) 庚型肝炎：RT-PCR 技术可检测 HGV RNA，是 HGV 早期诊断和监测病毒血症的有效方法，抗-HGV 的 IgM 和 IgG 抗体目前尚未成熟，存在检出率低且与 RT-PCR 结果不相符等特点。

3. 肝穿刺活组织检查　是诊断各型病毒性肝炎的主要指标，亦是诊断早期肝硬化的确切证据，但因为系创伤性检查尚不能普及亦不作为首选。

4. 超声和 CT 检查　超声检查应用非常广泛，慢性肝炎、肝炎肝硬化的诊断指标，已明确并可帮助肝硬化与肝癌及黄疸的鉴别。CT 检查亦对上述诊断有重要价值。

【治疗要点】

1. 轻症肝炎的处理　妊娠期处理原则与非孕期相同。注意休息，加强营养，补充高维生素、高蛋白、高碳水化合物、低脂肪饮食。应用中西药物，积极进行保肝治疗。有黄疸者应立即住院，按重症肝炎处理。避免应用可能损害肝的药物（如镇静剂、麻醉药、雌激素）。注意预防感染，产时严格消毒，并用广谱抗生素，以预防感染诱发肝性脑病。

2. 重症肝炎的处理

(1) 保护肝脏：高血糖素-胰岛素-葡萄糖联合应用能改善氨基酸及氨的异常代谢，有防止细胞坏死和促进肝细胞新生的作用。人血白蛋白能促进肝细胞再生。

(2) 预防及治疗肝性脑病：控制血氨，增加碳水化合物。保持大便通畅，减少氨及毒素的吸收。在治疗肝性脑病过程中，应注意有无脑水肿。

(3) 凝血功能障碍的治疗：补充凝血因子。产前 4 h 至产后 12 h 不宜应用肝素，以免发生产后出血。

(4) 晚期重症肝炎并发肾衰竭的处理：按急性肾衰竭处理，严格控制入液量，一般每天入液量为 500 ml 加前一天尿量。检测血钾浓度，防止高血钾。避免使用损害肾脏的药物。

【护理要点】

1. 现病史　①局部：巩膜黄染、皮肤瘙痒、出血倾向（牙龈出血、皮肤出血点）、蜘蛛痣、肝区疼痛等。②全身：高热、寒战、黄疸、恶心、呕吐、食欲缺乏等。③一般情况：根据产前检查记录了解患者的一般情况，重点了解年龄、身高、体重、一般营养状况，询问预产期、婚育史等，对既往有不良孕产史者要了解原因；观察生命体征，了解心肺有无异常，评估皮肤张力情况,有无水肿。④产程进展情况:了解子宫收缩的情况;了解宫颈扩张和胎头下降情况;了解是否破膜,并描述羊水的颜色、性状、量。⑤胎儿宫内情况:正常胎心率为120~160次/分。⑥辅助检查:常用胎儿监护仪监测胎儿宫内情况。⑦评估有无与肝炎病毒患者密切接触史或曾输血、注射血制品史;评估患者的治疗用药情况及家属对病毒性肝炎相关知识的知晓程度。

2. 健康史　①一般资料:患者姓名、性别、年龄、职业、民族、文化程度、住址等;②既往史:手术史、过敏史、性交史、既往日常生活型态、嗜好,女性患者需了解月经史、婚育史。

3. 家族史　了解家庭或集体发病情况。

4. 各类检查　如护理体检、实验室检查、其他特殊检查结果。

5. 心理-社会评估　评估孕妇及家人对病毒性肝炎的认知程度及家庭社会支持系统是否完善。由于担心感染胎儿,孕妇会产生焦虑、矛盾及自卑心理,应给予重点评估。

【常见护理诊断/合作性问题】

1. 营养失调:低于机体需要量　与疾病所致消化系统功能降低有关。
2. 活动无耐力　与肝功能异常有关。
3. 焦虑　与担心疾病预后有关。
4. 知识缺乏　缺乏有关病毒性肝炎感染途径、传播方式、母儿危害及预防保健知识等。
5. 潜在并发症　产后出血、肝性脑病。

【护理目标】

(1) 母儿在妊娠期、分娩期、产褥期维持良好的状态。

(2) 孕妇及家属了解正确的照护方法。

(3) 各类并发症得到及时发现和处理。

(4) 建立良好的家庭支持系统,减轻孕妇的负面情绪,促进母亲角色的获得。

【护理措施】

1. 妊娠期的护理

(1) 妊娠合并轻症肝炎者

1) 注意休息,加强营养:绝对卧床休息,以减少消耗,避免体力劳动,每天保证9 h的睡眠和适当的午睡;黄疸较深及伴有胆汁淤积的患者,应重点观察病情变化,监督低蛋白饮食,给予低脂、高糖类流质或半流质饮食,少量多餐,以补充所需营养,保证摄入足够热量,注意饮食卫生,保持大便畅通。

2) 定期产检,防止交叉感染:为肝炎患者提供隔离待产室和产房,各类检查操作应执行严格的消毒隔离制度,所有用物使用$2×10^{-6}$ μg/L含氯消毒剂浸泡,定期进行肝功能、肝炎病毒血清病原学标志物的检查,积极治疗各种妊娠并发症,加强基础护理,预防各种感染以免加重肝损害。

3) 阻断乙型肝炎的母婴传播:乙型肝炎病毒阴性的孕妇,于妊娠28周起每4周肌内注射1次乙型肝炎免疫球蛋白(HBIG)200IU,直至分娩。

(2) 妊娠合并重症肝炎者

1) 保护肝功能,积极预防肝性脑病:遵医嘱给予各种保肝药,如六和氨基酸等。严格限制蛋白质的摄入,每天应<0.5 g/kg,增加碳水化合物。保持大便通畅,以减少游离氨及其他毒素的产生及吸收,严禁肥皂水灌肠。严密观察有无性格改变、行为异常及扑翼样震颤等肝性脑病前驱症状。

2) 预防DIC及肝肾综合征:严密监测生命体征,准确严格限制入液量,记录出入量,每天入液量为前天尿量加500 ml液体量。应用肝素治疗时,应注意观察有无出血倾向,且量宜小不宜大。为预防产后出血,产前4 h及产后12 h内不宜用肝素治疗。

2. 分娩期的护理

1) 密切观察产程,促进产妇身心舒适:将孕妇安置于隔离待产室及产房待产分娩,提供安全、舒适的待产环境,主动热情护理肝炎孕妇,消除其孤独和自卑心理,满足其生活需要,指导产妇产程中进食、排尿和休息,促进产程正常进展。

2) 检测凝血功能,预防DIC:分娩前1周注射维生素k_1,每天20～40 mg,配备新鲜血液。密切观察产妇有无口鼻、皮肤黏膜出血倾向,监测出血-凝血时间及凝血酶原等。

3) 正确处理产程,防止母婴传播及产后出血:无特殊情况选择阴道分娩为宜,严密观察产程进展,监护胎心变化,尽量缩短第二产程,予阴道助产,防止产道损伤及新生儿产伤等引起的母婴传播。胎儿娩出后,抽脐血做血清病原学检查及肝功能检查。对重症肝炎产妇,经积极控制24 h后迅速终止妊娠,分娩方式以剖宫产为宜。正确应用催产素,预防产后出血。

4) 预防感染并严格执行消毒隔离制度:产时严格消毒并应用广谱抗生素。产妇应当在隔离房间分娩,如条件不允许,分娩结束后要进行房间空气消毒。即用1%～2%过氧乙酸空气喷雾法,剂量为0.16% g/m^3,喷雾时间为10～15 min,密闭30 min;房间的门窗和床及所接触的其他用具,可用1%～3%甲酚或5%含氯石灰刷洗、浸泡或喷洒。

3. 产褥期的护理

(1) 预防产后出血:观察子宫收缩及阴道流血,加强基础护理,并继续遵医嘱给予对肝脏损害较小的抗生素预防感染。同时开始母亲角色的获得,协助建立良好的亲子关系,提高母亲的自尊心。

(2) 指导母乳喂养:目前认为如乳汁中HBV-DNA阳性不宜哺乳,母血HBsAg、HBeAg及抗-HBc3项阳性及后2项阳性产妇均不宜哺乳。对新生儿进行免疫注射,母亲为携带者(仅HBsAg阳性),建议母乳喂养。对不宜哺乳者,应教会产妇和家人人工喂养的知识和技能。口服生麦芽冲剂或乳房外敷芒硝回乳,因雌激素对肝脏有害,所以不宜用以回乳。

(3) 新生儿免疫:新生儿出生后6 h和1个月时各肌内注射1 ml HBIG;出生后24 h内注射乙型肝炎疫苗30 μg,生后1个月、6个月再分别注射10 μg。有效保护率达95%。

(4) 其他：按医嘱继续为产妇提供保肝治疗指导,加强休息和营养,指导避孕措施,促进产后恢复,必要时及时就诊。

【健康教育】

1. 一般知识指导　向患者认真讲解本病的基本知识、传播途径、预防措施及保护他人和自我保护的方式等。

2. 饮食指导　①妊娠早期出现恶心、呕吐加剧者,要告知患者身心放松,避免精神上的过度紧张,少量多餐。②合理调节饮食,注意饮食营养。此时孕妇的新陈代谢,肝细胞的修复、更新,以及胎儿生长发育都需要营养。在肝炎急性期应进食易消化且含维生素丰富的清淡食品,慢性期可适当进食高蛋白、高维生素、易消化食物。③饮食三忌：忌饮酒、忌盲目进补、忌过食甜食,过多的糖可转化为丙酮酸和乳酸进而合成甘油三酯,致肝脏脂肪沉淀,影响肝功能恢复。

3. 休息与活动指导　①急性乙型肝炎早期和慢性乙型肝炎复发时,应卧床休息,以左侧位为佳,休息状态下可减少机体消耗,减轻肝脏负担,有利于肝功能恢复和胎儿发育。②在肝功能接近正常、自觉症状基本消失后,应进行适当的活动,例如饭后散步等。长期卧床可增加患者精神负担,引起失眠、降低胃肠蠕动功能、影响食物的消化和吸收。

4. 用药指导　进入人体的药物,都要经过血液到肝脏,并在肝脏进行代谢,所以尽可能选择对胎儿、对肝脏无影响或影响小的药物。使用剂量尽可能小些,使用时间要短,并密切观察用药后的反应及病情变化,加强胎儿监护。

5. 妥善处理妊娠　经治疗,肝功能恢复、症状减轻,可继续妊娠,但需定期监测肝功能和胎儿情况。如为进展的慢性肝炎、肝硬化、重症肝炎,应迅速终止妊娠。妊娠中晚期一般不主张终止妊娠,因手术创伤、出血等可增加肝脏负担,但肝硬化失代偿期和重症肝炎经积极治疗后,可考虑终止妊娠。

6. 心理指导　妊娠后患了肝炎,患者常产生较多的心理问题,如担心：胎儿是否被感染？胎儿会不会因病毒感染或用药而致畸？传染给家人怎么办？分娩时母婴是否平安？针对这些心理问题,护士应经常与患者谈心,解答她们的忧虑,讲解妊娠与肝炎相互关联的知识,使患者树立起战胜疾病的信心。

7. 家庭消毒隔离指导　在家庭中,患者和健康人应做好生活上的隔离：食具、茶具、生活用品严格分开,分床、分被褥、分餐,注意个人卫生,用流水洗手。凡患者接触过的物品、被血液和(或)体液污染的物品可采用以下几种消毒方法：煮沸,100℃沸水煮沸 30 min 以上；焚烧被患者污染并弃去的杂物；含氯消毒剂,可按说明参考使用。

【护理评价】

(1) 患者情绪稳定,了解疾病相关知识,积极配合医务人员的诊疗和护理。

(2) 患者并发症的症状得到控制和缓解。

(3) 患者掌握出院后自我照护方法。

学习效果评价·思考题

1. 妊娠合并病毒性肝炎的主要临床表现及治疗方法有哪些?
2. 妊娠合并病毒性肝炎的传播途径有哪些?
3. 妊娠合并病毒性肝炎的护理诊断有哪些?
4. 如何对妊娠合并病毒性肝炎患者进行健康教育?

(陆 艳)

项目二 妊娠合并艾滋病

案例导入

患者,女,29 岁,G_1P_0,孕 39 周。孕 3 个月时当地门诊建卡定期产检,产前检查血压、胎心、胎位等无异常,发现 HIV 抗体检测阳性,$CD4^+$ T 细胞:$400×10^6$/L(400 个细胞/mm³),诊断为 HIV 感染。孕期未予治疗,无不适主诉。患者目前一般情况良好,生命体征平稳,身高 163 cm,体重 65 kg,全身皮肤黏膜完整,无淋巴结肿大,全身无水肿;B 超检查示单胎,头位。无宫缩,未见阴道流水,肛查宫口未开,胎心 145 次/分,入产科病房待产。

请问:该患者入院后护士应从哪些方面进行评估?应从哪些方面给予护理?患者目前存在的主要护理诊断是什么?如何做好患者的消毒隔离?

分析提示

护士应全面评估患者,包括现病史、既往史、临床表现、实验室指标等并做好记录,同时重视患者的心理和消毒隔离,帮助患者平稳度过妊娠期、分娩期、产褥期,教患者正确认知疾病,学会如何以正确的心态应对出现的症状和体征。

【概念】艾滋病即获得性免疫缺陷综合征(AIDS),是由 HIV 感染引起的一种严重的传染性疾病。中国卫生部、联合国艾滋病规划署(UNAIDS)和 WHO 联合对 2011 年中国艾滋病疫情进行了估计,截至 2011 年底,估计中国存活艾滋病病毒感染者和艾滋病患者(PLHIV)78 万人,女性占 28.6%;艾滋病相关死亡 2.8 万人,经母婴传播占 1.1%。

【传播途径】血液传播、性传播和母婴传播是 HIV 感染的三大途径。HIV 存在于感染者的体液,如血液、精液、泪液、阴道分泌物、尿液、乳汁、脑脊液中,可经同性及异性性接触直接传播。HIV 感染的孕妇在妊娠期可通过胎盘将 HIV 传染给胎儿；或分娩时经软产道及出生后经母乳喂养感染新生儿。

> **知识链接**
>
> HIV 阳性妇女所分娩的婴幼儿感染 HIV 的概率为 20%～40%。HIV 母婴传播，在妊娠期、分娩期、母乳喂养期 3 个阶段均可发生。3 个阶段的感染率不同，分别是：妊娠期为 5%～10%，分娩期为 80%～85%，母乳喂养期为 10%。妊娠期全程均可感染 HIV，但是在分娩前 4 周感染风险最高，其次为分娩前 8 周。

【影响母婴传播的危险因素】女性在怀孕期间由于阴道毛细血管脆弱、子宫柱状上皮的产生，性交时较易感染 HIV。如果同时伴有性病感染、疱疹或细菌性阴道炎，HIV 感染概率会成倍增加。

1. 怀孕期危险因素　①病毒载量高：如新近感染、怀孕期间感染 HIV、HIV 感染晚期病毒载量高、怀孕期间胎盘感染；②营养不良；③使用毒品、乙醇和吸烟；④胎盘、绒毛膜性状改变：绒毛膜羊膜炎，子宫侵袭性操作。

2. 分娩期危险因素　①母亲因素：a.病毒载量高；b.破膜时间>4 h；c.产时大出血：侵袭性产科操作（如使用产钳），会阴侧切，器械助产。②新生儿因素：a.早产儿；b.低体重儿。

3. 哺乳期危险因素　①母亲病毒载量高：感染早期和感染晚期；②乳房病变：如充血、乳头皲裂、乳腺炎；③母亲营养不良；④混合喂养；⑤母乳喂养时间长；⑥婴儿感染：如鹅口疮、胃肠炎。

除上述的各种危险因素外，如果怀孕期间出现自然流产、畸胎和死胎也会增加 HIV 感染概率。

【对妊娠的影响】除使用毒品等因素外，HIV 感染本身对妊娠无直接影响（在出生体重、分娩孕龄及流产率等方面），但妊娠会影响母体免疫系统功能，加速从感染 HIV 到发展为艾滋病的病程，也加重了艾滋病和相关综合征的病情。免疫力下降、崩溃，导致机会性感染、全身严重感染及恶性肿瘤等各种疾病的发生，增加母儿死亡率。在美国，艾滋病已成为育龄妇女和 1～4 岁儿童前 10 位致死原因之一。

【对胎儿及新生儿的影响】宫内感染为 HIV 垂直传播的主要方式。HIV 感染的孕产妇在妊娠期可通过胎盘在宫内传播感染胎儿，或分娩时经软产道及出生后经母乳喂养感染新生儿。HIV 感染的儿童中有 85% 为受 HIV 感染母亲传播。母乳中含有 HIV，感染 HIV 的母亲进行哺乳，可增加将 HIV 传播给婴儿的风险，为降低风险，产后不应哺乳。鉴于 HIV 感染对胎儿、新生儿高度的危害性，对 HIV 感染合并妊娠者可建议终止妊娠。

【临床表现】艾滋病潜伏期不等,6 个月至 5 年或更长,儿童最短,妇女最长。对孕产妇进行艾滋病症状观察、CD4 T 细胞计数及病毒载量检测、对感染状况评估,以确定临床分期。

急性期类似传染性单核细胞增多症,高危人群如出现原因不明的发热、乏力、体重减轻超过 10%,长期腹泻或反复发生机会性感染者,应疑为艾滋病。

【诊断】主要依靠实验室检查。

1. 流行病学　有与 HIV 感染者或艾滋病患者密切接触史、静脉注射毒品史、使用进口血液制品史,性紊乱及多个性伴侣、多种性传播性疾病史等。

2. 实验室检查　HIV 感染的确诊必须依靠实验室检查。HIV 抗体阳性方可确诊为急性 HIV 感染。无任何临床表现,HIV 抗体阳性,CD4 T 细胞总数正常,CD4/CD8＞1,血清 p24 抗原阴性应诊断为无症状 HIV 感染。诊断艾滋病除具有流行病史、临床表现外,应有抗 HIV 抗体检测阳性,CD4 T 细胞总数＜$200×10^6$/L(200 个细胞/mm^3)或 $(200\sim500)×10^6$/L(200～500 个细胞/mm^3)、CD4/CD8＜1,血清 p24 抗原阳性,周围血白细胞计数、血红蛋白下降,$β_2$ 微球蛋白血水平增高。查见艾滋病合并机会性感染病原学或肿瘤病理依据均可协助诊断。

【治疗要点】治疗目前主要采用抗病毒药物及一般支持对症治疗。受 HIV 感染孕产妇若在产前、产时或产后正确应用抗病毒药物治疗,其新生儿 HIV 感染率显著下降（＜8%）。核苷反转录酶抑制剂齐多夫定(zidovudine,ZDV)对 HIV 母婴垂直传播的防治作用是肯定的,并且属于妊娠期 C 类药物,是唯一经美国食品药品监督管理局(FDA)批准用于治疗 HIV 感染的药物。

1. 孕产妇治疗

(1) 药物治疗:齐多夫定可降低 HIV 的围生期传播率。$CD4^+$ T 细胞计数＞$200×10^6$/L(200 个细胞/mm^3)妊娠妇女,从妊娠 14～34 周开始服用齐多夫定(100 mg,口服每天 5 次)至分娩。分娩开始时,初次剂量 2 mg/kg,然后再按每小时 1 mg/kg 持续静滴,直至分娩结束。

(2) 其他治疗:加强营养,应用免疫调节药物干扰素、IL-2、中药香菇糖片等,加强全身支持,治疗机会感染及肿瘤。有报道对 HIV 感染的孕妇,于孕 28 周左右,适当补充维生素 A,可促进胎儿发育,降低 HIV 传播的危险性。HIV 感染孕妇,从分娩前开始,每隔 6 h 用 0.2% 氯己定清洗阴道,可明显降低新生儿 β 链球菌感染率。

2. 分娩方式　择期剖宫产较阴道分娩对于婴儿有显著的保护作用,传播率分别为 1.8% 和 10.5%。建议在妊娠 38 周时行选择性剖宫产以降低 HIV 母婴传播。

3. 新生儿治疗　①目前的主要方案是奈韦拉平,新生儿出生后 24 h 内喂第 1 次药,每 24 小时 1 次,连服 28 d;②由于乳汁可传播 HIV,因此,不推荐 HIV 感染母亲母乳喂养。

> **知识链接**
>
> 产后 HIV-1 传播的主要途径是母乳喂养,传播的危险性是 10%～20%。改变喂养方式,以人工喂养替代母乳喂养是预防 HIV-1 母婴传播的一个重要措施。所以在有条件的情况下,尽量采用人工喂养的方法。人工喂养应充分注意各种营养成分的搭配。

【护理评估】

1. 现病史

(1) 一般情况:记录了解患者的一般情况,如年龄、身高、体重、一般营养状况,询问预产期、婚育史等,对既往有不良孕产史者要了解原因;观察生命体征,检查心肺有无异常,评估皮肤张力情况,有无水肿等。

(2) 产程进展情况:了解子宫收缩的情况,宫颈扩张和胎头下降情况,是否破膜,并描述羊水的颜色、性状和量。

(3) 胎儿宫内情况:正常胎心率为 120～160 次/分。

(4) 辅助检查:常用胎儿监护仪监测胎儿宫内情况。

(5) 其他:评估有无与艾滋病患者密切接触史或曾输血、注射血制品史;评估患者的治疗用药情况及家属对艾滋病相关知识的知晓程度。

2. 健康史

(1) 一般资料:患者姓名、性别、年龄、职业、民族、文化程度、住址等。

(2) 既往史:手术史、过敏史、性乱交史、既往日常生活型态、嗜好,了解月经史、婚育史。

3. 家族史　了解患者家庭或集体发病情况。

4. 各类检查　如护理体检、实验室检查、其他特殊检查结果。

5. 心理-社会评估　评估孕妇及家人对艾滋病的认知程度及家庭社会支持系统是否完善。由于担心感染胎儿,孕妇会产生焦虑、矛盾及自卑心理,应给予重点评估。

【常见护理诊断/合作性问题】

1. 知识缺乏　缺乏有关艾滋病感染途径、传播方式、母儿危害及预防保健等知识。

2. 预感性悲哀　与艾滋病病毒感染造成的后果有关。

3. 潜在并发症　与各类机会性感染和肿瘤的发生、心理症状有关。

【护理目标】

(1) 孕产妇的情绪稳定,能配合护理人员与家人采取有效应对措施。

(2) 产妇能进入母亲角色,能关心爱护婴儿。

(3) 孕产妇的生理、心理行为正常。

【护理措施】

1. 心理护理　加强心理护理可缓解孕产妇的心理压力,孕妇特别易于焦虑、敏感、多虑、猜疑等,如果再得知感染了 HIV,由于其心理应激引起的矛盾冲突,更容易导致、恐惧、悲观抑郁、绝望、自卑、羞愧、罪恶、束手无策等不愉快情绪,常出现烦躁不安、失眠、躯体症状,现实感丧失或人格解体,害怕被别人知道而遭受冷落、歧视等。调查显示,HIV 阳性孕妇躯体化、强迫、人际关系、抑郁、焦虑、敌对、恐怖、偏执 8 个因子评分均高于国内常模,说明 HIV 阳性孕妇存在着特别明显的心理问题。

艾滋病孕妇害怕亲人的不理解,害怕被丈夫抛弃,特别是丈夫为 HIV 阴性者,担心胎儿受到感染等,常常封闭自己,隐瞒自己真实的信息、病情,对别人无信任感,怀疑甚至敌视别人等,其情感非常脆弱,心理所承受的巨大压力是常人难以想象的,这种心态不仅增加生理和心理上的痛苦,且影响其引产、分娩及手术后恢复的效果。由于 HIV 阳性孕妇与一般孕妇相比存在着明显的心理障碍,相比正常孕妇有更高的心理需求,主要表现为盼望得到更多的理解、重视和关爱;盼望了解更多的有关艾滋病及其母婴阻断的相关知识;盼望得到更高水平的治疗和精心优质的护理;盼望得到更加丰富的物质和精神生活。

HIV 阳性孕产妇的心理问题错综复杂,应加强对这一人群的临床心理护理,使其了解艾滋病传播的基本知识和预防措施,能够有效地减轻孕产妇的心理压力。进行一对一交流沟通,并在医护之间强调保护性医疗原则,即孕妇入院后,安排经过培训的护士专人负责,以孕妇的背景信息为切入点,给予一定的心理指导。在临床心理护理过程中,护理人员应善于运用激励法,如给患者讲解艾滋病的相关知识,介绍若实行有效的母婴阻断等方法,将有效降低婴儿的患病率,帮助她们树立希望,舒缓心理压力。在做好保护性医疗的前提下,做好患者的心理护理尤其重要。

2. **专科护理** 应严密监测宫缩情况,在出现宫缩前即行剖宫产术。

(1) 剖宫产分娩:一项包含 15 项研究、780 多对母婴的荟萃(Meta)分析显示,分娩方式与母婴传播有明显关系,剖宫产术可降低艾滋病的母婴传播。南美和欧洲的两项包括 100 对母婴的研究显示,与其他分娩方式相比,选择性剖宫产术可使母婴传播的风险降低 50%。择期剖宫产术可降低母婴传播机会,一般择期剖宫产术时机选择在妊娠 38 周左右,宫缩未发动之前。当孕妇病毒载量<1 000 cp/ml 时,可选择阴道分娩,此时行剖宫产对预防艾滋病母婴传播没有明显作用。

(2) 阴道分娩:只有在来不及剖宫产或病毒载量<1 000 cp/ml 时选择阴道分娩,但要尽量缩短产程,避免过强宫缩,缩短胎膜早破时间,避免宫内胎儿头皮电极监测、会阴侧切术、人工破膜、产钳或吸引助产等产科损伤性操作。在接生时特别注意会阴的保护,防止会阴裂伤。当胎头娩出后,右手注意保护患者会阴,不急于娩出胎儿胎肩,先以左手自鼻根向下颌挤出胎儿口鼻腔内的黏液和羊水,以减少感染机会。

(3) 加强产后护理:严密观察子宫收缩、阴道出血情况,及时使用缩宫剂,避免子宫收缩乏力引起产后出血。定时巡视,按压宫底,测量血压、脉搏,并记录,如有异常及早处理。

(4) 注重乳房护理:母乳喂养传播占母婴传播的 12%。母乳中含有 HIV,初乳和早期乳中平均病毒载量明显高于分娩后 14 d 的成熟乳,乳汁内的病毒通过口腔或胃肠道造成新生儿感染,乳腺发生感染等疾病时母婴传播的概率明显增加,故应对婴儿实行人工喂养,阻断 HIV 经母乳传播。产后第 2 天予以生麦芽、维生素 B$_6$ 口服及皮硝外敷回奶。及时处理乳房胀痛,通常采取局部热敷和按摩相结合的方法清除乳房内郁积的乳汁,否则极易引起急性乳腺炎。

3. **加强消毒隔离**

(1) 在施行手术时应注意自我保护,如戴双层手套、穿防护镜、穿防渗透围裙、穿防护鞋。术中器械传递采取托盘式传递方式,避免手中传递器械,及时撤除不必要的锐利器械,避免意外损伤,可有效预防职业暴露。护理患者时应穿隔离衣、戴手套。

(2) 接触患者的一切用物应相对固定,专人专用,标有明显标识。污染的器械在处置时按消毒浸泡(2%戊二醛浸泡 2 h),然后清洗,并进行灭菌。患者用过的一次性物品、污染的被服、敷料用标有红色标识的黄色污物袋双袋密封集中焚毁。

(3) 患者应安置在独立病房,保持周围环境安静;在隔离手术室手术。病室内应保持空气流通,地面用 1 000 PPM 三氯消毒液湿拖,各种物品表面用 1 000 PPM 三氯消毒液纸巾擦拭,每天 2 次,紫外线消毒每天 1 次,严格控制室内人员的流动。

4. **饮食护理** 孕妇本身需要高蛋白、高热量、高维生素、易消化的饮食,而 HIV 感染孕产妇食欲差,容易引起营养不良。营养不良,尤其是多种维生素的缺乏,也会影响 HIV 的垂直传播。如维生素 A 的缺乏,可以影响阴道黏膜或胎盘组织的完整性,并使母体和胎儿免疫力下降,利于病毒进入母乳和胎儿胃肠道,从而促进病毒的传播。向患者解释合理饮食有助于提高免疫力和抗病能力,指导其加强营养,多饮水,少量多餐,忌油腻、辛辣饮食。

5. **新生儿护理**

(1) 婴儿娩出后,断脐要迅速,特别注意不要把母血挤向胎儿方向,尽快吸干净口鼻分泌物,擦净婴儿身上的血迹。新生儿娩出后,护士立即擦净新生儿身上母体的血液、体液。清理呼吸道时一般只轻吸口腔内分泌物,不做深部吸痰,以避免造成口腔及消化道黏膜损伤。婴儿断脐后即用清水进行彻底的沐浴,并予以鼻腔、耳孔的清理,缩短和减少有传染性母亲分泌物及血液与胎儿身体表面的接触时间。手法轻柔,避免损伤新生儿皮肤和黏膜。

(2) 新生儿出生后尽快喂药。目前的主要方案是奈韦拉平,新生儿出生后 24 h 内喂服第 1 次药,每 24 小时 1 次(必须准点喂服),每次按 2 mg/kg 计,最大不超过 6 mg,婴儿服药 28 d。时间安排在 2 次喂奶间较好,可避免呕吐,便于观察。为了提高新生儿服药准确性与依从性,护士对每个婴儿服药时间进行严格交接班。取药使用一次性 1 ml 注射器,以严格掌握量的准确性。

6. **健康宣教** 应指导产妇产后注意休息,喂奶前应洗净双手;产妇餐具单独使用,用后煮沸消毒;母婴间减少密切接触,产妇不能和婴儿口对口亲嘴、喂食、呼吸,母婴需分床睡觉;保护母婴皮肤黏膜完整性,若产妇或婴儿有皮肤损伤出血时,应立即包扎止血,防止再感染及交叉感染;同时指导产妇及家属正确处理恶露。长期避孕,产后 42 d 行母婴健康检查。保持良好的生活习惯和心理状态,注意自我保护,提高生存质量。

第八章 特殊传染病人群的护理

【护理评价】

(1) 产妇及家属获得有关艾滋病的相关知识,积极地面对现实。

(2) 妊娠及分娩经过顺利。

(3) 产妇表现出较好的母性行为,母亲角色适应良好。

> **学习效果评价·思考题**
>
> 1. 影响母婴传播的危险因素有哪些?
> 2. 艾滋病母婴阻断的方法有哪些?
> 3. 妊娠合并艾滋病常见的护理诊断有哪些?
> 4. 如何做好妊娠合并艾滋病患者的消毒隔离?

(陆 艳)

项目三 婴幼儿合并肺结核

案例导入

患儿,女,3岁。因发热、胸痛、咳嗽、血痰1周入院。近3个月来有低热,为午后体温升高,咳嗽,给予抗感冒药物治疗,疗效欠佳。近1周来体温较前升高,咳嗽加剧,伴血痰。半年来有明显食欲缺乏,消瘦,夜间盗汗。入院检查:体温38℃,脉搏88次/分,呼吸28次/分,神志清楚,发育正常,营养稍差,消瘦,查体合作,胸部体检无明显异常。胸部X线检查:可见双肺纹理增粗,右肺尖有片状阴影。PPD试验强阳性。痰细菌培养和抗酸染色涂片检查均为阴性;再次取痰送检,经浓缩集菌后涂片,抗酸杆菌阳性。

请问:该患儿入院后,护士应从哪些方面对其进行评估?该患儿存在哪些护理问题?如何对患儿及家属做好健康指导?

分析提示

护士应全面评估患儿,包括现病史、既往史、临床表现、实验室指标等并做好记录,同时对患儿的发热、咳嗽、盗汗症状及营养状况加强观察并提供相应护理措施,重视心理护理,对患儿和家长做好疾病指导和宣教,促进患儿康复。

【概述】小儿结核病(tuberculosis in children)是由结核分枝杆菌引起的一种慢性、传染性疾病,可侵及许多脏器,以原发性肺结核最为常见。严重者可经血行播散引起粟粒性结核和结核性脑膜炎。小儿初次感染结核菌后是否发病,主要与机体的免疫力、细菌的毒力和数量有关。

> **知识链接**
>
> 　　新中国成立前,结核病在我国蔓延极广,是我国最主要的慢性传染病之一,也是危害儿童健康和生命的严重疾病。近10~20年来虽然结核病的流行情况有了明显好转,但仍是广泛流行的慢性传染病。儿童结核病感染率、患病率和病死率都有明显下降。如北京市城区初生至14岁小儿的结核病病死率,自1949年的151.2/10万至近10多年已降低到零。小学生患病率自20世纪50年代的2‰左右降低到80年代的0.4‰,中学生患病率从50年代的5‰降为80年代的2‰,全国各地发展不平衡,有地区患病率下降不满意。1990年全国流行病调查资料表明,7岁儿童感染率为6.6%,年感染率为0.97‰,在世界上仍属高感染水平。

【病原学】结核分枝杆菌属于放线菌目,分枝杆菌科的分枝杆菌属,为有致病力的耐酸菌。主要分为人、牛、鸟、鼠等型。对人有致病性者主要是人型菌,牛型菌少有感染。结核菌对药物的耐药性,可由菌群中先天耐药菌发展而形成,也可由于在人体中单独使用一种抗结核药而较快产生对该药的耐药性,即获得耐药菌。

【流行病学】

1. 传染源　结核病的传染源主要是痰涂片或培养阳性的肺结核患者,其中尤以痰涂片阳性者肺结核的传染性为强。

2. 传播途径　结核分枝杆菌主要通过呼吸道传染,活动性肺结核患者咳嗽、喷嚏或大声说话时,会形成以单个结核菌为核心的飞沫核悬浮于空气中,从而感染新的宿主。此外,患者咳嗽排出的结核菌干燥后附着在尘土上,形成带菌尘埃,亦可侵入人体形成感染。经消化道、泌尿生殖系统、皮肤的传播极少见。

3. 人群易感性　任何年龄的儿童都能发生结核病,但是最常发生的年龄段是1~4岁。HIV感染和严重营养不良,以及新诊断痰涂片阳性患者家属的接触者是儿童患结核病的主要危险因素。

【发病机制与病理改变】原发型肺结核包括原发综合征与支气管淋巴结结核,为结核菌初次侵入肺部后的原发感染,是小儿肺结核的主要类型。多呈良性经过,但亦可进展,导致干酪性肺炎、结核性胸膜炎,或恶化进展为血行播散型肺结核或结核性脑膜炎。结核分枝杆菌吸入肺,常在肺形成原发病灶。原发灶多见于胸膜下,在肺上叶底部和下叶上部,以右侧多见。其基本病变是渗出、增殖与坏死。原发综合征病变由3部分组成:肺部原发病灶、肿大的淋巴结和两者相连的发炎淋巴管。原发性肺结核的病理转归:吸收好转、钙化或硬结。此种转归最常见,是小儿结核病的特点之一。病变进展:产生空洞、支气管淋巴结周围炎、支气管内膜结核和干酪性肺炎、结核性胸膜炎。病变恶化:血行播散导致急性粟粒性肺结核或全身性急性粟粒性结核病。

【临床表现】

1. 症状　儿童患者主要表现为低热和结核中毒症状,呼吸系统症状多不明显,如出现咳嗽、多痰、咯血或呼吸困难等,多为病情已经严重的表现。婴幼儿的表现可能更急,类似于急性肺炎。

2. 体征　肺部体征不明显,与肺内病变不成比例,只有在病灶范围广泛弥漫或有空洞时,才有相应的体征,浅表淋巴结轻度或中等度肿大,肝脾可轻度肿大。此外,应注意有无高度过敏表现,如结节性红斑、疱疹性结膜炎和瘰疬性面容等。部分患儿出现体重下降和生长停滞。肺外结核出现相应体征,如无痛性关节肿大、无痛性颈淋巴肿大、心包积液、胸腔积液,脊柱结核出现驼背等。

3. 肺结核的分型和分期

（1）分型

1）原发型肺结核（Ⅰ型）:肺内渗出病变、淋巴管炎和肺门淋巴结肿大的哑铃状改变的原发综合征,儿童多见,或仅表现为肺门和纵隔淋巴结肿大。

2）血行播散型肺结核（Ⅱ型）:包括急性粟粒型肺结核和慢性或亚急性血行播散型肺结核两型。急性粟粒型肺结核:两肺散在粟粒大小的阴影,大小一致、密度相等、分布均匀,随病期进展可互相融合;慢性或亚急性血行播散型肺结核:两肺出现大小不一、新旧病变不同,分布不均匀,边缘模糊或锐利的结节和索条阴影。

3）继发型肺结核（Ⅲ型）:本型中包括病变以增殖为主、浸润病变为主、干酪病变为主或空洞为主的多种改变。浸润型肺结核:X线常表现为云絮状或小片状浸润阴影,边缘模糊（渗出性）或结节、索条状（增殖性）病变,大片实变或球形病变（干酪性,可见空洞）或钙化;慢性纤维空洞型肺结核:多在两肺上部,亦为单侧,大量纤维增生,其中空洞形成,呈破棉絮状,肺组织收缩,肺门上提,肺门影呈"垂柳样"改变,胸膜肥厚,胸廓塌陷,局部代偿性肺气肿。

4）结核性胸膜炎（Ⅳ型）:病侧胸腔积液,小量为肋膈角变浅,中等量以上积液为致密阴影,上缘呈弧形。

（2）分期

1）进展期:新发现的活动性肺结核,随访中病灶增多增大,出现空洞或空洞扩大、痰菌检查转阳性、发热等临床症状加重。

2）好转期:随访中病灶吸收好转,空洞缩小或消失,痰菌转阴,临床症状改善。

3）稳定期:空洞消失,病灶稳定,痰菌持续转阴性（1个月1次）达6个月以上;或空洞仍然存在,痰菌连续转阴1年以上。

【实验室及其他检查】

1. 血常规及血沉检查　白细胞计数正常或轻度增高,血沉增快。

2. 病原学检查　采用涂片、集菌方法,抗酸染色检出阳性有诊断意义。也可行结核菌培养、动物接种,但时间长。结核菌聚合酶链反应(PCR)阳性有辅助诊断价值。

3. **结核菌素试验** 旧结核菌素(OT)或纯化蛋白衍生物(PPD)皮试,强阳性者有助诊断。

4. **特异性抗体测定** 酶联免疫吸附试验,血中抗 PPD-IgG 阳性对诊断有参考价值。

5. **胸腔积液检查** 腺苷脱氨酶(ADA)含量增高有助于诊断,与癌性胸腔积液鉴别时有意义。

6. **影像学检查** 胸部 X 线检查为诊断肺结核的必备手段,可判断肺结核的部位、范围、病变性质、病变进展、治疗反应、判定疗效的重要方法。

【诊断要点】

1. **详细的病史** 包括结核病接触史和结核症状。密切接触者的定义是与痰涂片涂阳肺结核传染源居住在同一个家庭或者频繁接触(如儿童保姆)。大多数结核病儿童表现为慢性症状,如慢性咳嗽、低热、体重减轻或停滞生长。

2. **结核菌素皮肤试验(TST)** 高危儿童(重度营养不良和 HIV 感染的患儿):硬结直径≥5 mm,其他儿童(不论是否接种过卡介苗)硬结直径≥10 mm,可认为 TST 试验阳性。

3. **细菌学确诊** 可以用标本及其他实验室检查来确诊儿童结核病。标本主要包括痰液、胃液抽取物或其他物质(如淋巴结活组织检查物及其他活组织检查物)。

【治疗要点】

1. **一般治疗** 患者应卧床休息,减少活动量,咯血期间严格卧床休息,注意口腔卫生,预防合并感染。

2. **病原治疗** 抗结核药物治疗的主要作用在于缩短传染期、降低感染率、患病率及病死率。对于每个具体患者,则为达到临床及生物学治愈的主要措施,合理化治疗是指对活动性结核病坚持早期、联用、适量、规律和全程使用敏感药物的原则。抗结核治疗分为两个阶段:强化期和巩固期。抗结核药物内容见本教材结核病章节。

3. **肾上腺皮质激素** 可用于复杂形式的结核病,如结核性脑膜炎、淋巴结结核并发气道阻塞、心包结核等。常用的皮质激素是泼尼松,用量为 2 mg/(kg·d)。停药前剂量应在 1~2 周内逐渐减少。

【预防】

1. **管理传染源** 如发现儿童结核患者,应立即入院治疗,其家庭成员应做预防性体检,及时发现家庭内结核病传染源,防止继续传染给其他儿童。

2. **切断传播途径** 呼吸道隔离。痰菌阳性的患儿佩戴口罩,痰液及呕吐物用含氯消毒剂浸泡 1 h 后倒入下水道。碗筷要消毒煮沸,被褥、衣服需阳光暴晒。室内定时开窗通风。

3. **保护易感人群** 新生儿接种卡介苗,可以提高儿童对结核病的抵抗力,减少全身血行播散性结核和结核性脑膜炎的发生,但由于卡介苗保护力不够强,还不能完全防止结核病的发生。对重度营养不良及 HIV 感染的儿童要做好保护性隔离。

【预后】儿童结核病早期治疗预后较好,结核性脑膜炎为其主要死亡原因。

【护理评估】

1. 现病史 ①局部:浅表淋巴结无痛性肿大并伴有粘连,尤其在颈部;②全身:持续2周以上的发热,结核中毒症状如食欲缺乏、盗汗等,早期性格改变、呕吐、消瘦等表现。

2. 健康史 ①一般资料:患者姓名、性别、年龄、职业、民族、住址,有无预防接种史等;②既往史:手术史、过敏史,既往日常生活型态和居住条件,既往健康状况,有无结核过敏表现、佝偻病及过度疲劳的情况,有无结核病接触史、既往结核病史及近期急性传染病史。

3. 各类检查 如护理体检、实验室检查及其他特殊检查结果。

4. 心理-社会评估 评估患儿及家长的心理状态,评估家长对病情、隔离方法、服药等知识的了解,家庭的经济承受能力。目前享有的医疗保健待遇、经济状况、家庭成员对患儿的态度和对疾病的了解、社会支持系统状况。

【常用护理诊断/合作性问题】

1. 营养失调:低于机体需要量 与食欲缺乏、消耗过多有关。

2. 疲乏 与结核分枝杆菌感染中毒有关。

3. 有传播感染的危险 与呼吸道排出病原体有关。

4. 焦虑 与需要长期治疗、隔离有关。

5. 知识缺乏 家长及患儿缺乏隔离、服药的知识。

【护理目标】

(1) 患儿摄入的营养素达到机体需要量,体重在正常范围之内。

(2) 住院期间无感染表现。

(3) 患儿和家长情绪稳定,焦虑心情减轻。

(4) 家长能了解疾病的治疗过程,及时发现患儿用药后的不良反应,采取有效措施并及时复诊,能积极配合治疗和护理。

【护理措施】

1. 一般护理 痰菌阳性患儿需佩戴口罩,实施严密呼吸道隔离。肺结核是一种消耗性疾病,应保证营养供给,给予高能量、高蛋白、高维生素的饮食,如牛奶、鸡蛋、瘦肉、鱼、豆腐、新鲜水果、蔬菜等以增强抵抗力,促进机体修复能力和病灶愈合。发热期间卧床休息,防止感染,每天清洁口腔1~2次,如病情允许可雾化吸入局部给药帮助祛痰。控制活动量,防止大咯血。

2. 病情观察 注意观察患儿的生命体征及结核全身中毒症状,注意患儿的食欲及活动能力,有无呼吸困难、胸闷、咯血等症状。

3. 对症护理 ①高热护理:保持床单位清洁干燥,及时更换衣物,嘱患儿多饮水,遵医嘱物理降温及使用退热药物,监测体温变化并准确记录;②对结核合并感染或胸腔积液时所致的胸闷、气促、呼吸困难予以吸氧及胸膜腔穿刺抽液,胸痛时改变体位。

4. 用药护理 按照抗结核药物使用原则做好用药指导,抗结核药物不良反应大,易引起肝肾功能异常,服药初期应每1~2周检查一次肝肾功能。

5. 心理护理　结核病治疗时间长,患儿易发生焦虑,抑郁或恐惧心理,心理障碍会影响身心,使其失去战胜疾病信心,因此应该根据不同年龄,予以健康心理护理指导;仔细观察每位患儿的病情特点,有针对性地予以心理疏导,消除其对疾病的治疗方案不正确认识,或药物不良反应的误导,鼓励增强自信心,以积极的态度配合护理,争取早日康复。

6. 健康指导　做好疾病知识宣教,如疾病危险因素、主要症状等,帮助患者和家属正确认识疾病,树立康复的信心。指导患者和家属细心观察、及早识别病情变化。向患者及家属强调积极配合治疗、休息与隔离的重要性。嘱患者养成良好的个人卫生习惯,流行期间避免前往空气不流通、人口密集的公共场所。指导患者遵医嘱用药,且能识别所服药物的不良反应。定期复查,完成疗程是治愈结核病的关键。卡介苗接种是预防新生儿患结核病的主要措施,因此应向患者和家属讲述预防接种的重要性。

【护理评价】

(1) 患儿所需能量得到满足;能保持日常活动量。

(2) 患儿未发生压疮和继发感染。

(3) 家长的焦虑心情减轻。

(4) 患儿及家长掌握一定的疾病相关知识,积极配合治疗。

学习效果评价·思考题

1. 儿童结核病的主要传染源是什么?
2. 儿童结核病的临床表现有哪些?
3. 儿童结核病药物治疗的原则是什么?
4. 如何对结核病患儿及家属进行健康指导?

(侯黎莉　黄亚菊　黄　蓓)

第九章　新发传染病患者的护理

> **学习目标**
> 1. 识记新发传染病的常见症状、体征、传播途径。
> 2. 识记新发传染病的护理措施。
> 3. 理解新发传染病的消毒隔离要求。
> 4. 理解新发传染病的专科护理技术及常用诊疗的护理要点。
> 5. 学会运用护理程序对新发传染病患者进行正确评估、制订护理计划并实施及评价。

自地球上出现人类以来,传染病就一直威胁着人类的健康和生命。直到20世纪中期,抗生素及疫苗的发展,人类才在与传染病的斗争中稍占上风。但由于生态环境的不断恶化、人口的迅速增长与流动、人们不良生活方式及滥捕乱杀野生动物等原因,使病原微生物进一步由野生、家饲动物向人类转移,促使了严重急性呼吸综合征、人禽流行性感冒、发热伴血小板减少综合征等新型传染病的发生,也导致了西尼罗热等老传染病的再度肆虐。

项目一　人禽流行性感冒

> **案例导入**
>
> 患者,男,35岁。3月4日到菜场购买活鸡,由屠宰点宰杀后红烧食用。3月10日自觉不适,腰部酸痛,类似感冒发热,伴有畏寒,3月11日开始自服百服宁等药未改善。3月14日9:00出现高热,体温39.8℃,咳嗽、咳白痰,至医院就诊,诊断肺部感染、呼吸衰竭,予以吸氧、抗感染治疗病情无好转,呼吸困难加重,予以BiPAP呼吸机支持呼吸,利巴韦林、亚胺培南/西司他丁(泰能)、阿奇霉素抗感染、赖氨比林、地塞米松等综合治疗。
> 请问:该患者入院后护士应如何留取标本?医护人员应如何做好自身防护和隔离治疗?患者目前存在的主要护理问题是什么?如何做好患者的心理护理和健康教育?

分析提示

患者入院后,护士应按传染病要求进行自身防护后再留取标本,对患者进行隔离抢救,解除高热、咳嗽、咳痰症状,加强呼吸道护理,保持呼吸通畅,重视心理护理和健康教育,帮助患者消除对疾病的恐惧,告知治疗的注意事项,鼓励患者积极主动配合治疗,争取早日康复。

【概述】人禽流行性感冒(human avian influenza)简称人禽流感,是指禽流感病毒由于种种原因突破种属屏障而感染人,从而表现出一定的临床症状。既往确认感染人的禽流感病毒症状表现各不相同,可以表现为呼吸道症状、结膜炎,甚至死亡。

知识链接

人感染高致病性禽流感受到了高度关注,因为人类对禽流感病毒普遍缺乏免疫力,感染后病死率高,且目前无特效药和疫苗等。据WHO的统计,从2003至2012年5月止,世界上共有15个国家和地区的604人感染H5N1禽流感,其中357人死亡,病死率60%。人禽流感不仅造成了人类的伤亡,同时重创了家禽养殖业。

【病原学】禽流感病毒属于甲型流感病毒,是一种核糖核酸(RNA)病毒,属正黏病毒科、流感病毒属。根据致病性可分为高、中、低/非致病性3级。当禽流感病毒在复制过程中发生基因重配,致使结构发生改变,获得感染人的能力,才可能造成人感染禽流感疾病的发生。

禽流感病毒对乙醇、氯仿、丙酮等有机溶剂均敏感,对热比较敏感,65℃加热30 min或煮沸(100℃)2 min以上可灭活。病毒对低温抵抗力较强,在有甘油保护的情况下可保持活力1年以上。病毒在直射阳光下40~48 h即可灭活,如果用紫外线直接照射,可迅速破坏其传染性。

【流行病学】多数证据表明存在禽-人传播,可能存在环境-人传播,以及少数非持续的H5N1人间传播。目前认为,H7N9禽流感患者是通过直接接触禽类或其排泄物污染的物品、环境而感染。

1. 传染源 人禽流感的传染源主要为患禽流感或携带禽流感病毒的鸡、鸭、鹅等禽类,特别是鸡;野禽在禽流感的自然传播中也扮演了重要角色。

2. 传播途径 病毒可通过呼吸道及消化道传染给人,人类直接接触受禽流感病毒感染的家禽及其粪便或被带有相当数量病毒污染的物品也可被感染。目前尚无人-人传播的确凿证据。

3. 人群易感性 一般而言,人类对禽流感病毒并不敏感,任何年龄均可被感染,但在已发现的感染病例中,13岁以下儿童属于易感人群,感染后病情较重。

4. 高危人群 主要是从事禽类养殖、销售、宰杀、加工业者,以及在发病前1周内接触过禽类者。

【临床表现】

1. 临床症状 潜伏期一般为1~3 d,通常在7 d以内。常见症状为高热、咳嗽、咳痰、呼吸困难等,其中呼吸困难呈进行性加重,在短期内出现急性呼吸衰竭。相当一部分患者表现为流感样症状和消化系统症状等。

2. 体征 体格检查可发现受累肺叶段区域实变体征,包括叩诊为浊音、语颤增强等。疾病初期常见于一侧肺的局部,但随病情进一步恶化,可扩展至双肺的多个部位,肺内可闻及细湿啰音。

知识链接

引发流行性感冒的H7病毒通常是一组在禽类中传播的流感病毒。H7N9病毒属于H7病毒大类下的一个亚群。虽然偶尔会有某些H7病毒(H7N2、H7N3、H7N7)感染人类的报道,但没有人类感染H7N9病毒的报道,直到2013年中国报告出现了这种病例。人感染H7N9禽流感在我国发生以后,不少患者一经确诊,病情就非常重,甚至因抢救无效而死亡。

近年监测发现,在特定情况下,高致病性、低致病性、非致病性禽流感均可能导致人类感染,其健康受影响的后果也不一。多数情况下,禽流感病毒可机会性感染人体,导致人体免疫反应,但不一定会导致发病、死亡等严重后果。同时也发现,禽类高致病性(如H5N1)、低致病性(如H7N9)禽流感病毒,感染人体后可能导致严重疾病后果。

【诊断】根据流行病学接触史、临床表现及实验室检查结果,并排除其他类似疾病后,可做出人感染禽流感的诊断。对患者1周内曾到过禽流感疫区,或与家禽有密切接触史(如从事家禽养殖、贩卖、运输、屠宰加工业等)或病前1周内去过家禽饲养或销售场所,则作为人禽流感重要的流行病学依据,此时患者若出现人禽流感的临床症状及体征,可作出人禽流感的临床诊断。

【治疗要点】

1. 对症治疗 可吸氧、应用解热药、缓解鼻黏膜充血药、止咳祛痰药等。小儿禁用阿司匹林或含阿司匹林及其他水杨酸制剂的药物,避免引起小儿Reye综合征。

2. 抗流感病毒治疗 应在发病48 h内试用抗流感病毒药物。

(1)神经氨酸酶抑制剂:奥司他韦(达菲)为新型抗流感病毒药物,对禽流感病毒H5N1和H9N2有抑制作用,成人剂量每天150 mg,小儿剂量每天3 mg/kg,分2次口服,疗程共5 d。

(2) 离子通道 M_2 拮抗剂：金刚烷胺和金刚乙胺可抑制禽流感病毒株的复制。早期应用可阻止病情发展、减轻病情、改善预后。金刚烷胺成人剂量每天 100～200 mg，小儿 5 mg/(kg·d)，分 2 次口服，疗程 5 d。治疗过程中应注意中枢神经系统和胃肠道不良反应。肾功能不全者酌减剂量。有癫痫病史者禁用。

(3) 利巴韦林：具有广效抗 DNA 和 RNA 病毒的作用。气溶胶吸入给药，或 0.1～0.2 g，每天 3 次，口服，疗程 3～5 d。

(4) 干扰素：早期应用有一定疗效。

3. **加强支持治疗和预防并发症** 注意休息，多饮水，增加营养，给予易消化饮食。密切观察，监测并预防并发症。抗菌药物应在明确继发细菌感染时或有充分证据提示继发细菌感染时使用。

4. **重症患者的治疗** 对出现呼吸功能障碍者给予吸氧及其他相应呼吸支持，发生其他并发症的患者应积极采取相应治疗。

(1) 呼吸功能支持：重症患者病情进展迅速，可较快发展为急性呼吸窘迫综合征，需要使用机械通气（无创或有创）。传统机械通气无法维持满意氧合和（或）通气者，有条件时，推荐使用体外膜肺氧合。

(2) 循环支持：加强循环评估，及时发现休克患者。早期容量复苏，及时合理使用血管活性药物。有条件进行血流动力监测并指导治疗。

(3) 其他治疗：在呼吸功能和循环支持治疗的同时，应当重视其他器官功能状态的监测及治疗；预防并及时治疗各种并发症，尤其是医院获得性感染。

5. **疫情报告** 按照国家、省、市的人禽流感防治应急预案的规定，做好疫情报告和每天疫情信息收集、上报工作。

【护理评估】

1. **现病史**

(1) 发热及全身症状：高热（一般持续在 39℃ 以上），伴畏寒，多数患者可伴有头痛、乏力、肌肉酸痛、全身不适等中毒症状。

(2) 呼吸系统症状：咳嗽、咳痰、呼吸困难等，其中呼吸困难呈进行性加重，多数会出现流涕、鼻塞、咳嗽、咽痛等。

(3) 消化道症状：食欲缺乏、恶心、呕吐、腹胀、腹痛、腹泻、稀水便等。

2. **健康史**

(1) 一般资料：患者的姓名、性别、年龄、职业、民族、文化程度、住址等。

(2) 既往史：体质、抵抗力，传染病史、手术史、输血史、过敏史、预防接种史，既往日常生活型态，嗜好，女性患者需了解月经史、婚育史。

3. **家族史** 了解患者家族中有无人患本病。

4. **各类检查** 如护理体检、实验室检查、其他特殊检查结果。

5. **流行病学调查** 注意发病的季节，评估患者发病前 1 周内有无活禽或病死禽类的接触史（购买活禽或宰杀、洗切），有无到达过疫区。了解周围人群有无类似情况。询问患者的发病时间、起病方式等。

6. 心理评估　因本病感染后病情重,应注意评估患者有无烦躁、焦虑、恐惧等心理反应。运用行为观察、访谈技术,了解患者对疾病的认识,有无对疾病治疗失去信心等。评估家属对疾病知识的了解程度、对患者的关心程度、经济情况等。

7. 社会评估　包括工作、家庭、职业情况、文化程度、经济状况,生活中有何应激事件发生,目前享有的医疗保健待遇,家庭成员对患者的态度和对疾病知识的了解、社会支持系统状况。

【常见护理诊断/合作性问题】

1. 体温过高　与病毒感染有关。
2. 清理呼吸道无效　与支气管感染、分泌物增多有关。
3. 焦虑、恐惧　与健康状况的改变、担心疾病预后有关。
4. 气体交换受损　与病毒性肺炎或合并细菌性肺炎有关。
5. 活动无耐力　与呼吸困难有关。
6. 知识缺乏　缺乏疾病预防和治疗相关知识。
7. 营养失调:低于机体需要量　与发热、食欲缺乏、摄入减少、腹泻有关。
8. 疼痛:头痛　与病毒感染有关。
9. 潜在并发症　肺炎、Reye 综合征。

【护理目标】

1. 疑似患者　患者恐惧减轻,愿意接受隔离治疗,体温恢复正常。
2. 确诊患者

(1) 患者体温下降,直至恢复正常。

(2) 患者的痰液变稀,容易咳出;气道通畅,分泌物潴留减少或无分泌物潴留;能正确进行或配合有效咳嗽、胸部叩击、体位引流等物理治疗。

(3) 焦虑引起的不适感减轻,患者会应用有效的应对措施来控制焦虑。

(4) 患者未发生或减少发生并发症。

(5) 患者和家属能了解疾病的有关知识。

【护理措施】

1. 疑似患者　按空气传播的隔离预防标准将其送至定点医疗机构进行单间隔离,以下 3 项正常 7 d 以上可解除隔离:①体温正常;②临床症状消失;③胸部 X 线影像学检查显示病灶明显吸收。

2. 确诊患者

(1) 加强疾病的监控,对患者进行流行病学调查,采集标本送检。

(2) 对密切接触者开展医学观察及预防疾病指导。根据禽流感职业暴露人员防护指导原则规定执行。

(3) 对患者做好接待,详细介绍环境、人员,消除恐惧焦虑心理。告知家属本病需要隔离,不予探视,每天固定时间由医生接待并告知病情,使其积极配合治疗与护理。

(4) 病室加强通风,减少空气中各种病原体悬浮颗粒。病情允许时,患者应戴外科口罩,指导患者咳嗽或打喷嚏时用卫生纸遮掩口鼻,接触呼吸道分泌物后洗手。

(5) 严密观察患者意识、瞳孔、生命体征变化,心电监护。发现病情变化及时处理,预防并发症。高热者以物理降温为主,根据不同伴随症状予以不同的处理。

(6) 需要机械通气的重症病例参照 ARDS 机械通气原则进行,做好人工气道的护理,加强湿化,有效吸痰。传统机械通气无法维持满意氧和或通气时,使用体外膜肺氧合,成立特护组,系统掌握病情,限制人员流动,利于感染控制。每班护士认真检查导管位置及固定情况,防止非计划性拔管的发生。做好体温监测,给予患者足够的保暖。观察伤口、引流口的出血情况,减少不必要的穿刺,必要时手术止血。

(7) 按要求做好人工肝治疗的护理及连续性肾脏替代治疗的护理,改善肝肾功能。

【健康教育】

1. **一般知识指导** 尽可能减少与禽类不必要的接触,尤其是与病、死禽的接触。勤洗手,远离家禽的分泌物,接触过禽鸟或禽鸟粪便,要注意用消毒液和清水彻底清洁双手。尽量在正规的销售禽类的场所购买经过检疫的禽类产品。

2. **心理指导** 人禽流感属病毒感染性疾病,病情进展迅速,患者确诊后被单间隔离,内心充满恐惧和无助。要密切关注患者内心感受,昏迷患者做好生活护理,清醒患者加强心理疏导,主动关心患者,认真倾听患者感受,告知患者疾病的治疗方法、转归以及同类患者的治愈情况,让患者树立战胜疾病的信心。

3. **饮食指导** 保证充足的蛋白质摄入,如鱼、虾、蛋、奶、豆类、生禽、畜肉和鸡蛋等一定要烧熟煮透,加工处理生禽、畜肉和蛋类后要彻底洗手。多吃富含维生素的食物和补充铁、锌。做到合理膳食,荤素搭配、均衡营养和戒烟限酒。

4. **休息、活动指导** 重症患者以卧床休息为主,适当在房间内活动,避免劳累及受凉。轻症患者加强体育锻炼,要有充足的睡眠和休息。

5. **预防指导** 不要轻视感冒,禽流感的病症与其他流行性感冒病症相似,如发热、头痛、咳嗽及咽喉痛等,在某些情况下会引起并发症,导致患者死亡。

【护理评价】

1. **疑似患者** 患者焦虑、恐惧减轻,积极接受隔离治疗,体温恢复正常,临床症状基本消失。

2. **确诊患者**

(1) 患者体温下降,直至恢复正常。

(2) 痰液变稀,容易咳出;气道通畅,分泌物潴留减少或无分泌物潴留;能正确进行或配合有效咳嗽、胸部叩击、体位引流等物理治疗。

(3) 焦虑引起的不适感减轻,会应用有效的应对措施来控制焦虑。

(4) 患者未发生或减少发生并发症。

(5) 患者和家属能了解疾病的有关知识。

学习效果评价·思考题

1. 人禽流感的主要临床表现及治疗方法有哪些?
2. 人禽流感传播的途径是什么?
3. 人禽流感常见的护理诊断有哪些?
4. 如何对人禽流感患者进行健康教育?

（侯黎莉　程　洁）

项目二　传染性非典型肺炎

案例导入

王某,男,47岁,因"发热、咳嗽、气促1周"入院。1周前出现持续性高热,体温高于38.5℃,干咳,偶有白黏痰,活动后气促明显,伴有畏寒、肌肉酸痛、关节酸痛、头痛、乏力等症状。患者2周前曾去广东出差,期间去医院看望过生病的朋友。时值2003年,非典已导致全国恐慌。患者说当时不知道那个医院有非典患者,自己平常身体状况良好,应该不会被非典传染,可能是风寒感冒,同时又害怕自己染上了非典,焦急地求助医护人员接下来该怎么办?

请问:该患者入院后护士应从哪些方面进行评估? 针对其焦虑、恐惧心理应该提供哪些护理措施? 患者目前存在的主要护理问题是什么? 如何做好患者的心理护理和健康教育?

分析提示

患者入院后,护士应全面评估患者,包括现病史、既往史、临床表现、实验室检查指标等,在做好病情观察和疾病护理的同时,重视心理护理,帮助患者减轻焦虑、恐惧等不良情绪;针对高热、气促、畏寒等症状,提供相应的护理措施;做好疾病指导和宣教,鼓励患者积极主动配合治疗,争取早日康复。

【概述】传染性非典型肺炎,简称非典,是由SARS冠状病毒(SARS-CoV)引起的一种具有明显传染性,可累及多个脏器系统的特殊肺炎,WHO将其命名为严重急性呼吸综合征(severe acute respiratory syndrome,SARS)。本病以发热、干咳、胸闷为主要症状,严重者出现快速进展的呼吸系统衰竭。本病传染性极强,进展快速,危害大,波及范围广,死亡率高。

> **知识链接**
>
> ### SARS 的由来
>
> WHO 传染病专家、儿童寄生虫病专家、无国界医生意大利支部主席、诺贝尔和平奖获奖集体成员之一卡洛·乌尔巴尼（Carlo Urbani）博士是第一个向世界发出 SARS 警报的人。48 岁的美国商人 Jonny Chen 从香港飞往越南河内，因 SARS 类似症状在河内法国医院接受治疗。2003 年 2 月 28 日，在柬埔寨、老挝和越南为公共卫生计划工作的 Carlo Urbani 博士认为这种疾病是一种全新的疾病，将其命名为严重急性呼吸综合征（SARS），并迅速报告 WHO。Carlo Urbani 博士为了防治 SARS 而染病，在泰国曼谷医院不幸以身殉职。正是由于 Carlo Urbani 博士尽早地发现了这种前所未有的疾病，全世界医疗机构才能够迅速做出反应。

【病原学】1937 年，冠状病毒（coronaviruses）首先从鸡身上分离出来。1965 年，Tyrrell 分离出第一株人的冠状病毒。1975 年，病毒命名委员会正式命名了冠状病毒科。由于在电子显微镜下可观察到其外膜上有明显的棒状粒子突起，其形态看上去像中世纪欧洲帝王的皇冠，因此命名为"冠状病毒"。冠状病毒可引起人类呼吸道感染和肠道感染。根据病毒的血清学特点和核苷酸序列的差异，目前冠状病毒科分为冠状病毒和环曲病毒两个属。冠状病毒科的代表株为禽传染性支气管炎病毒（avian infectious bronchitis virus，IBV）。

WHO 2003 年 4 月 16 日正式确认 SARS 病毒是冠状病毒的一个变种，是引起非典型肺炎的病原体，人群对该变异的冠状病毒完全没有免疫力。科学家们认为，变种冠状病毒与流感病毒有亲缘关系，但它是非常独特的一种冠状病毒。2002 年 11 月 16 日 SARS 在中国广东佛山市首发，其 5 名家属相继发病。随后该病迅速扩散至东南亚乃至全球，直到 2003 年中期疫情才被逐渐消灭。

【流行病学】SARS 的流行主要表现为散发和局部聚集。医院感染有明显的聚集性，以患者感染医务人员为主，社区感染则以散发为主。SARS 病毒传播迅速，据报道有 29 个国家和地区相继受到感染，存在局部地区、单位和家庭聚集现象和跳跃现象。

1. 传染源　患者为主要的传染源，有些患者传染性很强，称为超级传播者。部分重症患者因频繁咳嗽或气管插管、呼吸机辅助呼吸等，呼吸道分泌物传染性强。少数患者有腹泻，排泄物内含病毒。潜伏期患者传染性低或无传染性，作为传染源意义不大；康复患者无传染性；隐性感染者是否存在感染可能，目前尚无定论。本病未发现慢性病患者。有研究证明果子狸等野生动物可能是病毒寄生宿主和传染源。

2. 传播途径　大量流行病学调查结果提示，本病的传播途径可能是通过近距离空气飞沫传播，以及接触患者呼吸道分泌物和密切接触造成传播。传播模式如下。

（1）飞沫传播：近距离密切接触者发病的危险性高，飞沫传播是目前最肯定、最重要的传播途径。

(2) 间接接触传播：通过手接触患者呼吸道分泌物所污染的物品、用具、玩具等，经口鼻而传播。

(3) 密切接触传播：指治疗、护理、探视患者，与患者共同生活，直接接触患者的呼吸道分泌物或体液。

(4) 经消化道传播：香港大学微生物学系发现，在患者的小便及血清中也带有冠状病毒，可能是传播媒介。

(5) 其他：研究证明，一些原发患者的致病原因与野生动物的接触密切相关。

3. 人群易感性　人群普遍易感。从数月的婴儿至90余岁的老人均有发病。发病者以青壮年居多，患者家庭成员、收治患者的医务人员和医院护工属于高危人群。有慢性疾病、年长患者病死率较高。

4. 流行特征　本病流行季节发生于冬末春初，社区发病以散发为主，偶尔见点状暴发流行。主要流行在人口密度集中的大都市，农村地区甚少发病。患者康复后无再次发病的报告。

【分期与临床表现】

1. 早期　一般为病初的1~7 d。以急性发热为首发症状，常为高热，伴有头痛、关节酸痛、肌肉酸痛、乏力，偶有畏寒；部分患者可有干咳、胸痛、腹泻等症状；但少有上呼吸道卡他症状，肺部体征多不明显，部分患者可闻及少许湿啰音。X线胸片肺部阴影在发病第2天即可出现，平均在4 d时出现，95%以上的患者在病程7 d内出现阳性改变。

2. 进展期　多发生在病程的8~14 d，个别患者可更长。在此期，发热及感染中毒症状持续存在，肺部病变进行性加重，表现为胸闷、气促、呼吸困难，尤其在活动后明显。X线胸片检查肺部阴影发展迅速，且常为多叶病变。少数患者(10%~15%)出现ARDS而危及生命。

3. 恢复期　进展期过后，体温逐渐下降，临床症状缓解，肺部病变开始吸收，多数患者经2周左右的恢复，可达到出院标准，肺部阴影的吸收则需要较长的时间。少数重症患者可能在相当长的时间内遗留限制性通气功能障碍和肺弥散功能下降，但大多可在出院后2~3个月内逐渐恢复。

知识链接

　　SARS是21世纪最新发现的一种严重传染病，在全球快速蔓延了30多个国家和地区，以中国大陆、香港地区、台湾省，以及新加坡和越南河内为"热区"。SARS患者绝大多数以发热为首发症状，体温一般超过38℃(图9-1)。

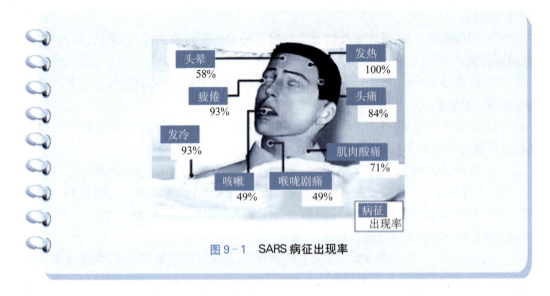

图 9-1　SARS 病征出现率

【诊断】SARS 应从流行病学、临床表现、胸部影像学（X 线和 CT）、实验室检查（包括病原学检查）等方面资料综合分析，并注意病情演变及对各种相应治疗措施的效果和反应。在诊断和鉴别诊断过程中，注意做好必要的消毒隔离和防护措施。

知识链接

重症 SARS 的诊断标准符合以下标准中的 1 条即可诊断：①呼吸困难，呼吸频率＞30 次/分；②低氧血症，在吸氧 3～5 L/min 条件下，动脉血氧分压（PaO_2）＜70 mmHg，或脉搏血氧饱和度（SpO_2）＜93%；或已可诊断为急性肺损伤（ALI）或 ARDS；③多叶病变或 X 线胸片显示 48 h 内病灶进展＞50%；④休克或多器官功能障碍综合征（MODS）；⑤具有严重基础疾病，或合并其他感染性疾病，或年龄＞50 岁。

【治疗要点】目前尚无针对 SARS 的药物，临床治疗主要根据病情采取综合性措施，应全面密切观察病情，监测症状、体温、脉搏、呼吸频率、血常规、SpO_2 或动脉血气分析，定期复查胸片（早期不超过 3 d），以及心、肝、肾功能和水及电解质平衡等。患者均应严格隔离，并注意消毒和防护措施。

1. **隔离**　按呼吸道传染病隔离。
2. **一般对症支持治疗**

（1）休息：卧床休息，避免用力活动、劳累和剧烈咳嗽。

（2）发热：体温超过 38℃者可做物理降温（冰敷、乙醇擦浴）或解热镇痛药（儿童忌用阿司匹林）。体温超过 38.5℃、全身酸痛明显者可用解热镇痛药。

（3）镇咳祛痰药：用于剧咳或咳痰者，如复方甘草合剂、盐酸氨溴索等。

（4）氧疗：有气促症状尽早做氧疗，可做持续鼻导管或面罩吸氧，以缓解缺氧。

（5）营养支持治疗：由于能量消耗及进食困难，患者常有营养缺乏，影响恢复，应注意足够的营养支持和补充，可经肠内或全肠外营养给予，如鼻饲或静脉途径。患者出现ARDS时，应注意水、电解质平衡，结合血流动力学监测，合理输液，严格控制补液量（25 ml/kg），要求液体出入量呈轻度负平衡，补液以晶体液为主。

（6）心理治疗：患者因受单独隔离，且病情重，常易出现孤独感和焦虑、恐慌、烦躁不安或情绪低落，需要热情关注，并有针对性进行心理疏导治疗。

3. **糖皮质激素治疗** 糖皮质激素治疗早期应用有利于减轻肺部免疫性损伤，减轻低氧血症和ARDS的发生和发展，并可预防和减轻肺纤维化的形成，大部分患者用药后改善中毒症状，缓解高热，但是大量长期应用糖皮质激素，可能削弱机体免疫力，促进病毒增生繁殖，以及引起三重感染（细菌和真菌），因此激素的合理应用值得进一步探讨。

（1）指征：①有严重中毒症状，高热3 d持续不退；②48 h内肺部阴影进展超过50%；③出现ALI或ARDS。

（2）用法和剂量：一般成人剂量相当于甲泼尼龙80～320 mg/d静脉滴注，危重病例剂量可增至500～1 000 mg/d，静脉滴注。体温恢复正常后，即应根据病情逐渐减量和停用，以避免和减少不良反应的发生，如消化道出血、电解质紊乱、继发感染等。应用半衰期短的糖皮质激素（如甲泼尼龙）较为安全有效。

4. **抗病毒药物治疗** 抗病毒药物治疗效果报道不一，利巴韦林和干扰素的应用报道较多。

（1）利巴韦林：可阻断病毒RNA和DNA复制，宜在早期应用，用法和剂量（成人）宜参照肾功能情况：①肌酐清除率>60 ml/min者，利巴韦林400 mg，静脉滴注，每8小时1次，连用3 d；继以1 200 mg，口服，每天2次，共用7 d。②肌酐清除率30～60 ml/min者，利巴韦林300 mg，静脉滴注，每12小时1次，连用3 d；继而600 mg，口服，每天2次，共用7 d。③肌酐清除率<30 ml/min者，利巴韦林300 mg，静脉滴注，每24小时1次，连用3 d；后改用每天600 mg，口服。主要不良反应有骨髓抑制、溶血性贫血、皮疹和中枢神经系统症状，应加注意。

（2）干扰素：干扰素通过诱生多种抗病毒蛋白，抑制病毒在人体细胞内复制，遏制病毒的侵袭和感染。一般100万～300万 u/d，每天1次，肌内注射。不良反应包括头痛、发热、倦怠、嗜睡、血压下降和白细胞计数降低。

5. **呼吸支持治疗** 机械通气治疗是对患者的重要治疗手段，宜掌握指征及早施行。

（1）无创通气（NPPV）：①指征：鼻导管或面罩吸氧治疗无效，PaO_2<70 mmHg，SaO_2<93%，呼吸频率≥30次/分，胸片示肺部病灶恶化；②方法：面罩或口鼻罩，通气模式为持续气道正压通气。

（2）使用NIPPV治疗不耐受，或呼吸困难无改善，氧合改善不满意，有危及生命的临床表现或多器官功能衰竭，应建立人工气道，采用有创正压人工通气。

6. **预防和治疗继发感染** 重症患者通常免疫功能低下，需要密切监测和及时处理继发感染,必要时可慎重地进行预防性抗感染治疗。

7. 免疫治疗　重症患者可试用已康复的传染性非典型肺炎患者的血清进行治疗,也可使用免疫增强药物(如免疫球蛋白)等治疗。

【护理评估】

1. 现病史

(1) 发热及全身症状:高热(一般体温>38℃),伴畏寒,多数患者可伴有头痛、关节酸痛、全身酸痛、乏力。

(2) 呼吸系统症状:早期不明显,多数患者无上呼吸道卡他症状;在中后期逐渐出现咳嗽,多为干咳、少痰。严重者出现呼吸加速、气促,或进展为急性呼吸窘迫综合征。

2. 健康史

(1) 一般资料:患者的姓名、性别、年龄、职业、民族、文化程度、住址等。

(2) 既往史:体质、抵抗力、传染病史、手术史、输血史、过敏史、预防接种、既往日常生活型态、嗜好,女性患者需了解月经史、婚育史。

3. 家族史　了解家族中有无人患本病。

4. 各类检查　如护理体检、实验室检查、其他特殊检查结果。

5. 流行病学调查　注意评估患者是否处于人群集中的环境,发病前 2 周内有无与 SARS 患者密切接触史或是否来自 SARS 流行地区。了解周围人群有无类似情况。询问患者的发病时间、起病方式等。

6. 心理评估　因本病传染性强,呼吸道传播途径不易控制,隔离措施严格,患者易出现紧张、恐惧心理。运用行为观察、访谈技术,使用心理测试技术,了解患者对疾病的认识,患者及家属对治疗和护理的要求等。

7. 社会评估　包括工作、家庭、职业情况、文化程度、生活中有何应激事件发生、目前享有的医疗保健待遇、经济状况、家庭成员对患者的态度和对疾病的了解、社会支持系统状况。

【常见护理诊断/合作性问题】

1. 否认　与处于谈 SARS 色变的时代及不知道如何应对有关。
2. 焦虑　与自我概念不适应、角色失败及担心疾病预后有关。
3. 恐惧　与进入隔离病区、疾病对身体带来的损害及对生命的威胁有关。
4. 体温过高　与 SARS-CoV 引起的毒血症和肺部炎症有关。
5. 气体交换受损　与肺部广泛性病变导致通气/血流比例失调有关。
6. 活动无耐力　与 SARS 引起的肌肉酸痛、关节疼痛有关。
7. 营养失调:低于机体需要量　与体温过高、能量消耗增加且摄入不足有关。
8. 有传播感染的危险　与 SARS-CoV 的播散有关。
9. 潜在并发症　休克、呼吸衰竭、MODS。

【护理目标】

1. 疑似患者　患者恐惧减轻,能正确说出消毒隔离方法,了解 SARS 疾病的相关知识,能描述 SARS 的一般情况、传染性及危害性。

2. 确诊患者
(1) 患者愿意接受隔离，配合医院治疗。
(2) 患者主诉恐惧感、孤独感、绝望感减轻或消失。
(3) 患者能维持正常的呼吸型态，呼吸困难减轻，能维持生活；能配合降温措施，体温下降至恢复正常，无身体不适感。
(4) 患者活动耐力逐渐增加，体重增加或未下降。
(5) 并发症得到及时发现和处理。
(6) 加强隔离，未造成疾病传播。

【护理措施】

1. 疑似患者　在家隔离1周，自测体温每天2次，如体温高于38℃并伴有咳嗽时，及时回院就诊。如无不适2周后复查。

2. 确诊患者
(1) 执行严密隔离制度和特殊传染病消毒原则。患者应单间隔离，不得混住，禁止出病房；禁止探视和陪护。
(2) 护理人员护理患者时做好自我防护，戴口罩，穿隔离衣，戴手套、帽子、鞋套。
(3) 在做好人员防护的前提下，用 1.5×10^{-6} μg/L 含氯消毒剂进行喷雾，20～30 ml/m³，早晚各1次。消毒完毕后打开门窗通风。对地面、墙壁可用 $(1\sim2)\times10^{-6}$ μg/L 含氯消毒剂喷洒（拖地）。病区出入口放置浸有 2×10^{-6} μg/L 有效氯的脚垫，不定时补充喷洒消毒剂，保持脚垫湿浸。对病区内桌、椅、柜、门（门把手）及医疗仪器设备（有特殊要求的除外）等物品表面用 $(1\sim2)\times10^{-6}$ μg/L 含氯消毒剂擦拭消毒。
(4) 病室空气、物品和地面消毒同前。护理文书和患者钱物的消毒方法，用保鲜膜包裹，外面再包一条湿毛巾，用微波炉高火消毒。痊愈出院的患者沐浴更衣。
(5) 所有患者都应限制活动，限制程度依病期早晚、病情轻重决定。重症患者应严格卧床休息；极度乏力、严重呼吸困难和低氧血症患者的所有生活护理由护理人员完成。各项治疗护理工作尽量集中实施，以减少打扰患者次数，将机体耗氧量减少到最低限度。做好口腔护理和皮肤护理，防止继发感染。
(6) 对待患者要热情周到，进行消毒隔离指导，宣传此病的相关知识，适时实施健康教育，让患者了解疾病，消除恐惧心理，提供心理支持。
(7) 严密监测生命体征及病情变化，出现异常及时通知医生。注意糖皮质激素的不良反应，尤其是大剂量应用时警惕血糖升高和真菌感染等。做好氧疗护理，对应用呼吸机患者，落实相关护理常规。
(8) 做好各种感染的预防工作。加强皮肤、口腔护理和会阴部的护理，注意观察口腔、皮肤等有无异常。可用5%碳酸氢钠溶液或复方硼酸漱口液漱口，每天2次；大剂量使用激素和广谱抗生素、身体条件较差、免疫力低下及有基础疾病（如肿瘤、重症肝炎等）的患者，可用制霉菌素溶液漱口。

【健康教育】

1. 一般知识指导　宣传预防SARS的有关知识，强调预防的重要性，如注意环境卫生、保持室内通风;在呼吸道疾病流行季节,外出时戴口罩,尽量避免去人多拥挤的公共场所。平时应注意锻炼身体,加强营养,勤洗手,养成良好的个人卫生习惯。流行期间应着重宣讲 SARS 的主要临床特征,使人们了解此病的特点,告诉他们虽然 SARS 是人类的一场灾害,尽管它是一种新型的传染病,但人类终将战胜 SARS。

2. **心理指导**　患者面对突如其来的疾病,又无亲人陪同,通常心理负担非常重,特别是一些重症患者,心理往往会产生恐惧、无助感。护士应向患者解释此病的最新研究进展和成果及现在的治疗现状,给予患者精神上的鼓励,积极稳定情绪,使患者尽可能保持良好的心态,以增强战胜疾病的信心。有条件的病房可为患者提供电视等娱乐设施。

3. **饮食指导**　SARS 患者高热期间注意选用清淡、易于消化吸收的流质或半流质饮食,体温降至正常或低热,食欲好转,病情稳定后转为普食。避免油腻、油炸、粗纤维食物、刺激性食物和调味品。进餐前嘱患者休息,以保存体力。

4. **个人防护**
(1) 穿戴要求:工作人员和患者接触要切实做好个人防护,必须戴 12 层棉纱口罩或 N95 口罩,戴帽子和眼防护罩,戴手套、鞋套,穿好隔离衣,严格洗手。
(2) 严密隔离:疑似患者和重症患者需单间严密隔离,避免院内交叉感染。严禁探视,可通过专线电话联系,患者分泌物、排泄物及污染物必须随时予以严密消毒处理。
(3) 环境卫生:保持室内通风。在呼吸道疾病流行季节,外出戴口罩,尽量避免去人多拥挤的公共场所。
(4) 其他:注意锻炼身体,加强营养,勤洗手,养成良好的个人卫生习惯。

5. **休息、活动指导**　随着疾病的康复,SARS 病毒逐渐被机体清除,其传染性也随之消失。所以,非典型肺炎患者康复出院后,是不会传染他人的。患者出院后应注意休息,加强营养,定期复查。出院后休息 2 周,保证睡眠充足,适当户外活动,但要避免劳累。

6. **预防指导**　做到早发现,早诊断,早报告,早隔离,早治疗。避免群众乱投医、乱服药,造成疾病的扩散与传播。强调就地隔离,就地治疗,避免远距离传播。

【护理评价】

1. **疑似患者**
(1) 了解 SARS 的传染源、传播途径和易感人群。
(2) 知道自我防护的方法,如通风、洗手、戴口罩等。
(3) 心理压力得以解除,积极配合治疗,能正常回归社会。

2. **确诊患者**
(1) 了解 SARS 的预防、治疗、保健知识。
(2) 未发生并发症或并发症的症状得到控制和缓解。
(3) 体温降至正常范围。呼吸系统症状明显改善。营养状况改善。
(4) 临终患者的生命得到尊重,未造成疾病传播,向家属提供包括生理、心理、社会等方面的支持。

> **学习效果评价·思考题**
>
> 1. SARS 的主要临床表现及治疗方法有哪些？
> 2. SARS 的传播途径有哪些？
> 3. SARS 的常见护理诊断有哪些？
> 4. 如何对 SARS 患者进行健康教育？

（侯黎莉　程　洁）

项目三　发热伴血小板减少综合征

案例导入

患者，男，55岁，农民。因"发热、腹痛、恶心、呕吐1周，发现血小板计数减少1 d"入院。患者于入院前1周淋雨后出现畏寒、发热，体温高达41℃，不可自行降至正常，伴头痛、全身酸痛。当地医院查血常规示白细胞计数 $1.5×10^9$/L、血小板计数 $28×10^9$/L，尿常规示尿蛋白（＋＋＋），胸部X线片检查示慢性支气管炎。给予退热及静脉滴注抗生素治疗，体温可短暂下降。入院时仍有发热、食欲缺乏、疲乏无力，伴有恶心、腹胀，稍咳；无皮疹、牙龈出血、血尿、黑便；家庭中无类似发病患者。

患者既往体健，吸烟史20年。入院体查：体温39.3℃，神清，急性病容，未见瘀点及出血点，双侧颈部、腋窝及腹股沟均可触及多个黄豆至蚕豆大小肿大淋巴结，其中左侧腹股沟区有红肿触痛。咽无充血，颈软。两肺未闻及干、湿啰音，心率104次/分，律齐。腹平软，肝脾未及增大。

入院后查：白细胞计数 $1.9×10^9$/L，血小板计数 $45×10^9$/L，ALT 324 U/L，AST 509 U/L，CK 368 mmol/L，LDH 455 U/L，HBDH 352 U/L，CK－MB 30 mmol/L，尿蛋白（±），余生化检查均正常。血培养无细菌生长。

入院第10天，疾控中心检验报告示血清布尼亚病毒抗体阳性。入院第2天起加用利巴韦林抗病毒治疗，并加强对症支持治疗。1周后病情开始明显缓解，左侧腹股沟区红肿消失，肿大淋巴结较入院时明显缩小，且无触压痛。患者于入院后2周出院。

请问：该患者入院后护士应从哪些方面进行评估？应给予哪些护理？患者住院期间存在的主要护理问题是什么？如何做好患者的健康教育及随访？

分析提示

患者入院后，护士应通过全面收集患者相关资料，包括现病史、既往史、临床表现、实验室检查结果等进行评估，在做好病情观察和疾病护理的同时，重视基础护理工作；采取有效的措施，避免并发症发生。

【概述】布尼亚病毒感染是一种自然疫源性疾病和人畜共患病。人感染大多数布尼亚病毒科的病毒后无临床症状或临床症状较轻,最初会有发热等症状,无特异性的临床表现,可出现脑炎、脑膜炎、脑脊髓炎、关节炎、视网膜炎和出血热等,终末期因多器官衰竭而死亡。动物感染布尼亚病毒科的病毒后,会出现家畜流产、消化系统功能紊乱和遗传性缺陷等疾病。

我国目前发现的布尼亚科病毒仅有汉坦病毒属和内罗病毒属,由啮齿类动物携带,能引起人肾综合征出血热,疫情几乎遍布全国各地。吸血节肢动物硬蜱为主要媒介,野生哺乳动物是病毒储存宿主。

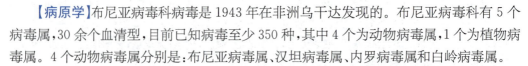

> 知识链接
>
> 发热伴血小板减少综合征(severe fever with thrombocytopenia syndrome, SFTS)是新近发生的一种自然疫源性疾病,曾被认为是人粒细胞无形体病。中国疾病预防控制中心(CDC)监测,发现大部分病例不能检测到无形体特异性核酸或抗体。2010 年,CDC 在河南一份患者血液标本中分离到一株新型布尼亚病毒,为临床医生对该病的诊断及治疗提供了重大帮助。

【病原学】布尼亚病毒科病毒是 1943 年在非洲乌干达发现的。布尼亚病毒科有 5 个病毒属,30 余个血清型,目前已知病毒至少 350 种,其中 4 个为动物病毒属,1 个为植物病毒属。4 个动物病毒属分别是:布尼亚病毒属、汉坦病毒属、内罗病毒属和白岭病毒属。

【流行病学】SFTS 呈高度散发状态,全国报道的 SFTS 确诊病例感染地共涉及 8 个省市,包括:江苏、河南、湖北、安徽、山东、北京、辽宁、浙江。SFTS 发病高峰多集中于 5～7 月份,人对发热伴血小板减少综合征病毒(SFTSV)普遍易感,各年龄组均可感染发病。与牲畜、犬等宠物接触,林间劳动,接触草地等是本病的危险因素。目前,SFTSV 通过接触在人-人之间传播已经得到证实。

【分期与临床表现】卫生部《发热伴血小板减少综合征防治指南(2010 版)》指出,SFTS 患者临床症状主要表现为不明原因发热,伴胃肠道症状、感染中毒症状、白细胞计数减少、血小板计数减少和多脏器功能损害,严重者可因多器官衰竭而死亡。目前,SFTS 的潜伏期长短尚无明确结论。目前文献报道显示,多数患者潜伏期在 1～2 周,有明确蜱虫叮咬史或患者密切接触史的病例感染至发病时间短则 2～3 d,长则 1 月余,也有 1 例个案的蜱虫叮咬史在 3 年前。

急性起病,主要临床表现为发热,体温多在 38℃以上,重者可达 40℃以上,部分病例热程可长达 10 d 以上。伴有畏寒、乏力、食欲缺乏、全身肌肉酸痛等全身症状,早期消化道症状显著,部分病例有头痛、肌肉酸痛等。患者可有出血倾向,少数可出现 DIC 等。部分患者出现呼吸系统症状和神经系统症状。严重患者可合并神经、精神症状,可因休克、呼吸衰竭、DIC等多脏器功能衰竭死亡。病死率目前报道不一。

检查可见白细胞计数、血小板计数下降，可出现不同程度LDH、CK及AST、ALT等升高，临床表现为明显的心肌受损、肝功能损害、凝血功能障碍、肾小球滤过功能损害，半数以上患者出现蛋白尿（＋～＋＋＋），少数患者出现尿潜血或血尿。

SFTSV感染人体后是否引起发病，不仅与SFTSV的侵袭力、毒力、感染的数量及病毒的变异性有关，也与机体的免疫状态密切相关。有研究表明，高龄、低血小板计数等是引起患者出现多器官功能衰竭的主要危险因素。本病轻型患者有自限性，经对症治疗预后良好，尽量做到早发现、早上报、早隔离及早预防。

【诊断】

1. SFTS患者急性期的诊断标准　患者有持续发热（体温＞38.5℃），全身中毒症状明显，血常规检查血小板计数、白细胞计数进行性降低，血液生化检查指标升高，尿蛋白（＋＋～＋＋＋），血标本SFTSV核酸检测阳性。

2. SFTS患者恢复期的诊断标准　患者体温恢复正常达3d以上，血常规检查血小板、白细胞计数逐渐升高，血生化酶学指标逐渐降低，全身中毒症状基本消失。可以通过实时定量PCR方法检测病毒核酸来确诊。

【治疗要点】目前临床上尚无特效疗法，主要为对症、支持治疗。

1. 病原治疗　目前，临床医生大多认为在SFTS患者急性期可用多西环素治疗，能够改善患者全身感染中毒症状，治疗疗程不少于7d，一般用至退热后至少3d，或白细胞及血小板计数回升，各种酶学指标基本正常，症状完全改善。疑似患者进行经验性治疗，一般用药3～4d不见效者，可考虑排除SFTS的诊断。尝试用人免疫球蛋白在升高白细胞和血小板，预防真菌、细菌等继发感染方面均取得了良好的疗效。此外，亦可中医中药辨证施治。

2. 并发症的治疗　对少尿患者，可碱化尿液，注意监测血压和血容量变化；对足量补液后仍少尿者，可用利尿剂；如出现急性肾衰竭时，可进行相应处理。心功能不全者，应绝对卧床休息，控制心衰。

3. 支持及对症治疗　患者应卧床休息，流食或半流食，多饮水，注意口腔卫生，保持皮肤清洁。对不能进食患者，应当及时补充热量，保证水、电解质和酸碱平衡。高热者物理降温，必要时使用药物退热。明显出血或血小板计数明显降低者（如＜$30×10^9$/L），可输血浆、血小板；对粒细胞严重低下患者，可用粒细胞集落刺激因子等提升白细胞的药物。大部分患者预后良好，仅有少数患者遗留神经系统后遗症。

【护理评估】

1. 蜱虫接触史　有无进入蜱虫主要栖息草地、树林等环境中，有无家畜或动物的密切接触史。有无做好个人防护，防止蜱虫的附着或叮咬。

2. 健康史　包括评估一般资料和既往史。

3. 家族史　了解患者家族中有无人患本病。

4. 各类检查　如护理体检、实验室检查、其他特殊检查结果（如尼亚病毒检测）。

5. 心理评估　运用行为观察、访谈技术，使用心理测试技术，对患者包括心理承受能力、疾病的认知程度及社会支持等进行评估。

6. **社会评估** 包括职业及工作情况、生活中有何应激事件发生、目前享有的医疗保健待遇、经济状况、家庭成员对患者的态度和对疾病的了解。

【常见护理诊断/合作性问题】

1. 体温过高 与 SFTSV 感染有关。
2. 潜在并发症:出血 与血小板减少有关。
3. 潜在并发症 肾功能不全和心功能不全。
4. 营养失调:低于机体需要量 与发热、腹泻致消耗过多、摄入不足有关。
5. 腹痛、腹泻 与药物不良反应、病毒感染有关。

【护理目标】

1. 门诊患者 患者体温下降,了解正确的自我防护方法。
2. 住院患者 患者体温下降,并发症得到及时发现和处理,症状得到缓解或减轻,并可以耐受。

【护理措施】

1. 门诊患者

(1) 给予评估,及早发现患者的蜱虫接触史,及早诊断和治疗。

(2) 给予护理干预及健康教育,做好个人防护。

2. 住院患者

(1) 按传染病一般护理常规。

(2) 严密观察生命体征变化,体温>38.5℃者及时给予降温,注意做好口腔护理。同时监测脉搏频率及节律,并积极配合抢救处理。

(3) 根据病情需要检查,准确记录患者 24 h 出入量,了解水及电解质平衡情况。观察患者出血情况。

(4) 做好基础护理和安全护理。患者注意休息,避免劳累。

(5) 严格遵守标准预防的原则。

【健康教育】

(1) 本病目前尚无有效的治疗方法,关键是预防,避免蜱虫叮咬及叮咬后正确处理,降低感染风险。

(2) 蜱虫主要栖息在草地、树林等环境中,还可栖身在家畜或动物的体表。为防止蜱虫的附着或叮咬,如进入此类地区应做好个人防护。

(3) 如发现蜱虫附着在身体上,应用镊子等工具将蜱除去。

(4) 有蜱叮咬史、野外活动史或曾密切接触过患者者,应告知医生相关暴露史,以得到快速有效诊治。

【护理评价】

1. 门诊患者 患者能做好自我管理,了解正确的自我照护方法,体温下降。
2. 住院患者 患者体温下降,并发症的症状得到控制和缓解,营养状况改善,掌握出院后自我照护要点。

学习效果评价·思考题

1. SFTS 的主要临床表现及治疗方法有哪些？
2. SFTS 的护理诊断有哪些？
3. 如何对 SFTS 患者进行健康教育？

（杨晓莉）

项目四　西尼罗热

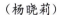

案例导入

王先生,65 岁。2 d 前从非洲的乌干达回国,主诉头痛、倦怠、乏力、嗜睡、疲劳感等症状,体温 39.5℃,颈背部、躯干及四肢皮肤有散在斑丘疹。来院就诊,诊断：西尼罗热。

请问：该患者门诊就诊后护士应从哪些方面进行评估？应给予哪些护理？患者目前存在的主要护理问题是什么？如何做好患者的健康教育及随访？

分析提示

护士应通过全面评估患者,包括现病史、既往史、流行病史、临床表现、实验室指标等,做好记录的同时,重视患者心理和健康教育,帮助患者正确认知疾病。

【**概述**】西尼罗热是由西尼罗病毒(west nile virus)感染引起的人畜共患病,是经蚊子传播的急性发热性疾病,在非洲、南欧、中东、中亚和西亚、大洋洲等地呈地方性流行。西尼罗病毒于 1937 年在非洲的乌干达首次被发现,从西尼罗地区的一位发热的成年妇女血液中分离到,因此,命名为西尼罗病毒。

知识链接

西尼罗病毒与乙型脑炎、圣路易脑炎、黄热病、登革热、丙型肝炎等病毒同属。1937 年,西尼罗河病毒首次在西尼罗河地区一名发热的乌干达妇女血液中分离得到。1990 年前,

> 该病呈地方性散发,之后,西尼罗病毒的生态学改变,毒株发生变异,毒力增强,在非洲、南欧、亚洲等地区及俄罗斯、中东、印度和澳大利亚普遍流行。美国在1999~2008年有2.896万人感染西尼罗病毒,其中1 131人死亡。2011年7月初~8月11日,仅40 d,阿尔巴尼亚(2例)、希腊(22例)、以色列(6例)、罗马尼亚(1例)和俄罗斯联邦(11例)正式报道出现西尼罗河病毒感染病例。

【病原学】西尼罗病毒属于黄病毒科黄病毒属,有包膜RNA病毒。病毒对热、紫外线、化学试剂(如乙醚)等敏感,加热至56℃ 30 min即可灭活。

【发病机制】蚊虫叮咬人时,西尼罗病毒进入人体内,人体的特异性和非特异性免疫功能可将病毒限制在局部并清除,临床上表现为隐性感染。当侵入的病毒量较大且人体免疫功能不足以清除病毒时,病毒入血,引起病毒血症,并可进入中枢神经系统,引起脑实质和脑膜炎症,严重者危及患者生命。

在被蚊子叮咬者中,只有不到1%的人会出现症状。80%的感染者不会出现任何症状。出现症状的患者中绝大多数也只会有发热、头疼、恶心、呕吐、皮疹等轻微症状。出现高热、头疼、脖子僵硬、神志不清、颤抖、麻木、瘫痪和脑炎等严重症状患者在病毒感染者中大约占1/150。

【流行病学】非洲、北美洲、欧洲是西尼罗病毒感染的主要流行地区;亚洲报道本病的国家有印度、马来西亚、泰国、菲律宾、土耳其、以色列、印度尼西亚、巴基斯坦等;美国原无西尼罗热,但近年美国很多州都出现了本病病例。此外,澳大利亚也发现过,我国尚无此种病例报道。

1. 传染源 西尼罗病毒感染的传染源主要是鸟类,包括乌鸦、家雀、知更鸟、杜鹃、海鸥等。

2. 传播途径 西尼罗病毒在自然界中的传播循环为鸟-蚊-鸟,人和马可作为该病毒的偶然宿主(终宿主)。自然界中西尼罗病毒在野鸟和嗜鸟血的蚊虫之间的传播循环是其主要的循环方式。鸟是该病毒的储存和扩散宿主,是主要传染源。此外,该病毒也可通过输血、器官移植、实验室感染和通过胎盘传染给婴儿,通过母乳喂养传播的病例十分罕见。

3. 人群易感性 人群对西尼罗病毒普遍易感。有些地区人群感染率很高,但以隐性感染居多。老年人感染后则易发展为脑炎、脑膜炎、脑膜脑炎,具有较高的病死率。流行高峰一般为夏秋季节,与媒介密度高及蚊体带毒率高有关。处于蚊子叮咬环境中的野外作业者或旅行者是本病的高危人群,如农民、森林工人、园林管理员、铺路人、建筑工人及其他户外工作者。

【分期与临床表现】人类感染西尼罗病毒后多数(约80%)表现为无症状的隐性感染,少数(近20%)可出现相关症状,通常表现为西尼罗热、西尼罗病毒性脑炎,极少数患者还可表现为严重的胰腺炎、肝炎、心肌炎、脊髓灰质炎样综合征。西尼罗病毒感染的潜伏期一般为 3~12 d。

1. **西尼罗热** 西尼罗病毒感染的典型临床表现为西尼罗热,大约占感染者的 20%。潜伏期一般为 1~6 d。临床上表现为发热、头痛、倦怠、乏力、嗜睡、疲劳感加重,有或无前驱症状,1/3 以上的患者发热可达到 38.3~40℃。在发热期间常有颜面红晕、结膜充血和全身性淋巴结肿大等体征。一半患者皮肤有斑丘疹或白色玫瑰样皮疹,尤其是儿童常见。暴发流行中,一半患者有肝大,10% 患者有脾大。重症患者偶见心肌炎、胰腺炎和肝炎,部分患者还可出现严重的眼痛、结膜水肿、充血和肌肉酸痛等症状。80% 左右的患者呈自限性,持续 3~5 d。在西尼罗河地区,人群感染率很高,青壮年的西尼罗病毒抗体阳性率达到 61%,儿童大约为 22%。儿童期患者普遍出现不明显的发热或不明原因的发热,可产生终身免疫力。

2. **西尼罗病毒性脑炎** 有 1/300~1/150 西尼罗病毒感染者可发展为无菌性脑膜炎、脑炎或脑膜脑炎,一般统称为西尼罗病毒性脑炎。潜伏期为 2~14 d,临床上表现为发热、头痛、抽搐、意识障碍和脑膜刺激征等脑炎或脑膜脑炎症状。严重的神经系统症状较少见。儿童患者恢复迅速,年龄越大预后越差。西尼罗病毒性脑炎的病死率为 3%~15%,主要为老年患者、免疫抑制或者损伤患者。1999 年,纽约西尼罗病毒性脑炎患者的平均发病年龄是 81.5 岁。血清学检测发现 1999 年纽约西尼罗病毒暴发流行仅有 <1% 的感染者出现中枢神经系统病状。

3. **脊髓灰质炎样综合征** 西尼罗病毒感染还可导致脊髓灰质炎样综合征,临床上表现为:体温 39℃ 以上,前期表现为头痛、倦怠,也可出现寒战、盗汗、肌痛及意识混乱等;严重的肌无力也是常见症状,双侧或单侧上肢肌无力呈渐进性发展,下肢无力甚至瘫痪;膀胱功能失调,急性呼吸窘迫亦有报道。检查发现:深部腱反射迟缓或消失,肌神经呈现脱髓鞘样改变;脊髓灰质是西尼罗病毒感染的靶位点,在人与动物中相似。脑脊液检测可以发现急性期、恢复期抗西尼罗病毒抗体 4 倍以上增高。

【诊断】由于感染西尼罗病毒后绝大多数人不出现症状或仅出现发热等非特异性表现,所以诊断须注意结合流行病学来综合判断,诊断要点包括如下。

1. **流行病学资料** 是否来自西尼罗病毒感染的主要流行地区,如非洲、北美洲和欧洲。发病前 2 周内有无蚊虫叮咬史。

2. **临床特征** 有无发热,尤其是同时有中枢神经系统受累的表现,如头痛、喷射样呕吐及昏迷、抽搐、惊厥、脑膜刺激征阳性等。

3. **实验室检查** 血清西尼罗病毒抗体 IgM 阳性,恢复期血清较急性 IgG 抗体滴度升高 4 倍以上或 PCR 检测到血清中西尼罗病毒核酸,有确诊意义。

【治疗要点】目前无针对西尼罗病毒的特效治疗药物。主要治疗药物包括:①高剂量利巴韦林和干扰素-2b;②含有特异抗体的免疫球蛋白对治疗严重的西尼罗病毒感染具有特殊的疗效。另外如需要还可以采取支持疗法,主要是对症和支持治疗。轻症患者呈自限性经过,但脑炎患者需积极治疗。常用治疗措施如下。

1. **一般治疗** 卧床休息,对患者要尽量避免不必要的刺激。保持呼吸道通畅,昏迷患者注意定时翻身、拍背、吸痰、吸氧,防止发生压疮。注意精神、意识、生命体征及瞳孔的变化。给予足够的营养及维生素,保持水及电解质平衡。

2. 对症治疗

(1) 降温:高热者以物理降温为主,首选冰帽降温,同时乙醇擦浴,放置冰袋;药物降温为辅,阿尼利定(安痛定)、柴胡、吲朵美辛(消炎痛)栓均可选用。上述方法效果不佳时,可采用亚冬眠疗法,肌内注射氯丙嗪及异丙嗪各 0.5～1.0 mg/(kg·d),每 4～6 小时给药 1 次。

(2) 惊厥或抽搐:由脑水肿或脑疝所致者,应立即采用脱水剂治疗,可用 20% 的甘露醇快速静脉滴注;应及时吸痰、保持呼吸道通畅,必要时气管切开。镇静剂治疗:地西泮成人每次 10～20 mg,小儿每次 0.1～0.3 mg/kg,肌内注射,必要时静脉缓注,但不超过 10 mg;水合氯醛成人每次 1.5～2.0 g,小儿每次 50 mg/kg(每次不大于 1 g),鼻饲或保留灌肠;苯巴比妥钠成人每次 100 mg,肌内注射。

(3) 脑水肿而无抽搐:甘露醇用量同上述。呋塞米、高渗葡萄糖可辅助脱水治疗。糖皮质激素可减轻脑水肿,可短期应用。

(4) 呼吸衰竭:常规氧疗;静脉滴注呼吸兴奋剂洛贝林、尼可刹米、哌甲酯(利他林)等;必要时气管插管、气管切开,及时机械通气治疗。

【预防】

(1) 预防西尼罗病毒感染最简单和最有效的办法,就是避免蚊子叮咬。具体而言,在户外活动时最好使用驱蚊剂;穿长衣、长裤,穿浅色衣服也有助于察觉落在身上的蚊子;住宅安装纱门、纱窗也可将蚊子拒于门外。另外,最好倒干花盆、桶中的积水,以防蚊子孳生。

(2) 媒介蚊虫的防治,应采取综合防治的方法,将媒介蚊虫的密度尽可能地降低。在西尼罗病毒疫情暴发后,立即开始启动媒介蚊虫的防治措施。

【护理评估】

1. 现病史

(1) 局部:皮肤有斑丘疹或白色玫瑰样皮疹,部分患者还可出现严重的眼痛、结膜水肿、充血。

(2) 全身:发热、头痛、倦怠、乏力、嗜睡、疲劳感、肌肉酸痛,部分患者表现为抽搐,意识障碍和脑膜刺激征等脑炎或脑膜脑炎症状。少数病例有严重的肌无力,双侧或单侧上肢肌无力呈渐进性发展,下肢无力甚至瘫痪;膀胱功能失调,急性呼吸窘迫等脊髓灰质炎样综合征表现。

2. 健康史

(1) 一般资料:患者的姓名、性别、年龄、职业、民族、文化程度、住址等。

(2) 流行病学史:是否来自于西尼罗病毒感染的主要流行地区,如非洲、北美洲和欧洲;发病前 2 周内有无蚊虫叮咬史。

(3) 既往史:手术史、过敏史、既往日常生活型态、嗜好,女性患者需了解月经史、婚育史。

3. 各类检查 如护理体检、实验室检查、其他特殊检查结果。

4. 心理评估　运用行为观察、访谈技术,使用心理测试技术,对患者包括心理承受能力、疾病的认知程度及社会支持等进行评估。

5. 社会评估　包括职业及工作情况、目前享有的医疗保健待遇、经济状况、家庭成员对患者的态度和对疾病的了解、社会支持系统状况。

【常见护理诊断/合作性问题】

1. 体温过高　与西尼罗病毒感染有关。
2. 疼痛　与西尼罗病毒感染引起的头痛有关。
3. 活动无耐力　与发热和疲乏有关。
4. 疲乏　与西尼罗病毒感染有关。
5. 知识缺乏　与缺乏西尼罗热疾病知识有关。
6. 焦虑　与对疾病的性质和程度、预后情况不了解有关。
7. 恐惧　与疾病对身体带来的损害及对生命的威胁有关。
8. 有传播感染的危险　与传播途径有关。

【护理目标】

(1) 患者情绪稳定,焦虑恐惧减轻。

(2) 各类并发症得到及时发现和处理,症状得到缓解或减轻,并可以耐受。

【护理措施】

(1) 按传染病一般护理常规。虫媒传播隔离及血液隔离。严密观察患者生命体征及病情变化,当患者发生抽搐、意识障碍、脑膜刺激征、肌无力、膀胱功能失调、急性呼吸窘迫等症状时,及时告知医生。

(2) 每 4 小时测量体温 1 次,待体温恢复正常 3 d 后可减至每天 2 次。物理降温(头部冷敷外)与药物降温不能同时应用,原因是药物降温过程中,皮肤毛细血管扩张、出汗,通过汗液蒸发带走许多热量,物理降温是冷刺激,皮肤毛细血管收缩。如果药物降温和物理降温同时进行,影响药物降温效果。高热患者体温骤降时,常伴有大量出汗,以致造成体液大量丢失,年老体弱患者极易出现血压下降、脉搏细速、四肢冰冷等虚脱或休克表现,应密切观察,注意保暖,一旦出现上述情况,应立即配合医生及时处理。

(3) 加强口腔护理。发热患者,唾液分泌减少,口腔内食物残渣易于发酵、促进细菌繁殖,同时由于机体抵抗力低下及维生素缺乏,易于引起口腔溃疡,应加强口腔护理,减少并发症的发生。

(4) 加强皮肤护理。高热患者由于新陈代谢率增快,消耗大而进食少,体质虚弱,应卧床休息,减少活动。在退热过程中往往大量出汗,及时擦干汗液并更衣以防感冒。应勤换内衣裤,加强皮肤护理,防止压疮发生。约一半患者皮肤有斑丘疹或白色玫瑰样皮疹,指导患者勿抓破皮肤,以防感染。

(5) 被患者血液、体液、排泄物污染的一切物品均应严格消毒,使用 1×10^{-6} μg/L 含氯消毒液。患者生活用具(牙刷、剃须刀等)应单独使用。房间终末消毒用 1×10^{-6} μg/L 含氯消毒液擦拭墙面、桌、床及地面等物。被褥用臭氧消毒 30 min,房间密闭紫外线空气消毒 30 min。

(6) 患者应注意休息,避免劳累。给予高热量、高蛋白、高营养、清淡可口的饮食。做好心理护理,消除患者焦虑和恐惧。

(7) 护理患者时做好自我防护,戴口罩,穿隔离衣,戴手套,接触血液、体液时必要时戴护目镜,处理物品、利器时防止皮肤刺伤。

(8) 开展环境清理、清除蚊虫孳生地工作,采用适当方法杀灭幼蚊,并进行紧急喷药,杀灭成蚊。

【健康教育】

1. 一般知识指导　向患者认真讲解本病的基本知识、传播途径、预防措施的方式等。

2. 心理指导　由于患者对本病预后的恐惧心理极易产生恐惧、焦虑、孤独及悲观失望的心理,应从心理上给予支持、同情和帮助,树立起战胜疾病的信心。

3. 饮食指导

(1) 供给高热能、高蛋白质、富含维生素和无机盐及口味清淡、易于消化的饮食。根据病情可给予流质、半流质饮食或软饭。流质饮食可选用牛奶、豆浆、蛋花汤、稠米汤、绿豆汤、藕粉、鲜果汁、去油鸡汤等,半流质饮食可选用大米粥、肉末菜末粥、面片汤等,软饭可选用馒头、面包、软米饭、包子等。

(2) 供给充足液体,有利于体内的毒素稀释和排出,还可补充由于体温增高丧失的水分,可饮开水、鲜果汁、菜汁、米汤、绿豆汤等。

4. 个人防护

(1) 私人物品如剃须刀、牙刷、针具及其他可刺破皮肤的锐器等不能共用。

(2) 护理患者,用肥皂仔细洗手是最简便和有效的防保措施。特别是接触其体液和排泄物(如血液、精液、阴道分泌物、尿、粪便及呕吐物等)或处理被体液污染过的地方,一定要戴橡胶手套,先用卫生纸抹净体液,并将用过的卫生纸装入塑料袋内扎紧后焚烧处理,再用 $1\times10^{-6}\mu g/L$ 含氯消毒液仔细擦抹干净。

(3) 感染者或患者使用过的废弃物,如卫生纸、卫生巾、医疗纱布、敷料、棉条等应装入塑料袋内进行焚烧处理,不要作为垃圾丢弃。

5. 休息、活动指导　在急性感染期应卧床休息,以减轻症状;恢复期可适量活动,但要避免劳累,保证充足的睡眠。

6. 预防指导　开展旅游卫生知识宣教,向前往国外本病流行地区的旅游者普及西尼罗脑炎的基本防治知识,使其提高防范意识,防止在境外感染并输入西尼罗病毒。一旦出现可疑症状,应主动就诊,并将旅游史告知医生。

7. 其他　对患者进行防蚊隔离,由于病毒有通过哺乳传播的危险性,故感染西尼罗病毒的授乳期妇女应停止哺乳。另外要防止通过器官移植或输血传染西尼罗病毒。

【护理评价】

(1) 患者体温恢复正常,并发症的症状得到控制和缓解。

(2) 患者情绪稳定,了解疾病相关知识,积极配合医务人员的诊疗和护理;营养状况改善。

（3）向临终患者及其家属提供包括生理、心理、社会等方面支持,使临终患者生命受到尊重,症状得到控制,生命质量得到提高,家属的身心健康得到维护和增强,使患者在临终时能够无痛苦、安宁、舒适地走完人生的最后旅程。

> **学习效果评价·思考题**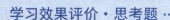
> 1. 西尼罗热的主要临床表现及治疗方法有哪些?
> 2. 西尼罗热的传播途径有哪些?
> 3. 西尼罗热常见的护理诊断有哪些?
> 4. 如何对西尼罗热患者进行健康教育?

（陆玲庆）

项目五　中东呼吸综合征

> **案例导入**
>
> 　　李先生,62岁。1 d前出现发热、体温39.7℃,伴咳嗽、气促和呼吸困难等症状。询问病史,该患者10 d前至沙特旅游。实验室检查:呼吸道分泌物标本分离出中东呼吸综合征冠状病毒。该患者反复向医务人员解释,未接触过相同症状的人。诊断:中东呼吸综合征。
> 　　请问:该患者门诊就诊后护士应从哪些方面进行评估? 应给予哪些护理? 患者目前存在的主要护理问题是什么? 如何做好患者的健康教育及随访?
>
> **分析提示**
>
> 　　护士应通过全面评估患者,包括现病史、既往史、临床表现、实验室指标等,在做好记录的同时,重视患者心理和健康教育,帮助患者正确认知疾病,以正确心态面对疾病。

【概述】中东呼吸综合征(middle east respiratory syndrome, MERS),是由一种中东呼吸综合征冠状病毒(middle east respiratory syndrome-coronavirus, MERS－CoV)引起的人类急性呼吸道感染并伴急性肾功能损伤的疾病。2012年9月23日,WHO向全球通报了首例新型冠状病毒感染确诊病例。2013年5月23日,WHO将这种新型冠状病毒感染疾病命名为"中东呼吸综合征"。

【病原学】有学者认为MERS－CoV可能来源于中东地区的骆驼或蝙蝠。和其他冠状病毒类似，MERS-CoV 形态结构为圆形或卵圆形，病毒颗粒直径 60～220 nm。属于正链 RNA 病毒。该病毒在人类细胞上的受体是一种名为二肽基肽酶 4（dipeptidyl peptide 4，DPP4）的蛋白。

【流行病学】该病毒首现于沙特，继而在中东其他国家及欧洲蔓延。大多数确诊病例集中于中东国家，部分国家与地区出现了多起家庭与医院聚集性病例。截至 2014 年 5 月 9 日，全球共报道了 536 例确诊病例。根据已有的病例报道分析，MERS 的发病年龄平均为 56 岁（2～92 岁），除 2 例儿童外，其他均在 25 岁以上。男女性别之比为 2.6∶1。

MERS 有 3 种主要的流行形式：①社区内的散发，目前尚不知道感染途径；②家庭中的聚集，在绝大多数聚集患者中，表现为人传人，但这种传播限于与患者有密切接触的人员；③医疗机构的聚集，在法国、约旦和沙特阿拉伯有这样聚集事件的报道。感染该病毒的患者住院后将该病毒传给医院内其他人员。因为该病毒可在世界范围内传播，引起国际上对该病毒感染的高度关注。已有数例病例是通过旅游者从一个国家传播到另一个国家。

1. 传染源　MERS-CoV 的传染源可能为患者，MERS-CoV 已具备了有限的人传人能力。有学者认为蝙蝠为主要的传染源，但蝙蝠与人类的接触十分有限，因此专家推测，在蝙蝠和人之间可能还有另一中间宿主作为连接放大器，使之更易于传播给人。也有学者认为骆驼是人类感染 MERS-CoV 的真正源头，但目前研究不能确定病毒是通过何种途径传播给人的，也不能提供直接的证据。

2. 传播途径　MERS 主要通过直接接触分泌物或经气溶胶、飞沫进行传播，也可经粪口途径传播。MERS 可以在家庭密切接触者中和医疗机构内通过直接接触和飞沫传播，实现有限的人传人，但是持续的或规模较大的社区传播与暴发未见报道。目前已经出现有限的人传人案例。

3. 人群易感性　主要是有慢性基础疾病的老年人和免疫功能低下的人群。

【临床表现】本病的潜伏期为 7～14 d，感染 MERS-CoV 后，感染者会出现急性、严重的呼吸道症状，表现为发热、咳嗽、气短及呼吸困难，严重的病例会出现肾衰竭和死亡。

临床表现以急性呼吸道感染为主要表现。起病急，高热，体温可达 39～40℃，可伴有畏寒、寒战、咳嗽、胸痛、头痛、全身肌肉关节酸痛、乏力和食欲缺乏等症状。在肺炎基础上，临床病变进展迅速，很快发展为呼吸衰竭、ARDS 或 MODS，特别是急性肾衰竭，甚至危及生命。

免疫功能低下患者的临床症状不典型，初期可仅表现为发热、腹痛和腹泻，后期出现肺炎。大多数感染患者存在临床并发症，有慢性疾病或免疫力低下的人群并发症发生率高，后果严重甚至死亡。

血清学改变主要包括淋巴细胞减少、白细胞计数增多及血小板计数减少，部分患者随着病情进展会出现肾衰竭。大多数患者会出现严重的呼吸道感染，但是仍有约 21% 轻症或者是无症状感染者，死亡率约 30%。

【诊断】诊断 MERS 主要依据患者的流行病学资料、临床表现和辅助检查。

1. 确诊病例　具备下述 4 项之一者为 MERS 实验室确诊病例：①至少双靶标 PCR

检测阳性;②单个靶标 PCR 阳性产物,经基因测序确认;③从呼吸道标本中分离出 MERS-CoV;④恢复期血清 MERS-CoV 抗体较急性期血清抗体水平呈 4 倍及以上升高。

2. **疑似病例** 须同时包含以下 3 个条件:①急性呼吸道感染患者有临床、影像学、组织病理证据提示有肺实质病变(如肺炎或 ARDS);②无实验室确诊 MERS-CoV 依据;③与实验室确诊病例有直接的流行病学联系(指在疾病发作前后的 14 d 内有密切的身体接触;共同工作或居住于同一房间;乘坐同一交通工具旅行),或为中东国家的居民,或在发病前 14 d 内到过有 MERS-CoV 流行的中东国家的旅游者。

【治疗要点】目前尚无针对 MERS-CoV 特异性治疗措施。

(1) 受到过 MERS-CoV 感染但已经康复患者的康复期血清中可能含有能中和病毒的抗体,因此是推荐治疗的首选。

(2) 有研究表明,MERS-CoV 对 I 型和 III 型干扰素敏感,可以用这两种干扰素来阻断 MERS-CoV 在人呼吸道上皮细胞内的复制。

(3) 病毒复制的抑制剂也是治疗 MERS-CoV 的可能药物。利巴韦林是合成的核苷类抗病毒药,能通过抑制 RNA 的复制而具有广谱的抗病毒活性。

(4) 低氧血症患者应进行氧疗,在确诊前应给予经验性抗感染治疗,重症患者应给予足够的呼吸支持和其他器官功能支持,积极防治 ARDS、感染中毒性休克及各种并发症。

(5) 严重呼吸道感染患者,根据病情采取呼吸机机械通气、体外膜式氧合器(ECMO)等对症疗法。禁止用大剂量激素治疗。

【护理评估】

1. **现病史** 发热、咳嗽、气短、呼吸困难、胸痛、头痛、全身肌肉关节酸痛、乏力、食欲缺乏、腹痛和腹泻等症状。

2. **健康史** ①一般资料:患者姓名、性别、年龄、职业、民族、文化程度、住址等;②既往史:手术史、过敏史、既往日常生活型态、嗜好,女性患者需了解月经史、婚育史。

3. **家族史** 了解患者家族中是否有人患本病。

4. **流行病史** 患者近期有无至中东地区生活;是否与 MERS 患者或中东的骆驼、蝙蝠有接触。

5. **各类检查** 如护理体检、实验室检查、其他特殊检查结果。

6. **心理评估** 运用行为观察、访谈技术,使用心理测试技术,对患者包括心理承受能力、疾病的认知程度及社会支持等进行评估。

7. **社会评估** 包括职业及工作情况、目前享有的医疗保健待遇、经济状况、家庭成员对患者的态度和对疾病的了解、社会支持系统状况等。

【常见护理诊断/合作性问题】

1. **体温过高** 与 MERS-CoV 感染有关。

2. **气体交换受损** 与肺泡与微血管之间的氧和二氧化碳气体交换减少有关。

3. **腹泻与疼痛** 与 MERS-CoV 感染有关。

4. **否认** 与在无准备前提下的得知病情诊断，不知道如何应对有关。

5. **焦虑** 与对疾病的性质和程度、预后情况不了解有关。

6. **恐惧** 与疾病对身体带来的损害及对生命的威胁有关。

7. **活动无耐力** 与疲乏和虚弱有关。

8. **有传播感染的危险** 与传播途径有关。

9. **潜在并发症：有皮肤受损的危险** 与长期卧床有关。

10. **潜在并发症：水及电解质紊乱** 与肾衰竭有关。

【护理目标】患者的各类并发症得到及时发现和处理，症状得到缓解或减轻，并可以耐受。

【护理措施】

(1) 患者按传染病一般护理常规护理；呼吸道隔离、血液隔离及保护性隔离。

(2) 医务人员应采取分级防护。

1) 一级防护：①适用于发热门(急)诊的医务人员。②穿工作服、隔离衣，戴工作帽和标准外科口罩或 N95 口罩。③每次接触患者后立即进行手清洗和消毒。用肥皂和水洗手或快速手消毒剂(氯己定、苯扎溴铵、75％乙醇等)揉搓 1～3 min。

2) 二级防护：①适用于进入隔离留观室和专门病区的医务人员，接触从患者身上采集的标本，处理其分泌物、排泄物、使用过的物品和死亡患者尸体的工作人员，转运患者的医务人员和司机。②进入隔离留观室和专门病区必须戴标准外科口罩或 N95 口罩，每 4 小时更换 1 次或感潮湿时更换；穿工作服、隔离衣、鞋套、戴手套、工作帽。③每次接触患者后立即进行手清洗和消毒。用肥皂和水洗手、消毒液或快速手消毒剂(氯己定、苯扎溴铵、75％乙醇等)揉搓 1～3 min。④对患者实施近距离操作时，戴防护眼镜。

3) 三级防护：①适用于为患者实施吸痰、气管切开和气管插管的医务人员。②除二级防护外，还应加戴全面型呼吸防护器。

(3) 被患者血液、体液、排泄物污染的一切物品均应严格消毒，使用 1×10^{-6} μg/L 含氯消毒液；患者生活用具(牙刷、剃须刀等)应单独使用。房间终末消毒用 1×10^{-6} μg/L 含氯消毒液擦拭墙面、桌、床及地面等物。被褥用臭氧消毒 30 min，房间密闭紫外线空气消毒 30 min。

(4) 严密观察患者生命体征及病情变化，当呼吸困难时，及时告知医生。使用呼吸机的患者，按呼吸机护理常规护理。发生肾衰竭时，按相应护理常规护理。腹泻的患者，做好肛周护理，每次大便后用温肥皂水清洗局部，再用吸水软布印干，防止皮肤糜烂。

(5) 做好口腔护理和皮肤护理，防止继发感染。做好心理护理，防止意外事故的发生。

(6) 注意休息，避免劳累。给予高热量、高蛋白、高营养、清淡可口的饮食。

【健康教育】

1. **一般知识指导** 向患者认真讲解本病的基本知识、传播途径、预防措施及保护他人和自我保护的方式等。

2. **心理指导** 由于人们对本病的恐惧心理和特殊的流行病学特征，患者极易产生恐惧、焦虑、孤独及悲观失望的心理,应从心理上给予支持、同情和帮助,树立起战胜疾病的信心。

3. **饮食指导** 给予全面、平衡、适量、多样的食物。

4. **个人防护** 私人物品,如剃须刀、牙刷、针具及其他可刺破皮肤的锐器等,不能共用。护理感染者或患者后,脱去手套后,仍需用洗手液仔细洗手。特别是接触其体液和排泄物(如血液、精液、阴道分泌物、尿、粪便及呕吐物等)或处理被体液污染过的地方,一定要戴橡胶手套,先用卫生纸抹净体液,并将用过的卫生纸装入塑料袋内扎紧后焚烧处理,再用 $1×10^{-6}μg/L$ 含氯消毒液仔细擦抹干净。感染者或患者使用过的废弃物,如卫生纸、卫生巾、医疗纱布、敷料、棉条等应装入塑料袋内进行焚烧处理,不要作为垃圾丢弃。

5. **休息指导** 在急性感染期应卧床休息,以减轻症状。

6. **预防指导** 目前尚无 MERS-CoV 特异性疫苗。普通人应尽量减少公众集会及集体活动。尽量减少去曾发生 MERS-CoV 感染的地区(如沙特阿拉伯、卡塔尔、约旦、阿联酋、突尼斯、英国、法国、德国、意大利等)。

【护理评价】

(1) 患者的并发症症状得到控制和缓解。

(2) 患者情绪稳定,了解疾病相关知识,积极配合医务人员的诊疗和护理;营养状况改善;体温、呼吸正常。

(3) 向临终患者及其家属提供包括生理、心理、社会等方面支持,使临终患者生命受到尊重,症状得到控制,生命质量得到提高,家属的身心健康得到维护和增强,患者在临终时能够无痛苦、安宁、舒适地走完人生的最后旅程。

学习效果评价·思考题

1. MERS 的主要临床表现及治疗方法有哪些?
2. MERS 的传播途径有哪些?
3. MERS 常见的护理诊断有哪些?
4. 如何对 MERS 患者进行健康教育?

(陆玲庆)

第十章 感染性疾病患者的护理

> **学习目标**
> 1. 识记感染性疾病的常见症状、体征及有关概念。
> 2. 理解常见感染性疾病的护理评估要点。
> 3. 学会感染性疾病的护理措施。
> 4. 学会运用护理程序对感染性疾病患者进行正确评估、制订护理计划并实施及评价。

感染是以微生物为主的病原微生物侵入人体内定居、增殖,并引起宿主组织器官炎症等损害的病理状态。感染微生物的生存和增殖,常伴有毒素的产生,毒素蛋白对宿主的细胞和组织有害。感染是一种复杂的自然界生物学现象,发生感染需有生物源性病原体、宿主和环境三要素。人类病原微生物的种类及其生物学性状不是一成不变的,病原微生物及其引起的感染性疾病在相对稳定的情况下缓慢地变化,达到一定条件时变得非常明显。人类在自然界中虽然常和微生物接触,但只有少数微生物导致人体感染。

项目一 感染性心内膜炎

> **案例导入**
>
> 沈先生,49岁。4个月前常感乏力,关节和肌肉疼痛,多以指(趾)关节为主,并出现皮疹,呈红色丘疹,弥漫分布,多见于颈部和前胸部,数分钟后可自行消退,无明显瘙痒疼痛。3个月前,无明显诱因下出现发热,伴畏寒、寒战、头痛头晕、指(趾)关节疼痛,皮疹无明显变化。于当地医院就诊,入院后查体温39.0℃,伴气促,行头颅MRI扫描示"右侧颞顶叶急性脑梗死,右侧额叶及左侧基底节区、侧脑室旁少许缺血灶"。查血常规示:白细胞计数15.64×10^9/L,中性粒细胞84.7%,淋巴细胞7.4%。血培养示"粪肠球菌",考虑"脑梗死,败血症"。心脏超声检查示"左室舒张功能减低,中度主动脉瓣反流(主动脉瓣赘生物可能)"。诊断"发热待查:感染性心内膜炎可能"。复查血培养示"粪肠球菌",复查心脏超声检查,结果回报"主动脉瓣缘见2条

细长条索状赘生物附着,分别长约 17 mm 及 12 mm",心外科会诊后,考虑患者"感染性心内膜炎",目前需继续行抗感染治疗,建议行外科手术。告知患者及家属风险及效益后,患者及家属考虑暂行内科抗感染治疗。

请问:该患者就诊后护士应进行哪些方面的护理评估?患者明确诊断的主要依据?应注意观察哪些并发症的发生?患者目前存在的主要护理问题是什么?如何做好患者的健康教育及心理护理?

分析提示

护士应通过全面评估患者,包括现病史、既往史、临床表现、实验室指标等,做好记录的同时重视患者心理和健康教育,帮助患者正确认知疾病,学会如何应对药物不良反应,如何选择合适的活动及饮食。

【概述】感染性心内膜炎(infective endocarditis)是指因细菌、真菌或其他微生物引起的心内膜感染,常可伴赘生物的形成。瓣膜为感染最常受累部位,也可发生在间隔缺损部位或腱索与心壁内膜。

知识链接

葡萄球菌为革兰阳性球菌,属于细球菌科、葡萄球菌属,繁殖时常排列呈葡萄串状,故名葡萄球菌。葡萄球菌属有 20 余个菌种,致人类感染的约 10 余种,其中金黄色葡萄球菌(*S. aureus*)、表皮葡萄球菌(*S. epidermidis*)、腐生葡萄球菌(*S. aprophyticus*)为常见的致病菌。此外尚有溶血性葡萄球菌(*S. haemolyticus*)、糖发酵葡萄球菌(*S. saccharolyticus*)、人葡萄球菌(*S. haminis*)等皆可为致病菌,但均属少见。金黄色葡萄球菌致病性强,主要与所产生的各种毒素和酶有关。

【病原学】以下从天然瓣、人工瓣心内膜炎分别阐明其病原体。

1. **天然瓣心内膜炎的病原体**

(1) 链球菌:占病原微生物的 65% 左右,其中甲型溶血性链球菌是感染性心内膜炎的最常见病因。绝大多数菌株对青霉素高度敏感,常在异常的心瓣膜上引起感染,起病隐袭,是亚急性心内膜炎的主要病原。

(2) 葡萄球菌:约 25% 天然瓣感染由葡萄球菌所致,大多数葡萄球菌能产生 β-内酰胺酶,对青霉素高度耐药。金黄色葡萄球菌心内膜炎病情凶险,大多呈急性病程,起病急骤,有寒战、高热及毒血症征象。因常发生于心脏正常的患者,伴多发性转移脓肿,受累瓣膜迅速被破坏。

(3) 肠球菌:是胃肠道和尿道前端的常在菌。可侵犯正常或受损的心瓣膜。它对青霉素相对耐药,大剂量青霉素加上氨基糖苷类方能达到杀菌作用。

(4) 真菌:一些易感因素如严重原发病、长期使用广谱抗生素、肾上腺皮质激素和细胞毒药物等可使静脉内留置导管患者产生真菌性心内膜炎,常见的有念珠菌、隐球菌和曲菌。起病虽隐袭,但病情严重,大块赘生物常栓塞下肢大血管。

(5) 其他细菌:不常见的致病菌还有淋球菌、流感嗜血杆菌等,立克次体和衣原体等更为罕见。

2. *人工瓣心内膜炎的病原体*　人工瓣心内膜炎可分为早期和晚期两组:瓣膜植入60 d 内出现症状者为早期感染,葡萄球菌为主要致病菌;其后出现症状者为晚期感染,发生于瓣膜内皮化后,其致病菌种类与天然瓣感染时相似,以甲型溶血性链球菌为主。

最新资料显示,感染性心内膜炎病原菌学发生变化,葡萄球菌位居首位,链球菌已退至第2位,其次为肠球菌。该变化在不同地区可能不同,发展中国家的变化较小,发达国家(如美国)的葡萄球菌性心内膜炎增长较快。长期血液透析、糖尿病、血管侵入性检查、静脉注射吸毒是金黄色葡萄球菌性心内膜炎的主要因素。

【流行病学】大部分天然瓣心内膜炎患者原先都有易感的心脏病变,最常见的为伴收缩期杂音的左房室瓣脱垂,其次为风湿性心脏病。患者大多在中年以上,左房室瓣最易累及,男女之比为1∶2;其次为主动脉瓣,以男性为主。先天性心脏病主要见于动脉导管未闭、室间隔缺损等。天然瓣心内膜炎的平均发病年龄趋于上升,在老年心内膜炎患者中,医源性和退行性心脏病变为其重要的诱发因素。

【发病机制】血流动力学因素、机械因素造成心内膜的原始损伤、非细菌性血栓性心内膜炎、暂时性菌血症及血液中致病微生物的数量、毒力、侵袭性和黏附于黏膜的能力均与感染性心内膜炎的发病有关。

当局部或全身变化使内膜表面发生改变时,血小板和纤维蛋白沉积其间,为病原体的黏附和着床提供适宜的环境。本病的发病机制中,无菌性血栓性心内膜炎的形成及细菌的黏附是两个重要的因素。内皮损伤和高凝状态是血栓性心内膜炎形成的主要机制。

【病理】基本病理变化为在心瓣膜表面附着由血小板、纤维蛋白、红细胞、白细胞和感染病原体沉着而组成的赘生物。其可延伸至健索、乳头肌和室壁内膜。赘生物容易碎落成感染栓子,随循环血流播散到身体各部产生栓塞,引起相应脏器的梗死或脓肿。

【分类】依据病情和病程:分为急性感染性心内膜炎(AIE)和亚急性感染性心内膜炎(SIE)。依据瓣膜类型:分为自体瓣膜心内膜炎(NVE)和人工瓣膜心内膜炎(PVE)。

《感染性心内膜炎预防、诊治指南(2009年版)》按照感染部位及是否存在心内异物将感染性心内膜炎分为4类:①左心自体瓣膜感染性心内膜炎;②左心人工瓣膜心内膜炎(PVE)(瓣膜置换术后<1年发生称为早期PVE,术后>1年发生称为晚期PVE);③右心感染性心内膜炎;④器械相关性感染性心内膜炎(包括发生在起搏器或除颤器导线上的心内膜炎,可伴或不伴有瓣膜受累)。

【临床表现】

1. *发热*　发热是感染性心内膜炎最常见的症状,90%以上病例有发热,大多体温<

39℃,呈弛张热型。常伴食欲缺乏、体重减轻、周身不适、乏力、畏寒、恶心、呕吐和盗汗等非特异性症状,寒战较少见。某些心力衰竭、肾衰竭、老年人和近期内用过退热药、抗生素及疾病终末期或极度衰竭的患者,可不发热。

2. **心脏体征** 80%~85%的患者可闻及心脏杂音,以瓣膜关闭不全的反流性杂音为主,且易变。急性金黄色葡萄球菌性心内膜炎易出现杂音强度和性质的变化,或出现新的杂音(尤以主动脉瓣关闭不全多见)。

3. **周围体征** 近年来,周围体征趋于减少。杵状指仅见于病程较长的患者;皮肤黏膜瘀点在结膜、腭黏膜、颊黏膜及锁骨以上皮肤易见;指(趾)甲下线状出血。Osler 痛性结节,直径 2~15 mm,见于指(趾)末端的掌面,较常见于亚急性者。无痛性 Janeway 病变是无痛性出血斑,直径 1~4 mm,见于掌面和足底,主要见于急性患者;Roth 斑为视网膜上卵圆形的苍白色病变,周围有出血,多见于亚急性感染。

4. **栓塞** 约 1/3 患者出现系统栓塞症状。早期出现栓塞者大多起病急,病情凶险。栓塞最常见部位是心、脑、肾。

5. **其他** 脾大;轻中度的贫血,重度贫血常见于晚期患者;类似于风湿性疾病的关节、骨骼肌的疼痛。

6. **并发症**

(1) 心脏并发症:充血性心力衰竭是本病最常见并发症,主要由瓣膜关闭不全所致,主动脉瓣受损者最常发生。还可见心肌脓肿、急性心肌梗死、化脓性心包炎、心肌炎。

(2) 菌性动脉瘤:以真菌性动脉瘤最为常见,如发生在脑、肠系膜动脉或其他深部组织的动脉时,往往直至动脉瘤破裂出血时,方可确诊。

(3) 迁移性脓肿:多见于金黄色葡萄球菌性心内膜炎,多发生于肝、脾、骨髓和神经系统。

(4) 神经系统并发症:脑部血管感染性栓塞引起的一系列症状,以及由于脑神经和脊髓或周围神经损害引起运动、感觉障碍和周围神经病变。如中毒性精神病、脑栓塞、脑膜脑炎、脑神经或周围神经病变等。

(5) 肾脏并发症:包括肾动脉栓塞和肾梗死,多见于急性患者;免疫复合物所致局灶性和弥漫性肾小球肾炎,常见于亚急性患者,可引起肾衰竭。

【实验室检查与辅助检查】

1. **常规检验** 亚急性病例大多有正色素、正细胞性缺铁性贫血,随病程延长而加重。白细胞计数常增高伴轻度核左移,可有血小板计数减少。血沉加速。白细胞计数在无并发症的患者可正常或轻度增高,有时可见到核左移。常有显微镜下血尿和轻度蛋白尿。

2. **病原学检查** 血培养是诊断菌血症和感染性心内膜炎的最重要方法。每次均须做需氧和厌氧培养,在人工瓣膜置换、较长时间留置静脉插管、导尿管,应用广谱抗生素、激素、免疫抑制剂和有药瘾者,应加做真菌培养。至于抽血时间及当时体温与血培养阳性率无明确关联,动脉血与静脉血之间也无显著差异。如血培养阴性患者,更应加强对真菌的培养。罕见情况下,血培养阴性患者,骨髓培养可阳性。阳性者应做各种抗生素单独或联合的药物敏感试验,以便指导治疗。

3. 超声心动图检查　超声心动图检查可以评估瓣膜功能,心内并发症及瓣膜反流的严重程度,检出赘生物,明确基础心脏病。其敏感性较高,但特异性略差。当临床诊断或怀疑感染性心内膜炎时,主张行经食管超声检查。

【诊断】感染性心内膜炎的诊断可以从临床表现和病原体培养两方面同时入手。对患有瓣膜病、先天性心血管畸形、人工瓣膜置换术和安置心脏起搏器的患者,有不明原因发热达 1 周以上,应怀疑本病的可能,并立即做血培养,如兼有贫血、周围栓塞现象和杂音出现,应考虑本病的诊断。血培养是诊断菌血症和感染性心内膜炎的最重要方法,超声心动图是显示心内膜损伤和赘生物的重要诊断手段。

【治疗】

1. 抗生素的使用　抗生素的用药原则为早期、强效、大剂量杀菌剂、足疗程使用,用药途径选择静脉多次给药,以保持高而稳定的血药浓度。选择的抗生素要考虑对病原体敏感性、感染瓣膜的类型及患者个体特征(如有无药物过敏反应等)等因素。

(1) 经验治疗:在病原菌尚未培养出时,急性者采用萘夫西林加氨苄西林 2 g,每 4 小时 1 次,静脉注射。亚急性者按常见的致病菌链球菌的用药方案以青霉素为主或加庆大霉素,青霉素 320 万～400 万 u 静滴,每 4～6 小时 1 次;庆大霉素,每天 160～240 mg 静脉注射。

(2) 已知病原菌时的治疗

1) 对青霉素敏感的细菌:①首选青霉素 1 200 万～1 800 万 u/d,分次静脉点滴,每 4 小时 1 次;②联合庆大霉素 1 mg/kg,静注或肌内注射,每 8 小时 1 次;③青霉素过敏时可选择头孢曲松 2 g/d,静脉注射,或使用万古霉素每天 30 mg/kg,分 2 次静滴,24 h 最大量不超过 2 g;所有病例均至少用药 4 周。

2) 对青霉素耐药的细菌:①青霉素加庆大霉素,青霉素 1 800 万 u/d,分次静脉滴注,每 4 小时 1 次,用药 4 周;庆大霉素剂量同前,用药 4～6 周;②万古霉素剂量同前,疗程 4～6 周。

3) 真菌感染:静脉滴注两性霉素 B,首日 0.02～0.1 mg/kg,之后每天递增 3～5 mg,直至 25～30 mg,总量 3～5 mg,应注意两性霉素 B 的不良反应。两性霉素 B 用够疗程后口服氟胞嘧啶(每天 100～150 mg/kg),每 6 小时 1 次,用药数月。

因庆大霉素发生耐药率高,肾毒性大,故临床加用氨基糖苷类时,多选用阿米卡星替代庆大霉素。

2. 外科治疗　一般情况下,感染性心内膜炎先行内科药物治疗。对于有些威胁生命的心脏并发症,对抗生素无反应,应及时采用手术治疗的方法,有助于改善患者的预后。

【护理评估】

1. 现病史

(1) 局部:关节和肌肉疼痛,多以指(趾)关节为主;皮疹,呈红色丘疹,弥漫分布,多见于颈部和前胸部,数分钟后可自行消退,无明显瘙痒疼痛。

(2) 全身:无明显诱因下出现发热,伴畏寒、寒战、头痛、头晕。

2. 健康史

(1) 一般资料:患者姓名、性别、年龄、职业、民族、文化程度、住址等。

(2) 既往史:手术史、药物过敏史、心脏病史、既往日常生活型态、嗜好,女性患者需了解月经史、婚育史。

3. 各类检查　如护理体检、实验室检查、其他特殊检查结果。

4. 心理评估　运用行为观察、访谈技术,使用心理测试技术,对患者包括心理承受能力、对疾病的认知程度及社会支持等进行评估。

5. 社会评估　包括职业及工作情况、生活中有何应激事件发生、目前享有的医疗保健待遇、经济状况、家庭成员对患者的态度和对疾病的了解、社会支持系统状况。

【常见护理诊断/合作性问题】

1. 体温过高　与感染有关。

2. 营养失调:低于机体需要量　与感染所致的机体代谢率增高和食欲下降有关。

3. 疼痛　与毒血症、败血症有关。

4. 焦虑　与发热、病程长或病情反复有关。

5. 心输出量减少　与心脏瓣膜损害有关。

6. 知识缺乏　与对疾病缺乏认识有关。

7. 潜在并发症　栓塞、心力衰竭、菌性动脉瘤等。

【护理目标】患者体温得到控制;营养能够满足机体需要量;疼痛得到控制和缓解;焦虑的情绪得到缓解;心功能发生变化可能及时发现并给予处理;对疾病有一定的认识,未发生并发症或发生并发症时能及时发现并处理。

【护理措施】

(1) 护理常规:住院患者按感染病一般护理常规进行护理。

(2) 休息:高热患者应卧床休息;心脏超声见巨大赘生物的患者,应绝对卧床休息,防止赘生物脱落。为患者提供适宜的室内温度和相对湿度,协助及时擦干汗液、更换病衣裤,保持皮肤干爽,协助做好患者的生活护理。

(3) 饮食:发热患者,给予清淡、高蛋白、高热量、高维生素、易消化的半流质或软食,以补充机体消耗。鼓励患者多饮水(有心力衰竭征象者除外)。贫血者,遵医嘱服用铁剂。

(4) 用药:遵医嘱应用抗生素治疗,观察药物疗效及不良反应,并及时告知医生。告知患者抗生素治疗是本病的关键,需坚持大剂量、长疗程的治疗。严格在规定时间用药,以确保维持有效血药浓度。应用静脉留置针,以保护静脉血管,减轻患者痛苦。

(5) 正确采集血标本:要注意采集血标本应在使用抗生素前,采集部位要注意消毒,防止血培养被污染出现假阳性的结果,影响诊断治疗。由于本病的菌血症为持续性,所以无须在体温升高时采血。为提高血培养阳性率,入院后应及时抽取 3 份血标本做培养,每 2 份标本之间至少间隔 1 h。应用抗生素治疗的患者,取血量不宜过多,避免血液中过多的抗生素不能被培养基稀释,影响细菌的生长。

(6)病情观察

1)潜在并发症:栓塞。①脑栓塞,重点观察患者的瞳孔、神志、肢体活动及皮肤温度;②突然胸痛、气急、发绀、咯血,考虑肺栓塞;③出现腰痛、血尿考虑肾栓塞;④神志和精神改变、失语、吞咽困难、肢体功能障碍、瞳孔大小不对称,甚至抽搐和昏迷,考虑脑血管栓塞;⑤肢体突然剧烈疼痛、皮肤温度下降,动脉搏动减弱,考虑外周动脉栓塞。

2)注意患者有无皮肤瘀点、指(趾)甲下线状出血、Osler 结节和 Janeway 损害等及消退情况。

3)观察体温变化、热型,有无伴随症状,发热时每 4 小时测体温 1 次,并做好降温后的复测及记录。

【健康宣教】

(1)告知患者本病的病因、发病机制,坚持足量、长疗程应用抗生素。

(2)在进行口腔手术、内镜检查、导尿等操作前告知医生心内膜炎史,以预防性应用抗生素。

(3)注意防寒保暖,避免感冒,加强营养,增强机体抵抗力,合理休息。保持口腔和皮肤清洁,少去公共场所。勿挤压痤疮、疖、痈等感染灶,减少病原菌入侵机会。

(4)教会患者自测体温,观察栓塞表现,定期门诊随访。

【护理评价】

(1)患者的并发症症状得到控制和缓解。

(2)患者情绪稳定,了解疾病相关知识,积极配合医务人员的诊疗和护理。

(3)患者掌握出院后自我照护要点。

学习效果评价·思考题

1. 感染性心内膜炎的主要临床表现有哪些?
2. 感染性心内膜炎的主要发病机制是什么?
3. 感染性心内膜的主要护理诊断有哪些?
4. 如何观察感染性心内膜炎引起的其他脏器栓塞?

(周 蕾)

项目二　感染性休克

案例导入

患者,男,71岁。因"呕吐腹泻2 d,加重伴血压下降1 d"入院。患者食用烤鸭后3 h左右开始出现恶心、呕吐及腹泻症状,腹泻4~5次,水泻样便。未去医院就诊,也未予以药物治疗。后睡眠休息1 d,未进食仍有呕吐、腹泻5~6次。今晨家属带患者至医院就诊,神志尚清楚,测量体温39℃,血压70/50 mmHg,面色和皮肤苍白,口唇和甲床轻度发绀,肢端湿冷,指尖氧饱和度60%~70%。实验室检查:白细胞计数$34.36×10^9$/L,中性粒细胞计数93.3%,血小板计数$187×10^9$/L,ALT 496 U/L,AST 963 U/L,总胆红素20.1 μmol/L,白蛋白39 g/L,肌酐319 μmol/L,血钠136 mmol/L,血钾3.3 mmol/L,血钙1.95 mmol/L,血糖2.4 mmol/L。血气分析:pH 7.38,剩余碱-8.80 mmol/L,二氧化碳分压2.96 kPa,氧分压23.29 kPa。

请问:对该患者,急诊护士应从哪些方面进行评估?患者处于休克的哪一期?患者目前存在的主要护理问题是什么?

分析提示

急诊护士应全面评估患者,包括现病史、既往史、临床表现、实验室指标等并做好记录,做好抗休克早期急救处理。

【概述】休克是机体遭受强烈的致病因素侵袭后,由于有效循环血量锐减,机体发生失代偿,组织缺血缺氧,神经-体液因子失调的一种临床综合征。其主要特点是:重要脏器组织中的微循环灌流不足、代谢紊乱和全身各系统的功能障碍。感染性休克(septic shock)亦称脓毒性休克,是指病原微生物及其毒素、胞壁产物侵入血液循环,激活宿主的细胞和体液免疫系统,产生各种细胞因子和内源性介质,作用于机体各器官、系统,造成组织细胞缺血缺氧、代谢紊乱、功能障碍,甚至多器官功能衰竭,导致以有效血容量不足、血管灌流量急剧减少为突出表现的危重综合征。

【病原学】常见致病菌为革兰阴性菌,如肠杆菌科细菌(大肠埃希菌、克雷白菌、肠杆菌等)、不发酵杆菌(假单胞菌属、不动杆菌等)、脑膜炎奈瑟菌、类杆菌等。革兰阳性菌,如葡萄球菌、链球菌、肺炎链球菌等也可引起感染性休克。某些病毒如导致肾病综合征出血热的汉坦病毒等也易引起休克发生。

知识链接

休克分类

(1)低血容量性休克:是指血管内容量不足,引起心室充盈不足和心搏量减少,如果增加心率仍不能代偿,可导致心输出量减少。包括:失血性休克、烧伤性休克及创伤性休克。

(2) 血管扩张性休克:通常是由于血管扩张所致的血管内容量不足,循环血容量正常或增加,但心脏充盈和组织灌注不足。包括:感染性休克、过敏性休克及神经源性休克。

(3) 心源性休克:是指心脏泵血功能受损或心脏血流输出道受损引起的心输出量快速下降而代偿性血管快速收缩不足所致的有效循环血量不足、低灌注和低血压状态。包括:心脏本身病变、心脏压迫或梗阻引起的休克。

【分期与临床表现】

1. 休克早期　　多数患者有交感神经兴奋症状。患者神志尚清,但烦躁、焦虑、神情紧张,面色和皮肤苍白,口唇和甲床轻度发绀,肢端湿冷。可有恶心、呕吐,尿量减少。心率增快,呼吸深而快,血压尚正常或偏低,脉压小。眼底和甲皱微循环检查可见动脉痉挛。

2. 休克中期　　患者出现烦躁或意识不清、呼吸浅速、发绀、皮肤湿冷,脉搏细速、按压稍重即消失,表浅静脉萎陷。血压下降,收缩压降至 80 mmHg 以下。原有高血压者降低 20% 以上,脉压<30 mmHg。尿量更少,甚或无尿。

3. 休克晚期　　发生 DIC,患者有顽固性低血压和广泛性出血(皮肤、黏膜和内脏、腔道出血),并出现多脏器功能衰竭。主要包括以下几点:①急性肾衰竭,尿量明显减少或无尿。尿相对密度(比重)固定,血尿素氮、肌酐和血钾增高;②急性心功能不全,患者常有呼吸突然增快、发绀,心率加速、心音低钝,可有奔马律等心律失常。也有患者心率不快或呈相对缓脉,面色晦暗,中心静脉压升高和(或)肺动脉楔压升高。心电图检查可示心肌损害,心内膜下心肌缺血、心律失常等改变;③急性呼吸窘迫综合征表现为进行性呼吸困难和发绀。肺底可闻及细湿啰音或呼吸音减低。血气分析示 $PaO_2<7.98$ kPa(60 mmHg),重者<6.65 kPa(50 mmHg),或 $PaO_2/FiO_2 \leqslant 200$($PaO_2$ 单位 mmHg);④脑功能障碍,有昏迷、一过性抽搐、肢体瘫痪,以及瞳孔、呼吸改变等;⑤其他,肝功能衰竭者有昏迷、黄疸等,胃肠道功能紊乱表现为肠胀气、消化道出血等。

【实验室检查】

1. 血常规检查　　白细胞计数大多增高,为 $(10\sim30)\times10^9/L$,中性粒细胞增多,伴核左移现象。并发 DIC 时,血小板计数进行性减少。

2. 病原学检查　　在抗菌药物治疗前进行血(或其他体液、渗出物)和脓液培养及药敏试验。肾衰竭时,尿相对密度(比重)由初期的偏高转为低,血肌酐比值<15;尿/血毫渗量之比<1.5;尿钠排泄量>40 mmol/L。

3. 酸碱平衡的血液生化检查　　二氧化碳结合力(CO_2CP)为临床常测参数,存在呼吸衰竭和混合性酸中毒时做血气分析。

4. 血清电解质测定　　反映肾功能状况,血钠多偏低,血钾高低不一。

5. 血液流变学和有关 DIC 的检查　　休克时血液黏滞度增高,初期呈高凝状态,其后纤溶亢进而转为低凝。发生 DIC 时血小板计数进行性降低,凝血酶原时间及凝血活酶时间延长,纤维蛋白原减少。

【诊断】出现下列征象提示感染性休克的可能:①体温过高(>40.5℃或<36℃);②心率>90次/分或出现心律失常;③非神经系统感染而出现意识改变,如表情淡漠或烦躁不安;④呼吸加快或伴低氧血症或(和)代谢性酸中毒;⑤收缩压<90 mmHg;⑥不明原因的肝肾功能损伤。

【预后】取决于下列因素:①治疗后患者神志清醒、安静、四肢温暖,发绀消失,血压回升,脉压增宽,则预后良好;②原发感染灶能彻底清除或控制者预后较好;③并发DIC或MODS者病死率亦高;④有严重原发基础疾病,如白血病、淋巴瘤或其他恶性肿瘤者,休克多难以逆转;⑤夹杂其他疾病,如糖尿病、肝硬化、心脏病等者预后较差。

【治疗】首先是病因治疗,原则是休克未纠正之前纠正休克,同时控制感染;休克纠正后着重治疗感染。

1. 补充血容量

(1) 胶体液:包括右旋糖酐40、血浆、白蛋白、全血及羟乙基淀粉等。

(2) 晶体液:碳酸氢钠林格液和乳酸钠林格液等平衡液所含各种离子浓度较生理盐水更接近血浆中水平,可提高功能性细胞外液容量,并可部分纠正酸中毒。对肝功能明显损害者以用碳酸氢钠林格液为宜。

2. 控制感染 尽早处理原发病灶,行药物敏感试验,以选用敏感抗生素。原发感染病灶的存在是发生休克的主要原因,应尽早处理,才能纠正休克和巩固治疗。

3. 纠正酸碱平衡失衡 感染性休克者常伴有严重酸中毒,应予以纠正。轻度酸中毒,在补足血容量后即可缓解。重度酸中毒,补充血容量的同时,经另一静脉通道滴注5%碳酸氢钠200 ml。

4. 应用血管活性药物 经补充血容量、纠正酸中毒后,休克仍未见好转者,应考虑应用血管扩张药。

5. 应用糖皮质激素 糖皮质激素能降低外周血管阻力,改善微循环;增强心肌收缩,增加心输血量;维护血管壁、细胞膜和溶酶体膜的完整性与稳定性,减轻和抑制毛细血管渗漏;稳定补体系统,抑制中性粒细胞等的活性。临床常用氢化可的松、地塞米松或甲泼尼松等,但应早期、大剂量应用,不宜超过48 h。

6. 其他重要器官功能不全的处理

(1) 肾功能的维护:休克患者出现少尿、无尿、氮质血症等时,应注意鉴别其为肾前性或急性肾功能不全所致。在有效心输出量和血压恢复之后,如患者仍持续少尿,可行液体负荷与利尿试验。方法是:快速静脉滴注甘露醇100~300 ml,或静脉注射呋塞米40 mg,如排尿无明显增加,而心脏功能良好,则可重复一次,若仍无尿,提示可能已发生急性肾功能不全,应给予相应处理。

(2) 脑水肿的防治:脑缺氧时,易并发脑水肿,出现神志不清、一过性抽搐和颅内压增高,甚至发生脑疝,应及早给予血管解痉剂、抗胆碱类药物、渗透性脱水剂(如甘露醇)、呋塞米、大剂量肾上腺皮质激素(地塞米松10~20 mg)静脉注射及高能合剂等。

【护理评估】

1. 现病史

(1) 意识和精神状态:观察患者是精神紧张、兴奋、烦躁不安,还是表情淡漠、反应迟钝、意识模糊或昏迷。

(2) 皮肤色泽及温度:有无皮肤和黏膜苍白或发绀、手足湿冷、皮肤花斑等。

(3) 生命体征:有无收缩压降低、脉压缩小或血压测不到等;有无脉率增快、脉搏细弱或测不到;有无呼吸浅或不规则;有无高热或体温偏低。

(4) 尿量及尿相对密度:有无尿量减少、尿相对密度异常;观察并记录24 h液体出入量。

(5) 外周血管:有无浅静脉塌陷、毛细血管充盈时间延长。

2. 健康史

(1) 一般资料:患者姓名、性别、年龄、职业、民族、文化程度、住址等。

(2) 既往史:手术史、过敏史、家族史;了解有无引起休克的原因,如大面积烧伤、骨折、挤压综合征、消化道大出血、肝脾破裂、大血管损伤、急性弹道感染、急性弥漫性腹膜炎、绞窄性肠梗阻等。

3. 各类检查 如护理体检、实验室检查、其他特殊检查结果。

4. 心理评估 运用行为观察、访谈技术,使用心理测试技术,对患者包括心理承受能力、疾病的认知程度及社会支持等进行评估。

5. 社会评估 包括职业及工作情况、目前享有的医疗保健待遇、经济状况、家庭成员对患者的态度和疾病的了解、社会支持系统状况。

【常见护理诊断/合作性问题】

1. 体液不足 与失血(如腹腔内出血)、失液(如禁食、呕吐、腹泻、引流过多)有关。

2. 组织灌注量改变 与循环血量不足、微循环障碍等有关。

3. 气体交换受损 与肺萎陷、通气/血流比例失调、DIC等有关。

4. 体温异常 与感染、毒素吸收或体表灌注减少等有关。

5. 有感染的危险 与机体免疫力降低、留置导尿管和静脉导管等有关。

6. 潜在并发症 有皮肤受损和意外受伤的危险,以及多系统器官功能障碍等。

【护理措施】

1. 紧急救护

(1) 保持患者安静,休克患者应就地进行抢救,避免过多搬动或远距离的转运。

(2) 安置休克卧位,于平卧或头和躯干抬高20~30°、下肢抬高15~20°卧位。

(3) 立即开放两条静脉通道,及时补充血容量。

(4) 保持呼吸道通畅,立即清理口鼻分泌物、呕吐物、血迹或异物等,必要时置口咽通气道,以保持呼吸道通畅。

(5) 改善缺氧状态,行鼻导管给氧,氧浓度为40%~50%、流量6~8 L/min,以提高动脉血氧浓度。对严重呼吸困难者,应协助医生行气管插管或气管切开,并尽早使用呼吸机辅助呼吸。

第十章 感染性疾病患者的护理

2. 调节体温 多数患者体温偏低,对面色苍白、四肢湿冷、出冷汗者应及时加被保暖,但禁忌体表加温(如使用热水袋保暖),以防血管扩张加重休克。有高热者,应采取降温措施。

3. 镇静、止痛 保持患者安静,尽量减少不必要的搬动,骨折处行临时固定。必要时,遵医嘱给予镇静、止痛药物。剧痛时可肌内注射或静脉注射吗啡 5~10 mg 或哌替啶 50~100 mg,但严重颅脑外伤、呼吸困难、急腹症诊断未明确者禁用。

4. 监测肾功能 留置导尿管。

5. 放置中心静脉压导管监测 心电图监测有无严重心律失常、心肌梗死等。

6. 补充血容量 是治疗休克最基本和首要的措施,也是纠正休克引起的组织低灌注和缺氧状态的关键。原则是及时、快速、足量。输液种类有两种:晶体液和胶体液。一般先补给晶体液,如平衡盐溶液、生理盐水、葡萄糖溶液等,以增加回心血量和心输出量;再输入扩容作用持久的胶体液,如全血、血浆、白蛋白等,以减少晶体液渗出至血管外第三间隙。应根据患者的心肺功能、失血或失液量及血压、中心静脉压监测结果等调整补液速度。准确记录输入液体的种类、数量、时间及速度等,并详细记录 24 h 出入量,为后续治疗提供依据。

7. 改善组织灌注

(1) 休克体位:将患者头和躯干抬高 20~30°,可防止膈肌及腹腔脏器上移而影响心肺功能,并可增加心回流量及脑血量。

(2) 应用血管活性药物:应用过程中,监测血压的变化,及时调整输液速度。使用时从低浓度、慢速度开始,每 5~10 分钟测 1 次血压。血压平稳后每 15~30 分钟测 1 次,并按药物浓度严格控制滴速,严防药物外渗。

(3) 增强心肌功能:遵医嘱给予增强心肌功能的药物,如静脉注射毛花苷丙快速达到洋地黄化(0.8 mg/d)。在用药过程中,注意观察心率变化及药物的不良反应。

8. 保持呼吸道通畅

(1) 观察呼吸型态,监测动脉血气,了解缺氧程度:鼓励患者深、慢呼吸和有效咳嗽。协助患者做双上肢活动,促进肺的扩张;遵医嘱给予吸氧;严重呼吸困难者,可行气管插管或气管切开,并尽早使用呼吸机辅助呼吸。

(2) 避免误吸、窒息:昏迷患者,头应偏向一侧或置入通气管,以免舌后坠或呕吐误吸。有气道分泌物时及时清除。

(3) 协助患者咳嗽、咳痰:痰液及分泌物堵塞呼吸道时,及时清除,必要时给予雾化吸入。病情许可时,每 2 小时翻身,拍背 1 次。

9. 预防继发感染 严格执行无菌技术操作规程,遵医嘱应用有效抗生素。有创面或伤口者,及时清洁和更换敷料,保持创面或伤口清洁干燥。

10. 维持正常体温 密切观察体温变化,每 4 小时测一次体温。低体温者予以保暖。输血前应将库存血复温后再输入。高热时,应予物理降温。必要时采用药物降温。

11. 遵医嘱用药 遵医嘱给予以下药物,并注意观察药物的疗效及不良反应。

(1) 血管活性药物：常用的血管收缩剂有去甲肾上腺素、多巴胺、异丙肾上腺素；常用的扩血管剂有酚妥拉明、阿托品、硝普钠等。使用血管活性药物时，应注意以下问题。

1) 从低浓度、慢滴速开始用药，逐渐达到理想的治疗水平。当生命体征正常、病情稳定后逐渐减慢速度，直至停药。

2) 使用缩血管药物时，应慎防药液外渗，以免引起皮下组织坏死。若出现脉搏细速、四肢厥冷、出冷汗、尿量减少，应停止用药，以防因血管收缩而加重器官功能障碍。

3) 在血容量补足的情况下使用扩血管药，以防血管扩张导致血压进一步下降而加重休克。

4) 用药期间应严密观察血压、脉搏、尿量、末梢循环等变化，根据病情变化调整静脉滴注药物的浓度及速度。

(2) 强心药物：对于心功能不全的患者，应遵医嘱给予强心药物如静脉注射毛花苷丙，注意观察有无心律失常、黄视或绿视、胃肠道反应等中毒症状。

(3) 抗凝药物：对 DIC 患者，遵医嘱给予肝素、抗纤维蛋白溶解药（如氨甲苯酸）、抗血小板黏附和聚集药物（如低分子右旋糖酐）等，并注意观察微循环衰竭的症状和体征有无好转。

(4) 糖皮质激素：对感染性休克及严重休克患者，应遵医嘱给予糖皮质激素。如氢化可的松静脉滴注，但限于1~2次，以防引起严重不良反应。

(5) 抗菌药物：先遵医嘱联合使用广谱抗生素，再根据药物敏感试验结果遵医嘱调整为敏感的窄谱抗生素。对低血容量性休克患者，遵医嘱预防性使用抗菌药物。

12. 病情观察　休克患者病情危重、病情变化快，应置于危重监护室，专人护理。

(1) 意识：反映脑组织灌流情况。若由烦躁不安转为平静或意识模糊，反应迟钝转为清醒，对刺激反应正常，表明循环血量已基本补足，脑组织灌流改善，抗休克治疗有效。

(2) 生命体征：若血压上升且稳定、脉搏有力、休克指示[脉率（次/分）/收缩压（mmHg）]在 1.0 以下，呼吸平稳，体温维持在正常范围，表示休克好转。若休克指数>1.0 表示休克未纠正，若>2.0 表示有严重休克。若呼吸急促、变浅、不规则表示休克恶化；当呼吸>30 次/分或<8 次/分时，表示病情危重；若出现进行性呼吸困难、发绀、动脉氧分压<60 mmHg，吸氧后无改善，则提示已出现急性呼吸窘迫综合征。若体温突升至40℃以上或骤降至 36℃以下，提示病情危重。

(3) 皮肤、黏膜：皮肤、黏膜的色泽和温度能反映体表灌注情况。若皮肤和口唇颜色由苍白或发绀转为红润，手足温度由湿冷或冰凉转为温暖，表示血容量补足，末梢循环恢复，休克有好转。若皮肤青紫，并出现瘀点、瘀斑，提示已发生 DIC。

(4) 周围静脉和毛细血管充盈时间：周围静脉由瘪陷转为充盈，毛细血管充盈时间恢复正常，表示血容量恢复，休克有好转。

(5) 尿量及尿相对密度：是反映肾血流灌注情况的重要指标，也是判断血容量是否充足的最简单而有效的指标。尿量>30 ml/h，尿相对密度正常，表示休克已纠正。

13. **其他护理**

(1) 呼吸道护理：为患者定时活动双侧上肢，以促进肺的扩张；定时翻身、叩背，鼓励深呼吸和有效咳嗽，痰液黏稠者进行雾化吸入，必要时，行机械吸痰，以促以呼吸道分泌物排出。昏迷患者，头应偏向一侧，以免舌后坠或呕吐物误吸，引起窒息。

(2) 皮肤护理：保持床单清洁、平整、干燥。病情允许时，每2小时为患者翻身1次，按摩受压部位皮肤，以预防压疮。

(3) 导尿后护理：妥善固定导尿管，防止管道扭曲，以保证通畅。观察引流尿液的性质和量，一旦发现异常，及时通知医生；严格无菌操作，每天2次清洁、消毒会阴部和尿道口，防止逆行感染；休克纠正、尿量恢复正常后，遵医嘱拔除导尿管。

(4) 安全防范措施：对烦躁不安或意识不清者，应采取安全防范措施，如加床旁护栏，以防坠床；输液肢体宜用夹板固定，以防输液针头脱出；必要时，使用约束带将四肢固定于床旁。

(5) 营养支持护理：对不能进食或进食不足者，应遵医嘱给予肠内或肠外营养，并做好相关护理。

14. **心理护理** 安慰患者及家属，做好必要的解释工作，使其能安心地接受治疗和护理。抢救过程中做到严肃认真、细心沉稳、忙而不乱、快而有序。通过各种护理行为使患者和家属产生信任感和安全感，减轻焦虑和恐惧心理，树立战胜疾病的信心。

【护理目标】

(1) 患者生命体征平稳和尿量正常。

(2) 患者微循环改善、呼吸平稳、血气分析值维持在正常范围。

(3) 患者感染已控制。

(4) 患者未发生压疮或意外受伤。

【健康教育】

(1) 加强自我保护，避免损伤或其他意外伤害；避免接触易引起过敏的物质，使用某些药物前做过敏试验。

(2) 识别可能导致休克的原因，了解和掌握意外损伤后的初步处理和自救知识。

(3) 积极治疗原发疾病，发生高热或感染时应及时到医院就诊。

(4) 针对引起休克的病因做好相应的康复指导，如烧伤患者强调功能锻炼、心理指导。

【护理评价】

(1) 患者生命体征平稳和尿量正常，意识恢复正常。

(2) 患者微循环改善、呼吸平稳、血气分析值维持在正常范围。

(3) 患者感染已控制。

(4) 患者未发生压疮或意外受伤。

学习效果评价·思考题

1. 感染性休克的主要临床表现有哪些？
2. 治疗感染性休克常用药物的用药观察及不良反应有哪些？
3. 感染性休克的护理诊断有哪些？

（黄　莺）

项目三　中枢神经系统感染

案例导入

患者，女，30 岁。神情，无明显诱因下出现发热、头部胀痛，无呕吐。体温 38.5℃ 左右，于当地医院治疗效果欠佳并且头痛加剧。体格检查：双侧瞳孔等大等圆，对光反射（＋）。实验室检查：脑脊液检查示白细胞计数 $100 \times 10^6/L$，葡萄糖正常，氯化物正常。涂片和培养无细菌发现。

请问：该患者住院后护士应从哪些方面进行评估？应从哪些方面给予护理？患者目前存在的主要护理问题是什么？

分析提示

护士应全面评估患者，包括现病史、既往史、临床表现、实验室指标等并做好记录，同时重视患者心理和健康教育，帮助患者平稳度过患病初期，正确认知疾病，学会如何应对药物不良反应，如何以正确心态回归社会。

中枢神经系统感染包括脑膜炎（脑膜或脊膜的炎症）、大脑炎、脑炎、脑脓肿及蠕虫感染。中枢神经系统对各种病原体的侵犯有较强的抵抗力，但是脑和脊髓一旦受到感染则后果非常严重。

脑膜炎，通常由细菌或病毒感染引起。脑炎是脑组织的炎症，常由病毒感染引起，也可以由自身免疫反应引起。脓肿是局限的感染，可在身体各部位形成，包括脑。细菌和其他感染源可通过多种途径感染中枢神经系统，可由血行感染或直接感染通过穿通性外伤、手术或邻近组织感染蔓延入颅。

中枢神经系统感染按病因分有病毒、细菌、立克次体、真菌、寄生虫、螺旋体等引起的疾病。本节主要介绍病毒性脑炎和脑膜炎。

【概述】病毒性脑炎(viral encephalitis)和病毒性脑膜炎(viral meningitis)均是指多种病毒引起的颅内急性炎症。由于病原体致病性能和宿主反应过程的差异,形成不同类型疾病。若炎症过程主要在脑膜,临床重点表现为病毒性脑膜炎。主要累及大脑实质时,则以病毒性脑炎为临床特征。

【病因】随着病毒学研究(特别是组织细胞培养)、血及脑脊液感染病原学检测技术的发展,现已明确,本病 80% 为肠道病毒感染,如埃可病毒 4、6 和 9 型,柯萨奇病毒 A 型及 B 型,其次为腮腺炎病毒及淋巴细胞脉络丛脑膜炎病毒,少数为肝炎病毒、脊髓灰质炎病毒、疱疹病毒等。肠道病毒引起的病毒性脑膜炎发病高峰主要在夏季和早秋。腮腺炎病毒性脑膜炎常见于冬春季节。淋巴细胞脉络丛脑膜炎则以晚秋和冬季较常见。

【发病机制】病毒经肠道(如肠道病毒)或呼吸道(如腺病毒和出疹性疾病)进入淋巴系统繁殖,然后经血流(虫媒病毒直接进入血流)感染颅外某些脏器,此时患者可有发热等全身症状。在病毒血症的后期进入中枢神经系统,并经脉络丛进入脑脊液,出现中枢神经症状。

1. *病毒性脑膜炎*　急性起病,或先有上呼吸道感染或前驱传染性疾病。主要表现为发热、头痛、畏光、肌痛、恶心、呕吐、食欲缺乏。一般很少有严重意识障碍和惊厥。可有颈项强直等脑膜刺激征,但无局限性神经系统体征。病程大多在 2~3 周。

2. *病毒性脑炎*　起病急,其临床表现因主要病理改变在脑实质的部位、范围和严重程度而有不同。病毒性脑炎病程大多 2~3 周。

【并发症】

1. *意识改变*　可出现意识障碍,甚至去皮质状态等不同程度的意识改变。

2. *颅内压增高症状*　若出现呼吸节律不规则或瞳孔不等大,要考虑颅内高压并发脑疝的可能性。

3. *其他*　多数患者完全恢复,但少数可能会遗留癫痫、肢体瘫痪、智能发育迟缓等后遗症。

【实验室检查】

1. *血常规检查*　白细胞计数正常或轻度升高。

2. *脑脊液检查*　①常规检查:外观无色透明,压力正常或稍高,白细胞轻至中度升高,一般在 $(10\sim1\,000)\times10^6/L$。发病后 48 h 内以中性多核粒细胞为主,但迅速转为单核细胞占优势。②生化检查:蛋白轻度增加,葡萄糖正常,氯化物偶可降低。涂片和培养无细菌发现。

3. *病毒学检查*　部分患者脑脊液病毒培养及特异性抗体测试阳性。

4. *影像学检查*　脑部 CT 或 MRI 扫描一般无异常。

【诊断】病毒性脑膜炎的诊断主要依靠临床表现和脑脊液生化检查,排除其他原因引起的脑膜炎,确诊需脑脊液病原学检查。

【治疗】

1. *支持治疗*　维持水及电解质平衡,保证营养供给。

2. *控制脑水肿和颅内压*　可选 20% 的甘露醇每次 1~2 g/kg,4~6 h 1 次,恢复期可逐渐延长间隔；有脑疝征兆者20%的甘露醇应加大剂量为每次2 g/kg；呋塞米每次20～40 mg，静脉注射。根据颅内压增高的程度选择药物及调整用药间隔。急性期要注意适当限制液体入量，使患者处于轻度脱水状态，一般成人日补液量＝前一日尿量＋呕吐量＋50 ml。

3. **积极控制惊厥** 有惊厥发作时要及时止惊。

4. **抗病毒治疗** 阿昔洛韦可用于治疗疱疹病毒性脑炎，每次5～10 mg/kg，每8小时1次，疗程1～2周。利巴韦林可用于治疗麻疹病毒性脑炎，更昔洛韦对巨细胞病毒性脑炎有效。

5. **激素的应用** 利于减轻炎症、水肿，缓解症状，从而降低病死率和神经系统后遗症。

6. **高热处理** 物理降温为主，必要时予以药物降温。

7. **呼吸衰竭处理** 保持气道通畅，给予吸氧、呼吸兴奋剂的应用，必要时行气管切开和呼吸机辅助呼吸。

【护理评估】

1. **现病史** ①局部：发热、头痛、畏光、肌痛、恶心呕吐；②全身：食欲缺乏、乏力、体温升高等征象。

2. **健康史** ①一般资料：患者姓名、性别、年龄、职业、民族、文化程度、住址等；②既往史：手术史、过敏史、接触史、既往日常生活型态、嗜好，女性患者需了解月经史、婚育史。

3. **家族史** 了解患者家族中有无人患本病。

4. **各类检查** 如护理体检、实验室检查、其他特殊检查结果。

5. **心理评估** 对患者的心理承受能力、疾病的认知程度及社会支持等进行评估。

6. **社会评估** 包括职业及工作情况、目前享有的医疗保健待遇、经济状况、家庭成员对患者的态度和对疾病的了解、社会支持系统状况。

【常见护理诊断/合作性问题】

1. **体温过高** 与隐球菌感染或机会性感染有关。

2. **疼痛：头痛** 与颅内感染、颅内压增高有关。

3. **活动无耐力** 与疲乏和虚弱有关。

4. **有水及电解质紊乱的危险** 与恶心、呕吐、使用利尿脱水剂有关。

5. **潜在并发症：颅内压增高** 与颅内感染、水及电解质紊乱等有关。

6. **营养失调：低于机体需要量** 与长期发热、食欲缺乏、进食减少、热量摄入不足有关。

【护理目标】患者的并发症得到及时发现和处理，症状缓解或减轻。

【护理措施】

（1）观察生命体征变化，如神志、瞳孔、体温、血压、呼吸、心率。遵医嘱给予氧气吸入。对神志不清、烦躁不安者，安排专人看护，加强安全护理。指导患者在急性期卧床休息，取平卧位，以保证脑血流供给、减轻脑组织缺血状况。

(2) 静脉补液通畅,遵医嘱扩容,纠正酸中毒,血管活性药物等及时输入。必要时遵医嘱静脉补液或进行血培养及其他血液生化检查,监测血电解质变化。

(3) 对有剧烈头痛、频繁呕吐、惊厥、血压偏高、瞳孔大小不等、呼吸节律变化者,警惕脑疝发生。脱水剂在规定时间内快速输入,加压输入时,护士守护床旁,并防止空气栓塞和药液外渗。对呼吸衰竭者做好气管插管或者气管切开护理。配合医生进行腰椎穿刺术。

(4) 患者体温高于38.5℃时,给予温水擦浴或冰敷。遵医嘱予以退热药,并观察记录降温效果。鼓励患者多饮水。给予清淡、易消化的高热量、高蛋白的流质或半流质饮食。出汗后及时更换被褥、衣服,及时擦洗身体,并注意保暖。保持室内空气清新,注意通风。

(5) 协助口腔护理,鼓励多漱口,口唇干燥时涂液状石蜡。

(6) 给予高热量、高蛋白、高维生素、易消化的饮食,保证机体对能量的需求。昏迷或吞咽困难者,应给予鼻饲。

(7) 昏迷患者上身可抬高20~30°,头偏向一侧,每1~3小时观察面色、神志、瞳孔的变化,测体温、脉搏、呼吸、血压1次,并记录。保持呼吸道通畅,痰液黏稠不易咳出时,遵医嘱给予翻身、拍背、雾化吸入、吸痰,防止坠积性肺炎的发生。烦躁者,遵医嘱给予镇静剂,防止加重脑缺氧。

(8) 病情稳定后,鼓励患者做主动锻炼,尽早下床活动,从起床、患肢平衡、站立、行走进行训练指导,逐步增加活动范围和次数,最后帮助进行上下楼梯训练,让患肢得到运动,利于功能的恢复。保持瘫痪肢体功能位置,帮助患者做患肢及关节的被动运动。

【健康教育】

(1) 注意休息,加强营养,进食高蛋白、高维生素饮食。

(2) 注意保持呼吸道通畅,重症必要时行气管切开术;对高热者应做物理降温;保持水、电解质及酸碱平衡;对卧床不起者,应注意及时吸痰、排痰、翻身,防止坠积性肺炎和压疮的发生。

(3) 病毒性脑膜炎、脑炎是由多种病毒引起的急性中枢神经系统感染性疾病,病情轻重不等,轻者可自行缓解,危重者易留下后遗症或导致死亡。

(4) 给予全面、平衡、适量多样的食物,谷类为主,多吃蔬菜水果和薯类,常吃奶类、豆类及制品,辅以鱼、禽、蛋、瘦肉类,少吃肥肉和荤油,应清淡少盐。禁食未烹熟的肉类、海鲜,建议服用抗病毒药物初期(前半年)尽量禁食海鲜等易致过敏的食物。

【护理评价】

(1) 患者体温控制在正常范围,无并发症发生,营养状况改善。

(2) 患者了解常用药物名称及作用。

(3) 患者情绪稳定,了解疾病相关知识,积极配合医务人员的诊疗和护理。

> **学习效果评价·思考题**
>
> 1. 中枢神经系统感染性疾病的主要病原菌有哪些?
> 2. 病毒性脑炎和脑膜炎的主要临床表现有哪些?
> 3. 病毒性脑炎和脑膜炎的常见护理诊断有哪些?
> 4. 病毒性脑炎和脑膜炎的护理措施有哪些?

(黄 莺)

主要参考文献

［1］尤黎明,吴瑛.内科护理学.第5版.北京:人民卫生出版社,2012
［2］医疗机构消毒技术规范.中华人民共和国卫生行业标准,2012-8-1
［3］石宏,石雪松,江智霞.传染病护理学.第2版.上海:第二军医大学出版社,2008
［4］贾辅忠,李兰娟.感染病学.南京:江苏科学技术出版社,2010
［5］翁心华,张婴元.传染病学.第4版.上海:复旦大学出版社,2009
［6］陈灏珠,林果为,王吉耀.实用内科学.第14版.北京:人民卫生出版社,2013
［7］卫生部办公厅.关于印发埃博拉出血热等6种传染病预防控制指南和临床诊疗方案的通知.中华人民共和国卫生部公报,2008(10):23-52
［8］钟南山.解读急性传染性非典型肺炎——预防与对策.广州:广东高等教育出版社,2003
［9］王丽娟.实用结核病护理学.北京:科学出版社,2009
［10］绳宇.艾滋病临床护理手册.北京:人民卫生出版社,2011
［11］吴均林.艾滋病相关心理问题及干预策略.北京:人民卫生出版社,2010
［12］陈璇.传染病护理学.北京:人民卫生出版社,2012
［13］崔燕萍,于丽莎.现代传染病护理学.北京:人民军医出版社,2011
［14］胡必杰.医务人员血源性病原体职业暴露预防与控制最佳实践.上海:上海科学技术出版社,2012
［15］中国疾病预防控制中心.全国流感监测技术指南(中疾控发［2011］381号).2011
［16］张小来.传染病护理.北京:人民卫生出版社,2014
［17］陆冠臣,杨进业.流行性腮腺炎及其疫苗免疫效果.应用预防医学,2008,14(5):318-320
［18］唐神结.临床结核病学.北京:人民卫生出版社,2011
［19］郭积勇.新发传染病的预防和控制.北京:协和医科大学出版社,2002
［20］蒋红,陈海燕.新编外科护理学.上海:复旦大学出版社,2011
［21］姜云玲.临床传染病科护理细节.北京:人民卫生出版社,2008
［22］赵斌.传染病护理学.上海:上海科学技术出版社,2010
［23］张振莲,刘君,郭洪臣.实用临床护理学基础.天津:天津科学技术出版社,2010
［24］Yu XJ, Liang MF, Zhang SY, et al. Fever with thrombocytopenia associated with a novel bunyavirus in China. N Engl J Med, 2011, 364(16):1523-1532
［25］Ma X, Niezgoda M, Blanton JD, et al. Evaluation of a new serological technique for detecting rabies virus antibodies following vaccination. Vaccine, 2012, 30(36):5358-5362
［26］Doffmeier CL, Lytle AG, Dunkel AL, et al. Protective vaccine-induced CD_4^+ T Cell-independent B cell responses against rabies infection. J Virol, 2012, 86(21):11533-11540
［27］Cornely OA, Maertens J, Bresnik M, et al. Liposomal amphotericin B as initial therapy for invasive mold infection: a randomized trial comparing a high-loading dose regimen with standard dosing (AmBiLoad trial). Clin Infect Dis, 2007, 44:1289-97

图书在版编目(CIP)数据

传染病护理/蒋红,鲍美娟主编.—上海:复旦大学出版社,2016.1(2023.8重印)
全国高等医药院校护理系列教材
ISBN 978-7-309-11338-9

Ⅰ.传… Ⅱ.①蒋…②鲍… Ⅲ.传染病-护理-医学院校-教材 Ⅳ.R473.5

中国版本图书馆 CIP 数据核字(2015)第 063266 号

传染病护理
蒋　红　鲍美娟　主编
责任编辑/肖　芬

复旦大学出版社有限公司出版发行
上海市国权路 579 号　邮编:200433
网址:fupnet@fudanpress.com　http://www.fudanpress.com
门市零售:86-21-65102580　团体订购:86-21-65104505
出版部电话:86-21-65642845
常熟市华顺印刷有限公司

开本 787×1092　1/16　印张 19　字数 395 千
2023 年 8 月第 1 版第 4 次印刷

ISBN 978-7-309-11338-9/R·1452
定价:58.00 元

如有印装质量问题,请向复旦大学出版社有限公司出版部调换。
版权所有　侵权必究